"博学而笃志，切问而近思"   "正其谊不谋其利，明其道不计其功"

《论语》   《春秋繁露》

复旦大学上海医学院人文医学核心课程系列教材

总主编 桂永浩

医学伦理学

Medical Ethics

伍 蓉 王国豫 主编

复旦大学出版社

复旦大学上海医学院人文医学核心课程系列教材
本书编委名单

主　编　伍　蓉　王国豫

编　委　（按姓氏笔画排序）

刘学礼　邹和建　陈　彤　陈勤奋　杨卫敏

邵红霞　邱智渊　吴翠云　周　萍　姜　桦

奚益群　唐　燕　曹国英　黄晶晶　曾文姣

薛　迪　鞠丹丹

秘　书　吴翠云

复旦大学上海医学院人文医学核心课程系列教材

编写委员会名单

总　编　桂永浩

编　委　（按姓氏笔画排序）

王国豫　尹　洁　左　伋　伍　蓉　孙向晨

严　非　汪　玲　陈世耀　季建林　查锡良

姚　军　钱睿哲　徐丛剑　高　晞　董　健

总秘书　刘　雯　梁　进

F 总序
Foreword

　　2019 年是新中国成立 70 周年，新中国的卫生健康事业和医学教育事业也走过了 70 年的光辉历程，即将开启新的历史起点。在这新的发展时期，医学教育也应有新的内容和要求：站在适应中国特色卫生健康事业发展的高度，以更开阔的视野，紧紧围绕世界一流大学建设目标，培养满足"新时代"需要的卓越医学人才。

　　习近平总书记在全国高校思想政治工作会议上强调，要把思想政治工作贯穿教育教学的全过程。理想信念教育和价值观引领是培养有社会责任感的优秀医学人才的核心任务，而医学本身是一门充满了人文精神的科学。为此，复旦大学上海医学院以立德树人为根本，将人文医学教育和思想政治教育有机融合，发挥课程思政的育人功能，合力打造体现"全复旦、全进程、大医学"特色的人文医学核心课程群，围绕健康中国国家战略，融合学校优质学科资源，贯穿整个医学教育全程，医教协同培养不仅会看病而且守初心、铸信念、重责任、强人文、有大爱的卓越医学人才。然而目前我校人文医学课程建设中教材建设相对落后，缺乏系统性，对全面提升人文医学的教育水平形成了一定的制约。因此，上海医学院决定进一步发挥复旦综合性大学的学科优势，编写一套人文医学核心课程系列教材，确保医学和人文内容的融合，并推动人文医学课程和临床医疗实践的结合，形成特色鲜明的"课程建设、实践基地、理论教材"三位一体的复旦上医人文医学教育新体系。

　　本套教材以"新时代"人才培养的教学需求为目标，利用复旦大学优质思政、人文、社科的学科资源，临床医学和基础医学的厚实专业基础，将人文思政教育与医学专业教育充分融合编撰而成，包括《医学导论》《医学与历史》《医学伦理学》《医事法学》《医学心理学》《医学哲学》《医学人类学》《医患沟通临床实践》《医学社会学》等。内容涉及医学起源与发展史，传统医学与现代医学的交互，医学在实践中的政治、社会与文化属性，医学人类学在医学发展中的作用，医学生的职业素养和医患沟通的正确模式与技巧，心理评估与心理治疗的基本技能以及运用心身关联理念诊治疾病的能力，医学进步所带来的伦理道德与法律问题，医学哲学思维融入实践的问题，如何培养分析和解决实践问题的能力等。

　　本套教材由从事基础医学、临床医学、公共卫生、生物学、历史学、法学、哲学、社会学等学科研究和教学的专家共同参与编写而成，旨在充分体现人文医学精神和职业素养融合的培养目标，使之成为一套系统的、适合医学生及住院医师学习的完整的人文医学教材。但初次编写这样一套教材，难免有很多不足，希望同道和学习者在阅读后提出宝贵意见，以便日后进一步完善。

桂永浩

P 前言
Preface

正如总序所言，医学本身是一门充满了人文精神的科学，而"医学"和"伦理学"均以维持和增进人民的生命安全和身体健康为宗旨，彼此相互渗透、相互影响。学习医学伦理学，对于医务人员提高道德素质和完善自身人格、提升医疗质量和推动医学人文发展具有重要的意义。

《医学伦理学》是复旦大学上海医学院以"新时代"人才培养的教学需求为目标的人文医学核心课程系列教材之一，全书共包含9个章节，分别介绍了医学伦理学概论、常规诊治与临床决策伦理、生物医学研究伦理、儿科人群临床诊疗与医学研究伦理、精神医学临床诊疗与临床研究伦理、人类辅助生殖技术伦理、人体器官移植伦理、公共卫生伦理以及前沿新技术和热点问题伦理等相关内容。

本书作为复旦大学上海医学院医学伦理学课程的教材，共包含44个小案例，在遵循相应的国际、国内法规和指南要求的前提下，各章节由案例引导提出问题，并进行分析阐述，旨在让医学生对医学伦理学有直观深入的了解和认识，在今后从事医学事业的过程中，能更规范正确地处理相应的伦理问题，加强人文意识，因此，本书也是一本非常有教育和指导意义的"实践指南"。

限于编者的水平，以及医学伦理学的不断发展和国际、国内相关法规及指南的不断更新，本书仍存在不足之处。欢迎广大师生和读者不吝指正，以便再版时进一步完善。

编委会
2021 年 8 月

C目录
Contents

第 一 章　医学伦理学概论

医学是认识、维护和增强人类身心健康,预防和诊治疾病,促使机体康复的科学知识体系和实践活动。医学伦理学(medical ethics)是一般伦理学原理在医疗实践中的具体运用,是运用一般伦理学的道德原则来解决医疗实践和医学科学发展中人与人之间、医学团体与社会之间关系问题而形成的一门科学。"医学"和"伦理学"都是以维持和增进人民的生命安全和身体健康为宗旨,仅是分工不同而已,彼此在同一过程中相互渗透、相互作用和相互影响。几乎找不到哪个学科像医学那样,与伦理学有着天然的、本质的和历史的联系。

|第一节|医学及其伦理的基本内涵

科学是关于"是什么"的事实判断和"为什么"的原理知识,它不能直接通向"应当是什么"的大门。但是,医学由于其独特性,使它在某种程度上知道"应当是什么",这与它的本质和目的有关。医学以人为对象,人的生物性使人迟早会生病,而生病必定会导致人体不适,本能上患者都要求解除疾苦,延长生命。这就是医学本身的一个最高要求——为患者谋求利益。人的生物性和社会性又是统一的,人的这种双重性决定了医学活动具有鲜明的伦理性,医学中的许多问题要靠伦理学或非医学方法来解决。正如英国科学史家丹皮尔(W. C. Dampier)所说:"要想纵观生命,看到生命的整体,我们不但需要科学,而且需要伦理学、艺术和哲学。"可以说,医学是最具有人文味的学科,医生是最富有人情味的职业。

一、医学本质的独特性

一门学科的性质往往是由它的研究对象、研究内容和它着力于解决问题的方法所决定的。医学作为一个历史发展着的概念,古今中外,人们对其本质进行了不懈的探索。

我国古代有"医者易也""医者意也""医者艺也"之说,认为医学是哲理思辨、观念理论、技艺活动。有的医家把医学视为一种治病疗伤、普救众生的仁爱高尚的技术或事业，即所谓的"医乃仁术"；有的医家高度重视医学的社会属性和社会功能，认为"下医治病、中医治人、上医治国"，把医治疾病和维护健康与国家昌盛和社会繁荣联系起来；有的医家则依据自己的亲身体验指出"夫医者须上知天文，下知地理，中知人世"，强调做一名好医生不是一件容易的事，必须有渊博的知识和丰富的阅历，如此才能全面地把握影响健康和导致疾病的自然、心理与社会因素，并据以辩证论治。这些见解，虽属经验之谈，但其中哲理，值得深思。

在西方，古希腊人把医学尊为"至圣的健康之术"。《希波克拉底誓言》开宗明义："生命短暂，医术长青，机遇难逢，经验常谬，确诊实难。"高度概述了医学的重要性和神圣性、医疗的艰巨性与复杂性。

英文的"medicine"（医学）一词源于拉丁文"*medeor*"（意为"治疗术"）。较早给医学下定义并广为流传的是中世纪阿拉伯医学家阿维森纳（Avicenna）。他在其名著《医典》中认为："医学就是如何维护健康的技艺和健康丧失后使之恢复健康的技艺。"

近代，特别是19世纪以来，随着医学领域的不断开拓，自然科学、社会科学和人文科学不断汇通，边缘科学、横断科学和综合科学不断兴起，越来越多的学者对医学本质进行了思考，提出了自己独特的见解。德国病理学家魏尔啸（R. Virchow）指出："医学本质上是社会科学，而政治在某种意义上也是医学。"法国医学家罗歇（G. H. Roche）认为："医学一方面被看作一门科学，另一方面被看作一门技艺。这两种观点都是正确的。就其研究方法来说，医学是一门科学；就其应用而论，它是一门技艺。由此可见，医学科学以研究疾病为对象，医术以维护和恢复健康为目的。"法国医史学家西格里斯（H. E. Sigerist）曾记述："当我说'与其说医学是一门自然科学，不如说它是一门社会科学'的时候，我曾经不止一次地使医学听众感到震惊。医学的目的是社会的。医学的目的不仅是治疗疾病，使某个机体康复，还要使作为有用的社会成员的人能调整，以适应其所处环境。为此，医学经常要用应用科学的方法，但是最终目的仍然是社会的。每个医学行动始终涉及两类当事人——医生和患者；或者更广泛地说，是医学团体和社会。医学无非是这两类人之间多方面的关系。"

以上种种关于医学本质的观点，视角不同，各有侧重，并不全面。而任何对医学本质的片面认识，都会妨碍人们对医学的正确认识，从而不利于医学的发展。我国1962年出版的《科学技术辞典》曾给医学下了这样的定义："医学是旨在保护和加强人类健康、预防和治疗疾病的科学知识体系和实践活动。医学与自然科学（生物学、物理学、化学）和社会科学有着密切的联系，因为医学所研究的是与自然和社会相互联系着的人。"这一定义既表达了医学中所包含的自然科学内容，又体现了现代医学模式的转变，一定程度反映了现代医学的本质内涵与发展趋势。我国学者杜治政认为："医学是科学的，生命科学是医学的基础；医学同时也是经验的，医学在任何时候不能离开经验；医学也是一种技术，医学的技术特性随着医学的发展越来越突出；医学同时也是一种组织管理工程，是一种事业。"因为随着医学的社会化和社会的医学化,公共卫生在促进健康中的作用越来越突显,许多疾病的控制和预防很大程度上取决于组织与管理,而对一些疾病机制的探究也常采用组织工程(如基因工程、蛋白质工程及遗传工程)。因此,"医学是研究人类生命过程及防治疾病的科学、经验、技艺和组织工程的知识体系"。这个定义使我们看到了医学丰富的内涵,但是,对医学本质的深入揭示,还必须建立在对医学对象——人的本质深刻理解的基础之上。

二、医学对象的双重性

医学是一门以人为出发点并最终回归于人的科学。从医学内容看,既要研究人体的生理活动、病理变化,又要研究个体和群体的保健活动,从生物的、心理的和社会的多方面探索疾病发生的机制和采取相应的防治措施。从医学目的看,就是预防疾病和损伤,促进和维持健康,解除由疾病引起的疼痛和痛苦(包括心理痛苦等),照料和治愈有病者,照料那些不能治愈者,避免早死,追求安详死亡。由此可见,医学本质和医学对象的本性问题是不可分割的。

医学对象是人,人作为地球上有机体发展的最高形式,其生命的维护与发展必定受到自然界普遍进化规律的支配。然而,人又是以社会群体、组织的方式生存与发展的,人类社会也有其固有的内在规律,不等同于一般的自然进化规律。荀子曾说:"水火有气而无生,草木有生而无知,禽兽有知而无义;人有气、有生、有知,亦且有义,故最为天下贵也。"说明人既是有生命的自然存在物,又是有思想、有情义、有意识的社会存在物,同时具有生物和社会双重属性。

人的生物性,即人通过生物遗传所获得的有生命的肉体组织及其器官的结构与功能,是人在生物学方面的自然属性。人是自然界发展到一定阶段的产物,就其物质构成而言,是与其赖以生存的地球表面上的元素构成相一致的。从生物学意义而言,人起源于动物,由古猿进化而来,隶属于动物界、脊椎动物门、哺乳纲、灵长目、人科、人属、智人种。因此,人与其他生命有机体存在许多相似之处,如新陈代谢、生长发育、遗传变异等。人作为一个有机存在系统,天生注定其生存和发展必须依赖于自然界,必须不断地同自然界进行物质、能量和信息的交换,以充实和更新自身生命活动所必需的要素,保持其内稳态。这是人生存和发展的基本前提。但是,人的生物性不能与其他动物的自然性混为一谈。因为人不仅是自然存在物,而且是属于人的自然存在物,是为自身而存在的存在物。人的自然性不是纯粹的生理需要,而是具有社会意义的自然要求。人对自身衣、食、住、行的需要和满足这些需要的手段无不受到社会因素的决定和制约。人的生物性与动物的本能性的区别就在于它始终不脱离人的社会性而独立存在。

人的社会性,是人区别于动物的本质属性的总和,主要体现在能制造工具、从事生产劳动。一旦人开始生产其所需的生活资料时,他们就开始把自己和动物区别开来。人在劳动中改造自然,同时也改造着自己本身。人在劳动中产生了语言,能进行理性思维,并能按一定的伦理道德观念规范自己的言行。人作为主体,不是孤立的个体,人在劳动中,必须结成一定的社会关系,并由此产生各种上层建筑领域的关系,如此,人才能更有效地从事生产活动。任何人一旦离开这种社会关系,就不能生存。能在一定的社会关系中从事劳动是人的本质属性,其他的各种社会性都是在这一本质属性的基础上产生和发展的。

人的生物性和社会性是辩证统一的。没有离开生物性的社会性,也没有离开社会性的生物性。离开生物性的社会性是无根的幽灵,离开社会性的生物性是动物的兽性。但是,两者也不是并列的。人所具有的生物性是其社会性的自然前提,它只有依存于人的社会性时,才成为人的生物性。人的本质主要是由处于支配地位的社会性决定的。正如马克思所说:"人的本质不是单个人所固有的抽象物,在其现实性上,它是一切社会关系的总和。"正是这种社会关系的总和,集中体现了现实社会的人的本质。

人的行为也是生物行为与社会行为的统一。比如,求医行为、保健行为都是人的社会行为;又比如,医学的技术操作大部分是在人体上进行的。医疗活动是在人际关系中进行的。单纯从科学角度或生物角度,离开健康与疾病这对矛盾的社会属性和人的主观能动性去谈论疾病防治和卫生保健,将无法理解医学的本质。医学对象既有自然属性,又具有社会文化内涵;既有本能的生存方式,更有社会文明的生存和发展需求;处于自然生命与社会文化价值的统一状态。因此,医学本质上是"人学",它是人文科学中最科学的,是自然科学中最人道的。

三、医学活动的伦理性

医学对象的双重性导致医学不仅涉及自然科学领域,而且也紧密联系人文社会科学领域。正是医学本质的独特性和医学对象的双重性,决定了医学本身包含着丰富而深刻的伦理意蕴。医学和伦理之间的关系从来就是你中有我、我中有你,难解难分。

"伦理"一词内涵丰富。在中国古代早期,"伦理"是分开使用的。"伦"有类别、辈分、关系及次序含义,引申为不同辈分之间、人与人之间的关系。"理"本意是加工玉石、显示天然条纹,引申为做事的条理、道理和规则。孟子认为"逸居而无教,无异于禽兽",因而明确提出要"教以人伦"。孟子所说的"人伦",即"父子有亲,君臣有义,夫妇有别,长幼有序,朋友有信"。他认为,父子、君臣、夫妇、长幼和朋友之间的亲、义、别、序、信是最重要的5种人伦关系。将"伦"和"理"合二为一使用,最早见于秦汉之际成书的《礼记·乐记》:"凡音者,生于人心者也;乐者,通伦理者也。"引申为处理人们相互关系的道理和规则。在古代中国人看来,人际关系不是杂乱无章的,而是像玉石有条纹一样,是有理可循的。伦与理之间存在内在的关联,同类事物或不同辈分之间的次第和顺序总是因道理而成的。循人伦道理来治理人际关系,才能彼此和顺,各自相安而不相害。这种条理是人际关系中本有的，或者说是自然形成的。总之，汉语中"伦理"一词的本义是指人伦关系及其内蕴的条理、道理和规则。

在西方，英文的"ethics"（伦理）一词是从希腊文的"*ethos*"（意为风俗、习惯、气质和性格）沿袭而来。在《荷马史诗》中，"*ethos*"原指动物经常出没的场所、住惯了的地点，引申为"习俗""习惯"。亚里士多德（Aristotle）从"气质""性格"这层含义上最早使用它，并赋予它"伦理的""德行的"意义，构造了"ethica"（伦理学）一词。西方最早且最著名的伦理学著作《尼各马可伦理学》，据说是由亚里士多德的儿子尼各马可（Nicomachus）根据其父的讲稿整理而成。

在中国现代话语中，对"伦理"和"道德"两个概念一般并不加以严格区分；在西方思想史上，伦理和道德在原义上也相近。其实，两者在生活中的运用还是存在差别的。例如，在日常生活中，我们会说某人"有道德"，或者说他是"有道德的人"。但一般不会说某人"有伦理"，或者说他是"有伦理的人"。道德偏向做人，更含主观、主体和个人意味，而伦理强调做事，更具有客观、客体和集体的意味；道德依靠权威、世俗、舆论和信念，无须论证，伦理则依靠理性，必须论证；道德侧重于实践，伦理侧重于理论；道德是伦理的素材或研究对象，伦理是对道德的思考或理论概括。研究道德的学问叫做"伦理学"，而不叫"道德学"。但实际上，在许多文献和日常话语中，人们常把"伦理"和"道德"视为同义词。

医学研究的对象是人，而人的生物和社会的双重性决定了医学活动有别于一般的科学研究，具有不可避免的伦理性。

首先，表现在人们对一些医学观念、医学理论和医学技术应用的看法上。如人类最初禁止近亲婚配，在很大程度上是基于伦理方面的考虑。直到今天，在近亲婚配问题上，伦理方面的约束力一点也不亚于医学科学所提供事实的约束。又如对脑死亡观念的看法上，尽管科学家提供了许多科学的指标，但仍然有许多人难以接受。此外，随着科学发展，一些新技术的出现，如试管婴儿、克隆技术及基因编辑技术等，又给人们带来了新的伦理困惑。

其次，医患关系是一种特殊的人际关系。医学的预防和诊治活动，都是在一定的人际关系中进行的，都是通过认知和情感交流才能实施的。运用哪种手段、实施哪种措施，都要在患者知情同意的原则下才能实现。在临床活动中，医生面对的是性别、年龄、民族、性格和宗教信仰等各不相同的个体，他们生活在不同的地域，有着不同的知识水平、文化素质、心理状态、行为习惯及生活方式，对疾病有不同的认知。故在诊疗手段的选择上就要因人而异，不能千篇一律，不但要考虑诊疗效果，还要顾及他们的心理和社会因素。在医学预防活动中，还会涉及各种不同的群体。

再次，医学活动客观上不可避免伴随着不同程度的医疗伤害。这种医疗伤害是医学活动的伴生物。这就是俗话所说的"是药三分毒"。鉴于医疗技术常会给患者带来一定的不适和痛苦，如何恰当地使用药物和医疗技术，尽量减少由于技术操作原因造成的医疗伤害，做到"两利相权取其重，两害相权取其轻"，将医疗伤害降低到最低程度，这就是把医学伦理观念渗入医疗技术领域的突出表现,也是医学活动伦理性所提出的必然要求。

医学的目的不仅仅是防病治病,更重要的是遵循现代医学模式,积极主动地去维护和增进人的身心健康,提高和增强人的社会适应性与劳动效能,从而促进社会的进步与发展。因此,医学不仅是一门科学,更是一项公共事业。正如美国一版再版的著名教科书《西氏内科学》所宣称的"医学是一项需要博学的人道事业"。医学的事业是伟大的,医生的职业是崇高的,从医的要求是严格的,医生的使命是神圣的。医生是最接近"上帝"、离"天"最近的人,世人盛赞他们是"白衣天使""苍天司命"。这正是医学活动伦理性的生动体现。

第二节 | 医学伦理学的形成和发展

任何伦理思想都有一个在时代背景下的批判性发展过程。医学伦理学的形成和发展大致经历了古代医学伦理学、近现代医学伦理学和当代医学伦理学这 3 个阶段,其中蕴含了医学伦理思想的历史发展进程。古代医学伦理学也常称为"医德学",作为医学伦理学的萌芽状态,主要是一些行医者的道德准则和行为规范的积累。古代医学伦理学或古代医德学虽然还算不上是一门正式的学科,但其思想历史悠久。文艺复兴以后,医学伦理学作为一门相对独立的学科,在西方应运而生,并逐步发展为近现代医学伦理学。20 世纪七八十年代,随着社会经济的不断发展和生命科技、生物医学的突飞猛进,医学伦理学进入当代医学伦理学,即生命伦理学阶段。追溯医学伦理学的历史发展,对于我们继承和发扬人类历史上医学伦理思想的精华、促进当代医学伦理学的发展具有重要的现实意义。

一、古代医学伦理学

在人类历史发展长河中,伦理思想源远流长。在我国夏商与西周时期,许多政治家和思想家对道德现象已有相当的认识,不仅形成了相应的道德概念和规范,而且创立了"以德配天""敬德保民"的宗教政治伦理思想。到了春秋时代,思想家们更注重于"德""理"的研究。以孔子为代表的儒家学派形成了以"仁"为中心范畴的伦理思想体系。当时的思想家们侧重于人性、自然方面的哲学讨论,为中国古代医学伦理思想注入了活力。

我国古代与西方中世纪以前的医学伦理学一样,都属于"医德学",是医学伦理学的初始阶段。它是以个体医生为主体,以医患关系为重点,以美德和义务为主要内容,以职业戒律为主要规范的医学道德(medical morality)。儒家把"医"称为"仁术",即"救人生命""活人性命"的技术。认为良心是医生美德的基础,即医生应具备同情怜悯之心,所谓

"恻隐之心，人皆有之"。"仁术"要求医师重视人的生命，以"无伤"为原则。孟子说"无伤也，是乃仁术"，尤其体现在用药慎重、开方安全方面。"医乃仁术"像根红线，贯穿于全部医德的内容之中，既体现了医学人道主义精神，也反映了医学的社会职能和医生的职业特点。

战国时期的《黄帝内经》是中医学的奠基之作。它在"疏五过论篇""征四失论篇"和"师传篇"中对医学道德作了专门的论述，其中"天覆地载，万物悉备，莫贵于人"，概括了当时人们对医德的认识。"征四失论篇"指出，"所以不十全者，精神不专，志意不理，内外相失，故时疑殆"，认为医疗事故或差错的产生，除了与技术水平的高低有关之外，还在于医者"精神不专，志意不理"的思想作风和工作态度，其实质就是医德问题。

我国进入封建社会后，"三纲五常"的思想长期影响着人们的伦理观念，新思想和新技术常常受到禁锢。"学而优则仕"的观念深入人心，从事"方技"的医家社会地位低下。但即便如此，医学发展并没有形成"真空"。各个时期的医家不论是从理论上，还是从自身的实践中，都说明了医学道德对医学发展的重要性，他们的身体力行促进了中国传统医德思想的发展和完善。

东汉名医张仲景，以他的著作《伤寒杂病论》开创了我国医学辩证论治体系。该书序言也是一篇具有很高价值的医德文献，其中对医学的性质、宗旨、医学道德和医学发展等都作了相当精辟的论述。他以救人活命为己任，以忧国忧民之心精究于医；指出治病应不分贫富贵贱，"上以疗君亲之疾，下以救贫贱之厄，中以保身长全"；强调医家要具有"精究方术"与"爱人知人"的精神。

隋唐时期的孙思邈堪称我国传统医德建设的集大成者，他编撰的《备急千金要方》，就是以"人命至重，有贵千金；一方济之，德逾于此"的寓意而命名的。他将人的生命尊为世间最宝贵的东西，将救死扶伤视为自己最根本的道德责任。在"大医习业"和"大医精诚"两篇中，他主张医家必须具备"精"和"诚"的精神。所谓"精"，就是要具有精湛的医术；所谓"诚"，就是应具备高尚的医德。在他看来，医者首先要具有仁爱的"大慈恻隐之心""好生之德"，对患者要"普同一等""一心赴救"。只有具备"精"和"诚"的医者才能成为"大医"或"上医"。

宋元明清时期，人们同疾病艰苦卓绝的斗争在客观上推动着医学技术的进步，同时也在医学实践中不断丰富着医学伦理思想。宋代林迪所著的《省心录·论医》中说："无恒德者不可作医，人命生死之系，庸人假医以自诬，其初则要厚利，虚实补泻，未必适当。幸而不死，则呼需百出，病者甘心以足欺，不幸而毙，则曰饮食不知禁嗜，欲有所违，非药之过也。"在此，他毫不留情地抨击了那些以医谋利、误人生命的庸医行为。南宋无名氏的《小儿卫生总微论方》有"疾小不可言大，事易不可云难，贫富用心皆一，贵贱使药无别"之说，要求医者对待患者不论其贫富贵贱，都要一视同仁。金元时期的名医刘完素在他的医著里也积极提倡"医道以济为良，以愈疾为善"的医德精神。

明代外科名医陈实功的著作《外科正宗》对我国古代医德思想作了系统的总结，提出了"医家五戒十要"。所谓"五戒"者：一戒重富嫌贫，无论病家大小贫富，有请观者便往之，勿得迟延厌怠；二戒行为不检，凡视妇女及孀妇尼僧人等，必候侍者在旁，然后入房诊视，若旁无伴，不可自看；三戒图财贪利，不得出脱病家珠珀珍贵等送病家合药，以虚存假换，如果该用，令彼自制入之；四戒玩忽职守，凡为医者，勿耽嗜好，不可行乐登山，携酒游玩，又不可非时离去家中，致就诊者等候无时；五戒轻浮虚伪，凡娼妓及私伙家请看，也当视如良家妇女，勿存他意见戏，以取不正之名，视毕便回。

清代名医喻昌继承了前辈医德思想之精华，结合自己的医学实践之体验，写出了富有操作性的《医门法律》。他结合临床四诊和治疗论述了医德规范，将临床四诊和辩证治疗中的规律叫作"法"；将临床诊治中容易出现的错误叫作"律"，系统地列出规范以警示后人。该书中指出："医之为道，非精不能明其理，非博不能至其约，是故前人立教，必使之先读儒书……病有六失：失于不审，失于不信，失于过时，失于不择医，失于不知病，失于不知药。"并提出医家对病家要有"笃于情"的医德情怀。《医门法律》是一本实用性的临床伦理学著作，它科学地论述了医德在诊疗中的作用，具体提出了医生在诊治患者时的医德规范和是非标准。

我国古代许多医家不仅有高超的医术，而且有高尚的医德。他们眼中看到的不单单是"人生的病"，更是"生病的人"。患者的情感在他们的心中得到充分的重视。他们不慕名利、精求方术、一心赴救及忘我献身的精神境界成为后人学习的道德楷模。他们在医疗实践中产生的崇高医德思想，也同其医学成就一样，对后世产生了深远影响。

国外医学伦理思想同样历史悠久。古希腊、古罗马哲学家们的伦理思想是奴隶制社会伦理思想的典型代表。总体而言，这个时期的道德研究所关注的只是个人道德品质问题。但是，从西方医学悠久的历史中，我们也可以清楚地看到医疗实践与医学道德的联系。

希波克拉底（Hippocrates）是古希腊医学的奠基人，被尊为"西方医学之父"。他在创立医学理论的同时，也确立了医学道德思想。在他看来，"医术是一切技术中最美和最高尚的""医生应当具有优秀哲学家的一切品质：利他主义、热心、谦虚及冷静的判断"。闻名退迩的《希波克拉底誓言》，就是他留给后世宝贵的医德遗产。《誓言》对医生与患者之间，医生与医生之间的行为准则作了全面而具体的论述，形成了系统的西方古代医德思想，流芳百世，经久不衰。古罗马名医盖伦（Galen）继承了希波克拉底的体液学说，建立了西方医学知识体系。在医德方面，他继承了古希腊的优秀医德传统，指出"作为医生，不可能一方面赚钱，一方面从事伟大的艺术——医学"，提倡"医生应力求掌握哲学及其分科——逻辑学、自然科学和伦理学。"

印度是世界文明的摇篮之一，古印度医家对医学本质、医生职业和医学道德曾有精辟论述。比如，古印度外科学鼻祖妙闻（Susruta）说："医生要有一切必要的知识，要洁身自持，要使患者信赖，并尽一切力量为患者服务。"他在《妙闻集》一书中提出了"医者四德"：正确的知识、广博的经验、聪明的知觉和对患者的同情。他指出：医生要尽一切力量为患者服务,甚至不惜牺牲自己的生命;医生要全面掌握医学知识和技术;在外科治疗中,医生要和助手密切配合,挑选助手时要选那些聪明能干、乐于助人、和蔼忍让的人;医生要有好的仪表、习惯和作风。古印度内科学鼻祖罗迦(Caraka)竭力反对医学商品化,他说:"医生治病既不为己,也不为任何利欲,纯为谋人幸福,所以医业高于一切;凡以治病谋利者,有如专注于沙砾,而忽略金子之人。"这些论述闪烁着医学人道主义的思想光辉。

欧洲中世纪伦理思想是在专制政权和宗教神权的"政教合一"统治下发展起来的。在这个被恩格斯用"黑暗"一词来形容的历史阶段,所有道德问题几乎都变成了神学问题,医学和医德都被深深打上了宗教神学的烙印。正当欧洲医学受到神学桎梏而举步维艰的时候,阿拉伯医学在继承和发扬古希腊传统医学基础上,逐步建立和发展起来。这一时期的杰出代表是迈蒙尼提斯(Maimonides),他的《迈蒙尼提斯祷文》是医德史上的重要文献之一。其基本思想是:医生要急患者所急,想患者所想,为了人类的生命和健康,要时时刻刻怀有医德之心,不要为贪欲、虚荣、名利所干扰而忘却为人类谋幸福的高尚目标。他在"祷文"中强调:"启我爱医术,复爱世间人,愿绝名利心,尽力为患者,无分爱与憎,不问富与贫,凡诸疾病者,一视如同仁。"在医德史上,《迈蒙尼提斯祷文》可以与《希波克拉底誓言》相媲美。同样在中世纪,阿拉伯第一位医学原著作家阿里·勃·拉班(Ali. B. Rabban)著有《智慧的天堂》一书,综合了自希波克拉底、盖伦以来的各医学流派的特点,并使之系统化,书中还介绍了不少印度医家的医学成就和医德思想。他认为,医学是最高尚的科学,习医者必须出自良好家庭,仪表端庄,身体健康清洁,精通各科学问。他指出,医生除精通医理和实践外,还必须安分守己,富有同情心,才能算是好医生。他强调,医生应不慕钱财,不应冒昧行事和多嘴多舌,行为不应轻浮和傲慢自大,或自我夸张,或野心勃勃,也不应以同道的过失为己乐。

古代医学伦理学虽然以医德为主,还算不上是一门学科,但其中所蕴含的丰富思想使我们体会到,医学与伦理本身所具有的客观关系决定了两者密不可分,任何方法都无法将伦理从医学中剥离出来。医学道德产生于医疗实践,并随着医疗实践的发展而发展。正是古代医家在行医实践中积累起来的丰富的医德思想,成为了近现代医学伦理学的历史渊源。

二、近现代医学伦理学

任何伦理思想都是时代的产物;反过来,它又影响时代的发展。在西方,古代医学伦理学向近现代医学伦理学的转变至少受到两方面因素的深刻影响。首先,近代社会结构的巨大变迁所引起的政治、经济、文化的重构,导致了社会思想和道德观念的变化。轰轰烈烈的文艺复兴拉开了欧洲近代社会的帷幕,在复兴古典文化的旗帜下,提倡人权反对君权,提倡人道反对神道,形成了追求人性、弘扬个性、尊重知识和崇尚理性的时代新风尚。自由、平等、博爱的人文思想也渗透到医学领域,开始了以科学实验方法探索自然和研究人体的新道路。同时宗教改革否定了等级制度和教会特权,鼓励独立思考,阐发了认识自然和发展科学的重要价值,提出了资产阶级的国家学说和伦理学说,如卢梭(Jean-Jacques Rousseau)的"社会契约论"、穆勒(J. S. Mill)的"功利主义"。近代西方哲学和伦理学的发展为近现代医学伦理学的形成提供了厚实的思想和理论基础。其次,近代科学技术的兴起,尤其是医学革命,使人们对自然、对人体的认识有了根本性的改变。1543年,比利时"解剖学之父"维萨里(A. Vesalius)的《人体的结构》挑战了经典教义和教会权威,把医学牢固地建立在解剖学的科学基础上;1628年,英国"生理学之父"哈维(W. Harvey)在其《心血运动论》一书中提出了血液循环学说,把生理学确立为一门科学;1761年,意大利"病理学之父"莫干尼(G. B. Morgagni)在其《疾病的位置和原因》一书中建立了"病灶"理论,在基础医学与临床医学之间架起了桥梁,人们的健康观、疾病观也为之一新。近代医学的科学化和医疗卫生事业的社会化,促使人们开始反思"医学究竟是什么""医生的作用到底在哪里"等一系列根本性问题,也促使医务人员的医德行为规范从个体走向群体。近代西方医学的发展为医学伦理学的形成提供了科学和物质基础。作为一门独立学科的医学伦理学正是伴随着近代医学的发展慢慢成形的。

18世纪,德国医学家胡弗兰德(Hufeland)提出了救死扶伤、治病救人的《医德十二篇》,就医学目的、医患关系、同行关系和医疗行为等方面的医德问题作了详尽的阐述。他指出:"医生活着不是为自己,而是为了别人,不要追求名誉和个人利益,而要用忘我的工作来救治别人。救死扶伤,治病救人,不应怀有别的个人目的;在患者面前,该考虑的仅仅是他的病情,而不是患者的地位和钱财;患者是你服务的目标,绝不能去玩弄他们;通过你的言语和行动来赢得患者的信任;不要告诉患者他的病情已处于无望情况;尽可能减少患者的医疗费用。"可见,医学人道观念已被鲜明地引入医学道德领域,人道论成为医学伦理学最重要的基础理论之一,此后的许多医学家在医学实践中都高高举起了人道主义的旗帜。如18世纪中叶,法国医生皮内尔(P. Pinel)首先大胆揭露了当时给精神疾病患者戴脚镣、冷水淋浴、恐吓和惊吓等种种不人道的做法。他明确指出:"精神疾病患者同受惩罚的犯人不同,他们是患者。"他竭力呼吁把精神疾病患者看作精神上有病的人,对待他们应与对待身体上有病的人一样,不应抱持任何歧视的态度。他积极倡导以人道主义态度对待精神疾病患者,尊重精神疾病患者的人格,去除不文明的言语和行为,要给他们以良好的治疗。其《精神病之治疗哲学论》一书的问世,标志了精神病学的诞生,其中展示的充满人道的精神病治疗方法,被称为"皮内尔革命"。

当医学的脚步迈入19世纪,医学道德随着医学进步也有了新的发展。1803年,英国医学家帕茨瓦尔(T. Percival)出版了《医学伦理学》一书,最早创用了"医学伦理学"(medical ethics)一词,首次提出了医学伦理学的概念。他认为"职业伦理学是'人性的知识'与'广泛的道德责任'之间的综合","医学伦理学的一般体系,使无论是官方正式的行为,还是医学领域之间相互的交往,都受文雅和正直原则所指导"。帕茨瓦尔的《医学伦理学》共分 4 章:第一章论述了"医院或医疗慈善机构中的职业行为";第二章论述了"个人开业或任公职的职业行为";第三章论述了"医师与药剂师的行为";第四章论述了"某些与法律有关的职责"。与前人的著作相比,该书最大的一个特点是突破了医德学范畴,引进了医际关系、医院管理等广泛问题,并从一般的理论分析,系统提出了医学伦理学观点,首次为近代医院确定了伦理道德准则。帕茨瓦尔的《医学伦理学》成为近代医学伦理学创立的标志。

19 世纪中期,以细胞学说、能量守恒与转化定律和生物进化论为代表的自然科学伟大成就揭示了自然界的辩证法。随着经验科学逐步走向理论科学,医学获得了迅速发展,并分化出了一系列完整、独立的学科,为现代医学的建立和发展奠定了坚实的理论基础,与此同时医学伦理学也获得了新的发展。1847 年,美国医学会成立。该会以帕茨瓦尔的《医学伦理学》为蓝本,制定了《医德守则》。内容包括医生对患者的责任和患者对医生的义务;医生对医生及同行的责任;医务界对公众的责任及公众对医务界的义务等。这表明当时的医学已发展成为一种集体化和社会化的事业,医学伦理学关注的医患关系已不限于医生和患者之间,而是扩展到以医生为主体的人群和以患者为中心的群体之间的关系,同时也启动了对医学共同体与社会之间关系的研究。

20 世纪 20 年代,美国药理学家利克(C. Leake)指出,伦理学不仅仅指用来管理职业中各成员彼此交往的成规和礼节,"真正的伦理学与成规不同,它不仅关注医师的行为对其患者和社会产生的最终效果,还关注其行为背后的动机,并用伦理学学者广泛承认的理论来预测医师的行为……因此,真正的医学伦理学是基于伦理学理论,来处理医患之间、医师与社会之间的关系"。利克进一步明确了医学伦理学的研究对象和学科属性。

到了 20 世纪中期,特别是经过了两次世界大战以后,医学有了新的发展。社会各界包括医务人员本身,越来越清楚地意识到规范医务人员道德行为、提高医务人员伦理素养的重要性。现代医学伦理学朝着两个方面获得了蓬勃发展:一方面,随着医学日益社会化、全球化,国际间医学交往的日益增加和国际性医学组织的纷纷建立,一系列国际性的医学道德和法律文件相继问世;另一方面,许多国家也相继制定了全国性的医德法规和文件。

为了规范人体实验,防止违背伦理的滥用,1946 年,在纽伦堡军事法庭对纳粹战犯进行审判后,诞生了关于人体实验的第一份正式国际性文件——《纽伦堡法典》。它包含涉及人体实验的"十大声明":绝对需要受试者的知情同意;实验对社会有利,又是非做不可的;人体实验前先经动物实验;避免给受试者带来精神的和肉体的痛苦及创伤;估计受试者有可能死亡或残废的,不准进行实验;实验危险性不超过人道主义的重要性;实验应精细安排,采取一切措施,杜绝发生伤残;实验必须由受过科学训练的人来进行;实验期间,受试者有权停止实验;实验过程中发现受试者有可能伤残或死亡时,应立即停止试验。《纽伦堡法典》强调了关于人体实验的基本原则:一是必须有利于社会;二是应该符合伦理道德和法律。它首次明确提出了"受试者知情同意",该项权利逐渐成为在涉及人类受试者的生物医学研究中必须遵守的伦理原则之一。许多国家和有关组织普遍接受了不取得患者或当事人在自由意志下的知情同意，就不允许对他们进行任何医学实验的伦理原则。此后，知情同意原则由人体实验扩大到临床诊治，并被包括在医师的义务和患者的权利之中。

1948年，世界医学会通过《日内瓦宣言》。该宣言作为世界上医务人员的共同守则，积极倡导："在我被吸收为医学事业中的一员时，我严肃地保证将我的一生奉献于为人类服务。我将用我的良心和尊严来行使我的职业。我的患者的健康将是我首先考虑的。我将尊重患者所交给我的秘密。我将极尽所能来保持医学职业的荣誉和可贵的传统。我的同道均是我兄弟。我不允许宗教、国籍、政治派别或地位来干扰我的职责和我与患者之间的关系。对人的生命，从其孕育之始，就保持最高的尊重，即使在威胁下，我决不将我的医学知识用于违反人道主义规范的事情。我出自内心和以我的荣誉，庄严地做此保证。"《日内瓦宣言》成为全球医疗行业职责与道德的纲领性规范，它的制定宣告了现代医学伦理学的诞生。

1964年，在芬兰赫尔辛基召开的第十八届世界医学大会，通过了指导医务卫生工作者从事包括以人作为受试者的生物医学研究方面的建议，即《赫尔辛基宣言》。这是第一份由国际医学组织和大会制定通过的关于人体实验道德规范的代表性文件，它在《纽伦堡法典》基础上，进一步规定了在从事包括人在内的生物医学研究时，应该遵循的伦理原则。

以上列举的文件从不同方面对医务人员提出了国际性的医学伦理准则。此外，许多国家也相继制定了规范本国医务人员医学行为的医德法规和文件。比如：1962年，日本最高法院制定了《安乐死条件》；1963年，英国医学会制定了《人体实验研究的道德法规》；1968年，美国医学会发表了《器官移植的伦理原则》；1973年，美国医院联合会提出了《患者权利法案》等。

1973年，美国学者约翰逊（A. R. Johnson）和赫尼格斯（Henegers）较全面地论述了医学伦理学的基本概念和体系结构。他们认为，医学伦理学主要由3个部分组成：①关于美德的理论，它强调医师在对待患者时，除了外表行为外，更重要的是医师的内心意愿和动机；②关于义务的理论，它是规定和判断医师行为正确和错误的标准，分析医师的意向和后果、动机和条件的关系，以保证医学行动在道德上的正确性；③关于公益的理论，它是回答医学这种社会性事业是否公正的问题。美德论、义务论成为近现代医学伦理学体系的基础理论，而公益论更是有力地推动近现代医学伦理学发展到了新的阶段——生命伦理学阶段。

三、当代医学伦理学

20世纪70年代以来，随着社会经济迅速发展，科学技术日新月异，各学科之间相互渗透、相互交叉,各种高精尖技术日趋完臻、日益普及。当代生命科学突飞猛进,以基因工程为主导的生物技术,奇迹般地形成了一个遥遥领先的高新技术群,并日益向生物学、医学及其他产业部门开拓其应用领域。当代生命科技的发展,不仅使人类对自然界纷繁复杂的生命现象有了更深刻的认识,而且使人类拥有了比以往任何时候更多、更有效的干预生命过程的技术手段,如人工授精和试管婴儿、克隆技术、器官移植、死亡判定、基因编辑和诊疗等。这些接踵而来的新发展,不断地对传统的医学伦理观念提出新挑战,并强烈地冲击着社会、经济、文化及法律等各个领域。人们需要以一种崭新的视角和全新的观念看待及说明这一切。为了回应当代生命科技的严峻挑战,近现代医学伦理学发展的新阶段——生命伦理学应运而生。

"生命伦理学"一词,最早由美国威斯康星大学生物学家和癌症研究专家波特(V. P. Potter)提出。1971 年,他出版了一本颇具影响力的著作——《生命伦理学:通向未来的桥梁》。书中第一次使用了"bioethics"(生命伦理学)一词,用以阐述人类社会和科学技术发展中遭遇的种种伦理问题。在他看来,生命伦理学是一门"把生物学知识和人类价值体系知识结合起来的新学科","是利用生物科学改善人们生命质量的事业;有助于我们更好地理解人和世界的本质,有助于人们对幸福和创造性的生命开出处方"。他形象地将生命伦理学比喻为科学与哲学之间的一座桥梁,是一种旨在促进人类生存与繁荣的智慧,并主张只有将生命伦理学的宗旨设定为"旨在促进公共健康和维护妇女权益,防止人口过剩,保护环境与多样性,以及将社会发展目标转向实现共同利益",才能最终实现全人类长久生存发展。

生命伦理学是近现代医学伦理学历史潮流与逻辑发展的必然产物。近现代医学伦理学是以消除疾病、恢复健康及克服各种致病因素对人体的不良影响为目标,而生命伦理学是以发展生命、完善生命及追求理想的生命为目标。生命伦理学根植于当代生命科技,没有当代生命科技的发展,也就没有生命伦理学的新问题、新观念和新发展。比如,人工辅助生殖技术给不育症患者带来福音的同时,伴随的是父母身份的伦理纠纷、胎儿归属和代孕母亲等一系列伦理和社会问题。克隆技术创造了"多利羊",预示着克隆人在技术上的可行性。由单体细胞分裂和复制出来的同一个人其父母是谁?他具不具有社会性?他的生命质量是否低劣?思维是否正常?是否可能为间谍、作案、冒名顶替和驾祸他人带来方便?器官移植技术取得了巨大进步,肾、心、肝等器官移植出现严重的供不应求状况,如何解决供体器官的来源问题?从死囚、胎儿、动物取得供体器官是否人道?人体器官是否可以进入市场作为商品买卖?人类基因组研究实现了人类在分子水平认识自我的一大飞跃,使医学有可能成为"治本"医学、"预测"医学。但是这又可能引起人们对如"健康""疾病""患者"等概念的重新思考。同时,如何解释遗传信息的医学意义?如何保护遗传隐私权?如何合理地使用与防止滥用遗传信息?是否应该对基因实行专利保护?基因治疗通过有意地改变人体活细胞的遗传物质以预防和治疗疾病,但是基因有没有"好""坏"之分?能否借助科学的力量"改善"基因组?体细胞和生殖系的非医学意义上的增强是否能被允许？哪些应被允许？哪些应被禁止？对基因操纵的价值标准是什么？这些涉及伦理、法律和社会的新问题伴随着当代生命科技的发展接踵而来，也正是这些新问题推动了生命伦理学的发展。

在当代生命科技及其运用给人们带来对伦理困惑的同时，随着医学社会化和社会医学化的发展，医疗技术的科学含量程度、卫生保健费用投入规模、享受服务人群数量、庞大的医务人员和专家队伍、医疗服务系统的复杂性，以及医务人员道德观念的变化、生命价值论等伦理理论对医学决策活动的影响日益增大。种种因素迫使当代生命伦理学不仅要研究医学范围内的道德原则，而且还要研究非医学需要但又与人类生命密切相关的道德原则；不仅要研究医生个人的伦理，而且还要研究医学作为一种事业的社会伦理；不仅要研究医疗过程中人与人之间的关系，而且还要研究人与自然的关系。从而使医学伦理学涉足领域和研究范围获得极大延伸与拓展，发展出了以生命为中心，不仅关注医疗领域中的患者，而且还要面对整个社会人群的生命伦理学。

生命伦理学不仅要批判性地继承已有的医学伦理学思想理论，还必须汲取新的哲学理论与研究方法，以应对由社会发展和医学进步所提出的挑战。所以，生命伦理学除了开展医患关系、人体实验和行为控制中的伦理研究，还展开了对医疗卫生公共伦理、国家卫生政策伦理等广泛的医学社会伦理问题的研究；不再仅仅注重伦理原则和规范的语义分析，而是直面现实生活，注重对医学伦理学的应用性研究。根据医疗实践各个环节，提出具有可操作性的规范和准则；注重典型案例的分析，并找出其伦理因素；探索医德评价的量化标准；积极参与卫生政策的制定，解决卫生工作中存在的问题。可以说，生命伦理学包含了医学伦理学，但又突破了医学的有限范围，在更广泛、更深层面上，探讨与人类生命息息相关的各种复杂的道德关系及伦理原则和规范，使医学伦理学从概念理论演变为实际运用，成为处理人们生活中现实问题的一个准则。

近30多年来，许多国家和一些重要的国际组织，如世界人权大会、联合国世界卫生组织、医学科学国际组委会、欧洲理事会及美国国会等，相继制定和颁布了涉及人体实验的医学研究的生物伦理准则和人权宣言。如1993年，世界人权大会通过《维也纳宣言和行动纲领》，呼吁国际社会就可能会危及人的完整尊严和人权的生物医学、生命科学和信息科学等领域的研究进行合作，以确保人权和尊严在这些普遍受关注的领域得到充分的尊重。1997年，欧洲理事会通过了《人权和生物医学公约》，关注处于生命早期的人，制定了保护性条款，明确禁止为研究之目的而制造人的胚胎。世界生命伦理学大会2000年通过的《生命伦理学宣言》、联合国教科文组织1997年发表的《世界人类基因组与人权宣言》和2005年发表的《世界生物伦理与人权宣言》，都对关于人体实验的伦理原则作了更为明确的规定。

生命伦理学作为当代生命科技与伦理学交叉的边缘学科，其出现和发展，既是对医学伦理学的发展，也是对医学伦理学的挑战。无论从其研究内容、研究方式，还是伦理价值观念的转变来看，生命伦理学都已超越了医学伦理学。它不仅研究并回答了生物医学高度发展引发的种种伦理难题,而且将视野由医疗卫生领域扩大到生命科学的整个领域,并追踪当代生命科技的新发展。针对出现的新情况、新问题,随时调整研究方向,把目标锁定在生命科技的最前沿。生命伦理学已经成为人类普遍关心的显学,也是当今社会最关注的道德哲学。

第三节　医学伦理学的理论和原则

美国伦理学家蒂洛(J. P. Thiroux)在他的《伦理学理论与实践》一书中指出,任何站得住脚的可行的道德体系应该具备下列特征:应当以理性为基础,又不缺乏感情;应当具有尽可能多的逻辑的一贯性,但又不是僵硬不变的;必须具有普遍性,能普遍地适用于全人类,又能应用于(在实践意义上)特殊的个人和情况;应能向别人讲授和宣传;必须能解决人与人之间、各项道德责任与义务之间的冲突。想要构建这样的道德体系,显然离不开如生命论、人道论、义务论和公益论等基础理论,以及有利、自主、不伤害和公正等基本原则。但在这些理论和原则背后,离不开经验和理性的支撑。在确立医学伦理学基础理论和基本原则之前,首先有必要去探寻某种带有根本性,甚至终极性的,常被称为"理念"的东西,以及与之相应的若干概念和范畴。因为三者之间彼此依赖,互为诠释。

一、根本理念

德国哲学家康德(I. Kant)在《道德形而上学原理》中有句名言:"人是目的,人在任何时候要被看成目的,永远不能只被看成手段。"我国学者徐宗良认为,尽管人们对"人是目的"这个命题可能有多种理解,但它是把握医学伦理学乃至整个伦理学十分重要的道德理念,可以作为评价和判断人行为道德性不可动摇的价值基石。之所以如此,是因为"人是目的"这一命题与人的本性、人的本质问题密切相关,从根本上表达了人类道德的本质内涵。

徐宗良在《生命伦理学理论与实践探索》一书中,从 3 个方面阐述了"人是目的"的初步含义,并在此基础上,进一步挖掘其内涵,引申出至少 3 个层面的深刻意义。首先,"人是目的"在动物与人之间作出了本质性的区分。动物与人,包括几乎所有的生物都以自身的生存为目的,都有趋利避害的生存倾向与能力。但是,动物的生存是以其本能为依靠,是自为的过程;唯有人类,能够自觉地意识到自身的存在并追求有目的的生活,而且不仅仅满足于一般的生存,还不断地追求理想的合乎人性的生活。其次,"人是目的"体现了人的尊严。在康德看来,人是有理性的东西,是自在地作为目的而存在着。因而,人就不是可以被当作手段使用的东西,只能是受尊重的对象。目的王国中的一切,或者有价值,或者有尊严。一个有价值的东西能被其他东西所代替,这是等价;与此相反,超越于一切价值之上，没有等价物可代替，才是尊严。再次，"人是目的"意味着人生来就是平等的。"人是目的"所指的是一切人，所有的人，都是自在地实存的目的，都不能把他人看作达到自己目的的手段。这就决定了所有的人在人格上都是平等的，没有任何高下、贵贱之分。每个人都有人格上的尊严，不管男女、老幼、贫富、智愚、健残和美丑，甚至活着与死去的都是如此。正因为有这样的平等前提，就需要对每个人做出必要的约束，即只有不侵犯他人的人格尊严，才可能使自身获得人格尊严；只有尊重他人才可能获得自尊；反之，只有真正懂得自尊，才会真正尊重他人。由此不难理解，为什么尽管存在着不同的文化，人类还是会产生带有普世性质的道德训诫：己所不欲，勿施于人；要别人怎样待你，就应该怎样待人。这一为世人所普遍接受的人与人之间的基本道德原则，骨子里便渗透着这种价值理念。

　　"人是目的"这一命题的内涵极其丰富，其意义至少还可以引申出 3 个层面的含义。首先，"人是目的"意味着人的生存、人的生命存在是第一位的。马克思曾指出："任何人类历史的第一个前提无疑是有生命的个人的存在。"既然人以自身的存在为目的，那就不能不极度重视生命的存在及生命的质量。因此，以维护人的生命与健康为出发点，展开经济生产和其他各种活动，取得必要的生存条件，就是人与生俱来的权利，也是人不可推卸的责任。然而从道德角度而言，把人以自身的实存为目的，仅理解为维系生命，最多只提供了道德生活的起始点。尽管这一点也是至关重要的，实际上还应进一步探讨其更深意义上的道德价值。其次，"人是目的"是人自由意志的自主表达，或是人尊严的充分体现。人的尊严与生俱来，因此，人的一生就是维护尊严、体现尊严的过程。这个过程又是和维系生命的过程交织在一起的。没有足够良好的维系生命的环境与条件，或者说没有高质量的生命保证，人的尊严就很难得到保障与体现。再次，"人是目的"是指人有追求完善的人格、充分展现自己潜能的趋向。这种趋向不是任何外在力量强加的，而是作为人类必然存在的本质要求，正是人类的这一自觉的内在目的，使人类具有了向善的道德取向，具备了追求道德至善的可能，从而使道德生活成为人类不可或缺的生活方式之一，并且作为人类永无止境的道德实践、道德追求之责任。应该看到，"人是目的"并不像康德认为的那样是先在的，而是从人的社会存在的本质特征中概括抽象出来的。

　　"人是目的"作为根本的价值理念，绝不是抽象命题和纯粹理性，而是具有丰富而深刻的内涵。首先，人之为人在于人的理性本性，而理性本性就是理解和遵循道德规律的人性。具有理性的人以自在自为为目的，它是人的尊严、人的内在价值，是人的最高目的。人成为所有行为的出发点和归宿，是一切基本权利的本源。其次，人的最高道德原则就是"人"这一目的，就是体现和完善人性。具体而言，就是要维护人的生命，发展人的生命力，要促使自身和他人人性的发展和完善。再次，个人与整个人类追求最高目的的一致性，也就是个人的自律和人类的理想道德目的追求的一致性，这意味着人的不断进步和人类文明的不断提升。最后，人格平等是人与人之间关系的本质，也是处理人与人之间关系的最基本原则，即不能仅仅把自己和他人作为实现自己目的的手段，以及明确什么该做、什么不该做的责任所在。

总之,"人是目的"理念的最高任务就是揭示人的本性和人的本质,倡导按道德规律办事,维护道德的纯洁性,做一个趋向于彻底的善良意志的人。应对"人是目的"这一命题意义进行深入挖掘,并以此作为医学伦理学一系列基础理论和基本原则的奠基石。

二、基础理论

医学伦理学是伦理学的一个分支,它的形成和发展自然需要汲取和运用伦理学的一般原理,同时在医学实践活动中,又不断发展出具有自身特点的医学伦理学基础理论,如生命论、人道论、义务论和公益论等,共同构成了医学伦理学的理论基础。这些基础理论是医学发展史的真实写照,它们成了医学伦理学体系的基本骨架和要素。在人类社会的不同历史时期,由于医学的发展水平不同,人们的健康需求不同,医学伦理学的基础理论也在不断发展之中。

(一) 生命论

医学活动与人的生命密切相关,对生命的评价和对生命的态度,历来是一般伦理学的一个重要命题,而医学伦理学则把这一命题发展到了极致,并将其作为整个医学伦理学理论的立足点和出发点。随着人类社会的进步和医学科学的发展,人们对生命的认识不断赋予其深刻内涵和道德意义,相继形成了生命神圣论、生命质量论和生命价值论,形成了医学伦理学的理论基础。

1. 生命神圣论　　生命神圣论是一种历史悠久、影响深远的对待生命的生命伦理理论,它强调人的生命是神圣的、至高无上的、不可侵犯的。在任何情况下都要维护、保存和延长人的生命,不允许对人体有任何改变和修补,不允许对人的生命和死亡有任何触动和侵犯。

生命神圣论是在动物本能基础上及社会风俗中逐渐形成,并在社会道德意识中发展起来的生命观。在远古时代,人们处于对大自然的茫然,特别是对生命现象的无知状态,以盲目崇拜、无限敬畏的态度对待生命,常常把它同神秘莫测的超自然力量联系起来。古今中外,生命神圣的观点在宗教或非宗教的伦理思想中都是普遍存在的。如佛教认为"救人一命,胜造七级浮屠"。中世纪意大利神学伦理学家阿奎那(T. Aquinas)说:"谁杀死自己就是对上帝的犯罪。"古希腊数学家、哲学家毕达哥拉斯(Pythagoras)也说过:"生命是神圣的。因此,我们不能结束自己的生命或别人的生命。"

我国中医学奠基之作《黄帝内经》写道:"天覆地载,万物悉备,莫贵于人。"儒家文化把天、地、人相提并论,强调"人与天地参""人为万物之灵"。我国古代医家孙思邈在他的《备急千金要方》中,留下了"人命至重,贵于千金"的名言。这些言语都集中体现了生命神圣论的思想,这种思想在反对封建专制、提倡自由民主,反对宗教蒙昧、提倡科学理性,反对神性、提倡人性的文艺复兴运动之后得到了强化和发展,并最终成为医学伦理学的重要观点。

生命神圣论的产生和发展是与医学自身的社会使命分不开的,它与医学职业相伴而生,并在推动医学及医学伦理发展的过程中发挥了积极的作用,它的伦理价值在于热爱和珍惜生命,促进了种族繁衍和民族生存。人类在群居生活中,由于切身感受到保存生命的艰难而格外珍视生命,从而产生了利他互助的伦理观念,重视生命为个人发展、社会进步、文化传承所必需。

生命神圣论从道德角度强化了医学的宗旨,强调尊重和维护人的生命和促进患者的健康是医务人员的重要责任。它时常提醒人们,医生是最神圣的职业,鞭策医务人员在医疗实践中尽自己职业的义务,把患者生命的安危放在首位,强化了救死扶伤的职业道德意识,促进医务人员道德品质的培养与锻炼。同时,激励医务人员不断揭示生命之奥秘,推动医学沿着人道主义的轨迹健康发展。

生命神圣论也有它的局限性。生命至上是生命神圣论的最基本观念,其片面地强调了人的生命数量及生物学意义,忽视了人的生命质量及社会学意义。既没有处理好生命神圣与生命质量和生命价值的关系,也没有处理好重视个体生命和整体人类利益的关系。现代伦理学认为,人类的生物学生命并非越多越好,有严重缺损的生命并非都应该无条件地活下去。而生命神圣论主张对人的生命不惜一切代价地进行抢救,对不可救治的生命也给予大量医疗卫生资源的支持,其浪费了有限的医疗卫生资源,保护了无意义的生命,增加了家庭和社会的经济和精神负担。生命神圣论宣扬生命至上的观点,在历史上曾严重阻碍了解剖学的发展,对计划生育政策、控制人口数量、提高人口质量,在客观上设置了伦理障碍。

2. 生命质量论　生命质量论是一种强调人的生命存在状态的生命伦理理论,是以人的自然素质,即体能和智能的高低优劣为依据,衡量生命对自身、他人和社会的价值的伦理理论。其基本观念是,尊重有质量、有价值的人的生命,接受人的死亡。

20 世纪 70 年代以来,随着生物医学的巨大进步,人们对生命问题的思考更加深入。社会经济文化发展、世界人口数量膨胀、社会生活需求上升与资源利用和生态环境保护构成现实冲突;现代医学技术保护下的“无效生命”的存在与社会资源合理分配矛盾尖锐化;现代生物技术使人们操纵生命成为可能,使传统的生命神圣论受到严重冲击。这些因素使得生命质量论伴随着现代生物医学的发展和医学模式的转变应运而生。生命质量论的产生可以说是人类自我认识的一次飞跃,但是关注生命质量的思想却古已有之,如亚里士多德就曾言:“我们不仅关心生活,而且关心生活得更好。”

从内容上讲,生命质量有狭义的和广义的理解。狭义的生命质量主要是指人体自然素质及功能状况,具体包括人体发育状况、身体各部位功能状况、营养摄入状况、行为能力、脑反射和认知功能状况,以及行为情绪控制能力等。广义的生命质量包括人体自然素质、营养状况、心理素质、教育水平、社会职责与人际交往等。世界卫生组织对生命质量下过如下定义:生命质量是指“处在不同的文化背景和价值体系中的个体,对与其生活目标、期望、标准及所关心的事情有关的生活状态的体验,包括个体的生理、心理、社会功能及物质状态 4 个方面"。

生命质量论不仅关注生命的量,更加关注生命的质,把积极改善生命、提高生命质量作为医学追求的重要目标之一。判定生命质量的标准一般可分为 3 个层次:①生命的主要质量,即一个有生命特征个体的身体与智力的发育情况。这是区别一个生理、心理正常与不正常的人的重要标准。这个标准把无脑儿、严重痴呆儿等看作非人性的,理由是他们的生命从主要质量来说已低至不应维持下去的地步。②生命的根本质量,即生命存在的目的和意义,以及与他人在社会和道德上的相互作用。如严重脊柱裂的婴儿、不可逆昏迷的患者和极度痛苦的晚期癌症患者等人无法充当社会角色,丧失了生命的根本质量。③生命的操作质量,即用客观方法测定的生命质量。如利用智商(intelligence quotient,IQ)或诊断学的标准来测定智能、生理方面的质量。如有人把 IQ 高于 140 者看作高生命质量的天才,IQ 在 70 以下者属于智力缺陷的人,IQ 低于 40 者看作有严重问题的人,IQ 低于 20 者看作非人。

在临床上,一般也可将患者的生命质量分为 3 个层次:①生命的最低质量,即通过治疗能达到患者生存的最起码要求;②生命的基本质量,即通过治疗,患者能自己照料生活并能从事轻微劳动;③生命的较高质量,即通过治疗,患者基本恢复到正常人的状态。临床治疗的目的不仅在于维护和延长患者的生命,更要重视和努力提高生命的质量。不注重生命质量的治疗观点,在道德观上是不全面的。因此,医师制订医疗方案时,在考虑保全患者生命的同时,也应考虑如何提高患者的生命质量,并争取在生命质量方面达到基本质量和较高质量。

在医疗资源日益紧张的现代社会,生命质量论为临床救治中的许多问题,如是否延长、维持及终止挽救治疗,严重先天性畸形儿如何处理,计划生育中有关避孕、人工流产、绝育和遗传咨询等措施,以及有关医疗卫生政策、高新技术利用等决策,提供了科学根据和学理支持,成为当代生命伦理学中很有解释力的基础理论之一。

3. 生命价值论 价值问题作为现代哲学的热门话题之一,也强烈地影响着伦理学,特别是当代医学伦理学的发展方向。生命价值,指的是人的生命的价值,这个人必须是在社会关系中扮演一定社会角色、有自我意识或理性的存在实体。生命价值论是以人所具有的内在与外在价值的统一来衡量生命意义的生命伦理理论。它以生命的物质价值、精神价值作为尺度,衡量生命的个体效益和社会效益,把提高人生的社会贡献、提升生命个体对他人和社会的作用及意义作为重要的伦理指向。

生命价值论强调生命的内在价值与外在价值是统一的。生命的内在价值是指生命所具有的潜在劳动能力或创造能力,由个体生命的体能和智能(即生命质量)决定。判断个体生命内在价值的方法是观察其是否具有自我意识、能否在社会关系中扮演一定的社会角色。生命的内在价值表现为人的心理状态、认知能力、一般能力和创造能力,以及自我修养素质等方面。生命的外在价值是指把生命的内在价值发挥出来,为社会创造物质财富和精神财富。人的生命价值是一种存在,内在价值与外在价值密不可分。因此,判断生命价值高低和大小主要有两个方面:一是生命本身的质量,即体能和智能的状态;二是生命对他人和社会的意义。生命本身的质量决定生命的生物学价值(内在价值);生命对他人和社会的意义决定生命的社会学价值(外在价值)。内在价值是基础,外在价值是内在价值的展现。人们只有通过社会实践活动,在人与人的交往中,才能充分展现人的生命价值。所以,在很多情况下,人活着并不一定就具有生命价值。活着仅仅说明生命本身的质量,即体能和智能的发展状态。生命只有在对他人和社会有所作用、产生影响的时候,才是具有价值的。

对生命价值的评价是有难度的,因为人们看问题的立场、观点和方法,包括对生命的态度和评价的标准都不尽相同。特定的生命在一些人的观念中或某种历史条件下有很高的价值,而在另一些人看来或在另一种历史条件下价值可能很小,甚至没有价值。所以生命价值及其大小的衡量标准不是僵硬的,会随着时间和条件的变化而变化,也会随着人们对自身认识的不断深化而变化。因此,在对生命价值大小进行评价和对生命取舍时,必须抱着审慎和熟虑的态度,进行科学的全面分析。

生命价值论是人类追求自身完美,以求更大发展的反映,也是人类自我意识的新突破。它与生命神圣论相比,视野更开阔,情感更理智,思维更辩证,为人类全面认识生命存在的意义提供了科学的论证。它帮助医务人员在竭力挽救患者生命的同时,对那些濒临死亡的患者做出生命价值的正确判断。借助现代科学技术,挽救有价值的生命,是具有道德意义的;而一味延长一个无质量、无价值的生命,是不符合生命价值标准的。在现代医疗实践活动中,人工辅助生殖、器官移植及基因治疗等医学新技术的展开,引发了人们对生命和生命科学的种种伦理困惑,这是生命神圣论所束手无策的。而生命价值论为生物医学高新技术的发明、推广和运用提供了伦理辩护,从而为化解当代医学伦理学难题铺垫了理论基础。

生命价值论与生命质量论有着内在的联系。由于生命本身的质量决定生命的内在价值,所以,生命质量论是生命价值论的基础和前提,而生命价值论是生命质量论的归属和升华。生命质量论突出的是生命本身的状态,而生命价值论更强调的是生命对他人、对社会和对人类的意义。生命价值论和生命质量论共同构成了当代医学伦理学的重要基础理论,将医学伦理学从以往单纯强调维护生命的理论格局,拓展到完整的伦理新格局;将个体的生命利益与群体及人类的利益联系起来,将动机与后果联系起来,将珍爱生命与尊重生命质量和价值联系起来,从而使当代医学伦理学体系更加完善。

(二)人道论

人道的朴素含义,就是一个怎样对待自己、对待他人和对待人类的问题。简单地说,就是一个要把人当作人来对待的问题。人道论是一种以人为中心和准则的伦理理论。医学伦理学的人道论强调人的地位,肯定人的价值,以关心人、尊重人的权利为前提,以满足人的健康需要和利益、维护患者的尊严和权利为宗旨。医学人道论的核心思想就是尊重患者的生命、人格和平等的医疗权利。此外,人道论还关注全人类的健康、预防疾病的发生、保障人的身心健康、不断发展人的智能和体能,以及提高全人类的人口质量。

人道思想源远流长。在远古时代,茫茫荒野之中,原始人群居而生。在抵御自然灾害、抗击外族侵袭、减轻氏族成员伤痛等共同活动中,互助、利他的意识逐步形成,同类之爱的人道思想悄然萌芽。殷周时代,周人提出"敬德保民",认为"夫民,神之主也""天道远,人道迩"。春秋战国时期,儒家提出"仁",认为人"最为天下贵也";墨家主张"兼爱""非攻";老庄崇尚人的自然本性,希冀返璞归真。古代朴素的人道思想为人道论的萌芽提供了适宜的文化土壤。

医学人道论起源于人们的医疗实践活动。医学就其本质、目的和社会意义而言,就是一种人道事业。古今中外许多医家认为,医生从业的唯一目的就是救人疾苦,推崇仁爱、同情、廉洁和不谋私利。他们以仁慈之心关爱患者,以济世救人作为行医准则。我国古代医家把医学称为"仁术",把"济世活人"作为医业宗旨。孙思邈精辟地论述了医学人道论:"凡大医治病,必当安神定志,无欲无求,先发大慈恻隐之心,誓愿普救含灵之苦。"古希腊的希波克拉底及阿拉伯的迈蒙尼斯都从医学人道论出发,提出"为病家谋利益"及"启爱我医术,复爱世间人"的医德思想。

近代,自文艺复兴以来,以达·芬奇(L. da Vinci)、薄伽丘(G. Boccaccio)和莎士比亚(W. Shakespeare)为代表的人文主义,以伏尔泰(Voltaire)、卢梭(Jean-Jacques Rousseau)和孟德斯鸠(Montesquieu)为代表的人道主义,以费尔巴哈(L. A. Feuerbach)、柏格森(H. Bergson)、尼采(F. W. Nietzsche)和弗罗姆(E. Fromm)为代表的人本主义,驱散了中世纪宗教神学的阴霾。与此同时,自然科学的发展、实验医学的开拓、人体形态结构和生理功能的研究,撕下了宗教神学的神秘面纱,大大地促进了人道主义思想向医学领域的渗透。一系列充满人道主义思想精华的医学道德宣言和规范相继面世,如1949年的《日内瓦协议法》、1966年的《医道纲领》、1968年的《悉尼宣言》、1975年的《东京宣言》和1977年的《夏威夷宣言》。这些医学道德文件无不渗透着人道主义的意识和精神。医学的人道论始终是各个时代医学道德的核心内容。

现代医学继承了传统的医学人道主义原则,并且医学人道论与人权思想的相互影响,扩大了人道论的作用范围。现代医学人道论强调把医学视为全人类的事业,坚决反对利用医学作为残害人类或作为政治党派斗争工具的行为;强调医师对患者治疗的自主性,而不接受非医学需要的干扰。它要求给予放下武器的战俘、囚犯医疗权利,反对对战俘施以法西斯暴力;精神病患者应得到尽可能好的治疗;要尊重患者的人格,维护其对生命和健康的自主权利;还对人体实验作出了明确、详细的人道主义规定。如果说古代在医家道德思想中隐含着朴素的人道思想,那么近现代医学道德文献中则处处显露着"人道"字眼。

今天,继承和发扬人道主义的传统医学道德就要认识到:医学对象是人,不是物,对患者给予应有的尊重和关怀。一切从患者的利益出发,以患者为中心,全心全意为患者服务。医师必须十分珍重患者的生命,对患者极端地负责,必须尊重患者的价值、人格、尊严和权利。人道论为近现代伦理学,特别是医学伦理学的形成和发展提供了重要的理论基础。医学人道论随着现代医学的发展而不断完善,医学人道主义成为全世界医务工作者共同高举的一面鲜艳的职业道德旗帜。

(三) 义务论

所谓义务,从词义上解释,就是责任或使命。在伦理学意义上,义务是指个人对社会、集体和他人的责任,主张人要遵照某种规定原则或某种事物本身所固有的正当性采取行动。不管人们是否意识到,作为一个社会的人,必然要对社会、民族、阶级、集体和家庭等负有一定的责任,担当一定的使命,履行一定的义务。在复杂的社会生活中,人们要承担的义务是多种多样的。其中,道德义务是人们需要履行的诸多社会义务中的重要一项。

所谓道德义务,是人们根据一定的社会舆论、风俗习惯和内心信念,有意识地自觉履行对他人、集体和社会的责任。简单地说,就是人们在道义上应负的责任,是社会对人们的道德要求。道德义务的内容包含两个方面:一是由社会生活中各种客观的利益关系所规定的他人和社会对个人的要求,以及个人对他人和对社会的责任,这是道德义务的基础;二是道德义务的实现,还必须有人们的自觉意识和内心的自愿要求。所以,道德义务是客观要求和主观意愿的统一。另外,道德义务具有与其他社会义务不同的特征:人们履行道德义务是不以获得对应的权利和报偿为前提的;履行道德义务不是外部的强制,而是建立在行为者自觉自愿的基础之上的,行为者有一种道德责任感。

伦理学中的义务论是关于道德义务的学说。具体而言,就是研究一个人对他人、对集体和对社会应该做什么、不应该做什么,以及如何做才是道德的。义务论强调人的行为本身的正当性,认为它是人们内心的自我规约,是一种"应当"。道德义务的实质就是按一定的道德原则和规范的要求,明确地告诉人们,什么是应当的、什么是不应当的,什么是道德的、什么是不道德的,从而调整人们之间的关系,维护社会秩序。

历史上许多哲学家研究过义务问题,如古希腊哲学家德谟克里特(Democritus)就把"公正"当成自己应该履行的道德义务。近代,德国哲学家康德以义务为核心,建立起了义务论伦理学。他认为,人按道德律令去行动,完全是出于一种义务的需要,而不是为了追求某种目的和实际效果。他把出于责任和善意履行义务的行为看成善良和道德的行为,而不是凭行为的后果来判断。义务论的核心在于强调对义务的敬重和无条件的服从,而不论行为的结果如何。

"应当做什么,不应当做什么",义务论这种简单明了的表达,很容易被人们所理解和接受。在人们进行道德活动中,义务论有助于人们自觉地履行道德义务,有助于人们养成良好的道德品质。道德义务一旦升华为人们的道德责任感,就成为人们道德意识的一部分,使人们获得积极向善的动力,自觉自愿地履行道德义务。

医学伦理学中的义务论,可以用来判断医师行为的正当与否。医师应该做什么? 可以做什么？不应该做什么？他的责任是什么？并对医师的意向和后果、动机和条件的关系进行分析，以保证医务人员行为的道德性。医务人员对人们的生老病死负有道德责任，救死扶伤是医务人员的义务。

从医学伦理学的形式和发展历史来看，其很长时间是以义务论为轴心的。希波克拉底要求自己"无论至于何处，遇男或妇，贵人及奴婢，我之唯一目的，为病家谋幸福，并检点吾身"。我国明代医家龚廷贤说："医乃生死所寄，责任匪轻。"这些都是从义务论立场来阐释医学伦理主张的。义务论强调高尚的医德、善良的动机和为患者服务的崇高信念。它既从义务的观点出发，为医务人员规定了各种各样的美德要求和美德规劝，以各种形式的"准则""守则"保存下来，又为医务人员规定了各种必须恪守的职责。

在相当长的历史时期内，义务论突出地强调了医务人员的美德修养，将善良动机与个人行为统一在医疗实践中，体现了救死扶伤、全心全意为患者服务的医学宗旨。义务论培养和哺育了许许多多深受人们尊敬的医术精湛、医德高尚的医务人员。但是，义务论中提出了某些绝对的义务和责任，并强调人在任何情况下都要加以遵循和执行。例如，康德认为：一个行为在客观上是正确的，可以出自深谋远虑、慈爱、对道德规律的尊重或其他动机，但是最高的和唯一的无条件的动机是对道德规律即绝对命令的尊重。随着社会的发展、医学的进步和观念的变化，医学伦理学义务论中那些绝对化地强调对患者个人负责的道德观念暴露出了先天不足：注重医务人员对患者尽职尽责的动机，却忽视了行为的动机与后果的统一，忽视了对患者应尽的义务和对他人、对社会义务的统一。面对医疗实践中出现的道德难题，如患者需求与有限卫生资源的矛盾、医学科研中维护患者利益与发展医学的矛盾等，义务论便显得力不从心了。义务论强调医务人员对患者、对社会尽义务的无私奉献精神，这无疑是对的。但是要想使医务人员的积极性保持下去，必须尊重医务人员的自身价值和权利。如果只强调医务人员的道德义务，对患者尽义务的无条件性，把医务人员为患者服务当作某种绝对的义务和责任，而忽视了医患双方义务的双向性，那么就会严重影响医务人员积极性的发挥。在此境况下，义务论受到了公益论的挑战。

(四) 公益论

公益论就其思想核心而言，主张人们在进行道德评价时，应当从社会、人类和后代的利益出发，从整体和长远的角度来评价人们的行为，只有符合人类的整体利益和长远利益的行为才是道德的。作为医学伦理学基础理论的公益论的要点是：医疗卫生事业应成为社会公益事业，维护全社会人员的身心健康是医疗卫生部门制定方针、政策的出发点；医疗卫生事业的体制结构与设置应有利于维护全社会人员的身心健康；医疗卫生费用的分配与使用应该公正，健康投资应使全社会的人员受益；医疗卫生事业的管理应着眼全社会人员的利益，坚持人人享有基本的医疗卫生保健权利；医疗卫生部门应该把维护、增进人类的生命质量，从根本上保障人类的身心健康作为自己的崇高职责。医学公益论的实质就是关于医疗卫生部门的道德原则问题。

虽然公益论进入医学伦理学的理论体系,并成为其中关键部分,只是近三四十年的事,但公益思想古已有之。因为人类劳动从一开始就是具有社会性的共同劳动,自然要求在一定程度上尽力维护群体的利益需求。20世纪以来,人类社会生活发生了显著变化,世界工业化的不断推进和科学技术的迅猛发展,一方面给人们的生活带来极大的便捷,另一方面也使人类面临着一大堆现实难题,如人口爆炸、环境污染、资源枯竭和贫富差距拉大等。所有的这些全球问题,不是某个国家、地区的问题,更不是某个人的问题,它的解决需要全球社会的共同努力。这种共识首先在医学领域中得到充分的表达,并为社会公众所普遍接受。我国学者杜治政认为,公益论之所以被引入医学伦理学并在其中处于非常重要地位,究其原因主要有以下3个方面:①医学科学技术的发展使许多医疗行为产生了长远的后果,人们不仅应该考虑眼前的,而且还要承担长远的社会道德责任;②医学已经从只发生于医师与患者个体关系上的技术应用,发展为一项庞大的社会性事业,其服务的对象由单个患者演变成社会群体;③医疗费用的迅猛攀升和卫生资源的相对匮乏,使得有限的医疗卫生资源的公平、合理应用成为社会、政府和医疗卫生管理部门的首要问题。面对这些变化,单纯的义务论已显得无能为力。尤其是在调整与社会整体利益和长远利益的关系时,如何评价、判断和选择正确的行为,迫切需要新的医学伦理学理论的推导,当代医学伦理学的公益论由此应运而生。

1973年,在美国召开了"保护健康和变化中的价值"学术讨论会,美国学者约翰逊(A. R. Johnson)和赫尼格斯(Henegers)在会上提出:"历来医学伦理学只是详细论述了三部分理论中的两部分,即美德论与义务论。这两部分理论虽然需要重新修改和现代化,但对医学伦理来说仍然是不可缺少的。而现代医学的性质又要求用第三种理论,即公益论,补充这两种理论。"约翰逊和赫尼格斯的公益论一经提出,就受到学界的欢迎。公益论强调公平、合理地分配使用医疗卫生资源;强调生命的神圣在于它的质量;强调医学的整体效应,既要重视社会效益,同时又要考虑经济效益。由此,公益论成为当代医学伦理学的重要理论基础,为当前医疗卫生领域许多问题的解决提供了理论依据。

医学活动与全社会、全人类利益密切相关,具有社会性、广泛性和长远性的特征。现代医学的发展已经把医患之间的关系扩展到医学共同体与全社会的关系。这样,医疗卫生工作也就有一个受益和负担的分配及分配是否公正问题,这就涉及公益问题。比如,随着医学和科技的进步,复杂治疗设备的增加导致了医疗费用的上升;某些垂死患者由于现代医学的帮助,延长了临终时间,加重了活着的人经济负担;稀有医疗资源如何合理分配,卫生资源的宏观分配怎样才能合理……这些问题都涉及医学伦理学的公益论。

公益论适应了当代医学发展的需要,要求医务人员将对患者责任同对社会责任(广域责任)和后代责任(长程责任)统一起来。比如,控制人口数量、提高生命素质、保护环境、保护资源免受耗竭、保护天然性别比例平衡和维持人类种系延续及其纯洁等。在制定卫生发展战略和卫生政策方面遵循公正、合理原则。比如,在稀有卫生资源分配上必须符合大多数人的利益;不能只顾城市而忽视农村;不能只重视医疗而轻视预防保健;不能只顾个别患者或少数人的利益,把较多的卫生资源用于解决少数难治愈的疾病或患者身上,而应该解决大多数人的医疗保健问题;不能只顾眼前而损害后代的健康生存利益。公益论克服了义务论的不足与局限,使医务人员的责任视野扩大到社会与未来领域,增强了社会责任感。当然,公益论不排除对一些特殊人员与病种实行特殊照顾,如某些烈性传染病,如果没有特殊的分配形式,没有大量的卫生资源投入,那么将会引起传染病的蔓延而危害社会的公众利益。公益论也并不是要以牺牲少数人的健康或生命为代价去换取多数人的利益,而是主张通过渐进的办法使利益在适当的范围和空间中发挥。以公益论为主导,是克服近现代医学伦理学面临危机的最佳途径,也是当代医学伦理学的立足点。

三、基本原则

作为一门应用性学科,医学伦理学的框架是由它的一系列基本原则支撑起来的。所谓"原则",是经过长期检验所整理出来的合理化现象,是人们说话或做事所依据的法则或标准。在医学实践活动中,医患之间、实验者与受试者之间、医务人员之间,以及医学共同体和社会之间充满了种种利益关系。在处理这些复杂的关系时,应当遵循医学伦理学基本原则。这些原则体现了某一医学发展阶段及特定社会背景之中的医学道德的基本精神,是调节各种医学道德关系必须遵循的根本准则和最高要求。

1979年,美国学者贝奥切普(T. L. Beauchamp)和查德里斯(J. F. Childress)在他们合著的《生物医学伦理学原则》一书中,总结了当代医学伦理学四大基本原则:自主、不伤害、有利和公正原则。从这四大原则可以推出一系列更加具体的用以指导医学行为的道德规范。这些原则目前已是全世界影响最大的医学伦理学原则,成为被世界卫生组织、联合国教科文组织和许多国家官方普遍采用的医学伦理学教科书经典内容。

(一) 有利原则

"有利原则"曾经是美国"贝尔蒙特报告"(1978年)提出的生物医学研究中保护受试者的三大原则(尊重人、有利和公正)之一,后来贝奥切普和查德里斯将其中的第二大原则(有利)分解为"有利原则"与"不伤害原则"。

"有利"的英文单词"beneficence"意为仁慈、善良的行为。有利原则有时也被称为"行善原则"或"仁慈原则",主张把有利于患者健康放在第一位,切实为患者谋利益。有利就是行为能够带来客观利益和好处,对于行动主体的医师而言,就是为患者行善事、做好事。有利于患者是古今中外一贯倡导的优良医德传统。我国儒家视医学为"救人生命""活人性命"的"仁术";《希波克拉底誓言》突出强调了"为病家谋利益"的原则;《日内瓦宣言》明确指出患者的健康是行医的信条。时至今日,有利原则成了医学伦理学第一位的、最高的伦理原则。《中华人民共和国医务人员医德规范》第一条规定:"救死扶伤,实行社会主义的人道主义。时刻为病人着想,千方百计为病人解除病痛。"我国医院体制改革第一原则就是"以病人为中心"。这些规定和原则都饱含着有利原则的思想精髓。

有利的典型形式包括利他、仁爱，涵盖一切意图有利于他人的行为。利他指一个有利于他人的行为；仁爱指倾向于为他人利益而行动的性格特征或美德。有利原则是指一个为了他人利益而行动的道德义务。很多有利的行为都不是义务性的，但有利原则强调了行动主体维护和增进他人利益的义务。这种义务可以分为积极和消极两种：作为积极义务的有利原则，要求行动主体应在他人现有利益的基础上，促使该利益最大化；作为消极义务的有利原则，要求行动主体应该使他人的现有利益不被减损或不受破坏。但是，当有利原则进入医学伦理领域，其消极含义方面被不伤害原则所承担。因此，作为医学伦理学基本原则之一，有利原则仅指其积极义务，即帮助他人促进他们重要的、合法的利益。

有利原则可以具体化为确有助益原则和效用原则。

确有助益原则是指确能有益于技术接受者（如患者或受试者）的健康和福祉。以下几种情况，可以被认为有利于技术接受者，对其确有助益：①当技术接受者确有疾病并能够通过该项技术得到根治或缓解，且受益的同时不会给其造成太大的损害；②技术接受者无疾病，但可通过该项技术增进健康，提高生活质量，且在其受益的同时，不会给他人、社会和环境带来危害；③如果技术接受者作为受试者，他们并不能从实验直接获益，但该技术获得成功后，他们及其家属也能从中受益。这里所指的助益，也包括对人类、对社会、对发展医学科学技术确有助益。

效用原则要求权衡行动主体的行为利弊得失，能够带来最大的好处、产生最小的害处。不能片面地理解"效用"。"效用"既指行动主体的个体利益，也包括人类的整体利益；既有经济效益，也有社会效益；既有短期效益，也有长期效益；既有生理效益，也有心理效益；既要考虑效益，也要考虑风险。"效用"是综合权衡效益、伤害和风险之后得出的结果。因此，运用效用原则要求通盘考量，兼顾各方，在各种复杂的利害关系中找到一个最大好处和最小害处的平衡点，做出大多数人能够接受的道德抉择。

总之，确有助益原则要求为当事人提供好处，效用原则要求行动主体权衡利弊得失，以达到最佳结果。效用原则是确有助益原则的延伸。效用原则不同于传统的功利主义的实用原则，它并不意味着一定要为了社会利益而牺牲个人利益。例如，以为了社会利益的名义终止治疗原本可以治愈的患者，或要求患者作为受试者参加高度危险的研究。除效用原则外，还有自主原则、不伤害原则和公正原则等。所以效用原则既不是伦理学的唯一原则，也不能凌驾于所有其他原则之上。如果破坏了其他原则，效用原则本身也得不到实现，社会利益会受到更大的损害。

在实际的医疗活动中，有利原则的表现是很具体、很实在的。比如，为患者提供最优质的服务，尽力使他们从中受益，得到好处。此即践行医学目的——解除由疾病引起的疼痛和不幸，照料和治愈有病的人，照料那些不能治愈的人，避免早死，追求安详死亡，预防疾病和损伤，促进和维持健康。树立全面的利益观，将患者的客观利益（如止痛、康复、治愈、救死扶伤及节省医疗费用)和主观利益(如正当心理学需求和社会学需求的满足)统一起来。对利弊得失全面权衡,选择受益最大、伤害最小的医学决策。坚持有利原则,将有利于患者个人利益和社会公益有机统一起来。

对医务人员来说,有利原则只是提供了医学行为的价值取向,不是具体的行为指南。有利原则在临床医疗活动中所指示的精准、有效和择优要求,需要在具体情境中由医师结合患者实际情况,进行具体的权衡后做出行为选择。在这个过程中,医患之间的充分沟通与协商,对于最佳诊疗方案的选择就显得至关重要了。

(二) 自主原则

民主的社会规定了人身自由的权利,这是自主原则的法律来源。自主原则承认每个成年的、具有健全思维能力的人都有权决定其自身的行为。在医学实践中,自主原则主张患者对医疗活动有独立地、知情地、自愿地做出理性决定的权利。医务人员在履行义务的过程中应该把诊疗方案、预后情况及可能出现的问题等信息如实地告诉患者,让患者在充分知情的基础上,自主决定是否采用这些手段和方法。因为一切医疗活动的结果,无论或好或坏,或利弊兼有,或不可预测,最终都落实在患者身上。患者对是否采用这些医疗手段和方法有自主决定的权利。

自主原则要求在通常情况下,医务人员有义务主动提供适宜的环境和必要的条件,以保证患者充分行使自主权,尊重患者及其家属的自主决定,保证患者自主选择医师或医疗小组;治疗要经患者知情同意(狭义自主),以及保守患者的秘密、保护患者的隐私和尊重患者的人格等(广义自主)。

在医学实践中,医务人员在为患者提供医疗活动前,先向患者说明医疗活动的目的、意义及可能的结果,然后征求患者的意见,由患者自己做决定,这是病方自主。医方做主是医务人员代替患者做主,具体实行时有两种类型,即全权做主和半权做主。全权做主是在选择重大医疗决策时,事先不征求(不能征求或不宜征求)患者意见,而由医师全权代替患者做决定。半权做主是在选择重大医疗决策时,先征得患者或其家属同意,或者先征得患者或其家属授权,然后由医方代替患者做原则性决定。病方做主的自主与医方做主不是对立的,患者为使自己的决定更合乎理性,需要医务人员的帮助。有时两者会发生矛盾,但在许多情况下是相容的。因此,在强调病方做主的同时,医方做主仍有继续存在的价值。自主原则还体现在患者有权选择愿意接受或拒绝医师制订的诊疗方案。医师尊重患者的选择权利,不仅有利于建立和谐的医患关系,形成正确的诊疗方案,保障诊疗活动的正常进行,而且还具有心理、伦理和法律意义。医师尊重患者的选择权利,绝不意味着放弃自己的责任。因为医师拥有医学专业知识和技术,在诊疗方案的制订、实施中具有一定的权威性和主动性。医师必须向患者提供正确的选择信息,还要帮助、劝导,甚至限制患者的选择,使患者的选择权与医师的责任有机统一起来。

自主原则在临床中的表现除了要尊重患者及其家属的人格权、自主权和决定权,以及治疗要得到患者的知情同意外,还体现在医疗活动中为患者保密。这里所谓的患者的秘密是指医务人员在采集病史、体格检查和诊疗过程中所获得的有关患者家庭生活、个人隐私、生理特征、某些疾病(如性病、精神病和生理缺陷)、不良诊断(如恶性肿瘤)和预后等信息。临床医疗的特点决定了患者的秘密或隐私无可奈何地要提供给医师。如何对待患者的隐私,是医学伦理学最基本的职业道德问题之一。《希波克拉底誓言》就特别指出:"凡我所见所闻,无论有无业务关系,我认为应守秘密者,我愿保守秘密。"我国明代名医陈实功也强调不能把患者的秘密告诉自己的妻子。《日内瓦宣言》明确规定:"凡是信托于我的秘密我均予以尊重。"这是建立和谐医患关系的必要条件和可靠基础,也是保障患者根本权益的必要条件和可靠基础。

在医学活动中遵循自主原则,也是对人尊重的充分体现。其包括对人格的尊重,如礼貌待人,不侮辱人及不损害他人人格(狭义尊重);也包括尊重人的权利,如生命权、健康权和身体权(广义尊重)。对人的尊重是古今中外人道主义思想最基本的内容之一。人是世界上唯一有理性、有情感、有建立和维持社会关系能力、有目的、有价值及有信念的实体。儒家说:"天地之性,人为贵。"尊重患者人格,维护患者的权利,是现代医学模式的必然要求和具体体现,也是医学人道主义基本原则的必然要求和具体体现。对患者来说,受到医务人员的尊重是一个绝对的无条件的道德权利;对医务人员来说,尊重患者是一个绝对的无条件的义务。说它是"绝对的",因为它是无例外的;说它是"无条件的",是因为它不受任何条件制约;说它是"道德权利"或"道德义务",是因为它是自主原则所要求的,但又不能用法律来规定一个人去尊重另一个人。医务人员对待患者态度和蔼、语言亲切、热情礼貌,患者就感到自己受到了尊重。这种愉悦、满足的心理,对建立和谐的医患关系、促进患者早日康复是十分重要的。反之,如果医务人员对患者态度冷漠、语言生硬,甚至恶语伤人,患者必会产生人格被侮辱、被蔑视的感觉。他们的自尊心受到伤害后,就会产生痛苦、气愤和抵触等情绪,就难以建立融洽的医患关系。

自主原则实现的关键是医务人员对患者的尊重,当然同时也要有患者对医务人员的尊重。如果患者对医务人员缺少应有的尊重,良好的医患关系和医疗秩序就难以建立,并将给医疗过程及其效果带来严重影响。

(三) 不伤害原则

不伤害原则是指研究或治疗措施不应对受试者或患者造成身心伤害而不管动机如何。这是一系列医学伦理学原则中的底线原则。一般来说,凡是医疗上是必需的,或是属于医疗适应证范围,所实施的诊疗手段是符合不伤害原则的。不伤害原则不是绝对的,是相对而言的。因为医学如同一把"双刃剑",为患者带来一定健康利益的同时,也存在着对患者的潜在伤害。许多检查和治疗,即使是必需的,大多也会给患者带来某些躯体上或心理上的伤害。例如,使用内境为患者做检查,有助于确诊病情,但同时也会使患者出现不适和痛苦,患者甚至还会随时承受某种风险。就此而言,医疗伤害存在一定的必然性,是诊疗疾病过程中必须付出的合理代价。但这并非暗示医师可以任意加以忽视,而是提倡应该积极防止各种可能的伤害,或将伤害减至最低限度。因此,不伤害原则的真正意义不在于消除任何医疗伤害,这样要求医务人员既不现实,也不公平;而在于强调培养医务人员为患者高度负责、保护患者健康和生命的医学伦理理念和作风。医务人员应正确对待医疗伤害现象,在医学实践中努力使患者免受不应受到的伤害。

现实中的医疗伤害现象,依据其伤害内容大致可分为:技术性伤害、道德性伤害及经济性伤害。"技术性伤害"是由于医疗技术使用不当对患者造成的肉体或健康伤害,包括一切本可以避免,但由于医务人员违反操作规程或诊疗制度所致的责任事故,或者因技术问题而造成的技术过失事故。"道德性伤害"是由于医务人员语言、态度等行为对患者造成的精神性伤害,如不负责任、马虎粗疏、出言不逊或动作粗野等,都会不同程度地对患者造成心理、精神,乃至人格的伤害。"经济性伤害"是由于医务人员囿于个人或集团的利益导致过度医疗消费,而使患者蒙受经济损失。技术性伤害和道德性伤害常常会伴随着经济性伤害。不伤害原则中的伤害涵盖以上 3 类情况。

现实中的医疗伤害现象,依据其与医务人员主观意志的关系大致可分为有意伤害和无意伤害、可知伤害和意外伤害、可控伤害和不可控伤害,以及责任伤害和非责任伤害。有意伤害是指由于医务人员不负责任,拒绝给患者以必要的临床诊治或急症抢救,或者出于增加收入等私利,为患者滥施不必要的诊治手段等直接造成的故意伤害。相反,医务人员不是故意,而是实施正常诊治所带来的间接伤害则属于无意伤害。可知伤害是医务人员应该知晓的对患者的伤害;相反,医务人员无法预先知晓的对患者的伤害是意外伤害。可控伤害是医务人员经过努力可以降低其损伤程度,甚至可以避免的伤害;相反,超出医务人员控制能力的伤害则是不可控伤害。责任伤害是指医务人员有意伤害或虽然无意,但属可知、可控而未加认真防范与控制,任其出现的伤害;意外伤害及虽可知但不可控的伤害,则属于非责任伤害。医学伦理学的不伤害原则主要是针对责任伤害而提出的。

医疗伤害作为职业性伤害,是临床实践的伴生物,历来受到医学家的高度关注。《黄帝内经》中医德戒律的基本精神就是不伤害患者。《希波克拉底誓言》更是明确指出:"检束一切堕落及害人行为,我不得将危害药品给予他人,并不做该项之指导,虽有人请求亦必不与之。"不伤害患者的古老行医规则是医学伦理学的核心思想之一,影响极其深远,后经充实和提炼,则成为医学伦理学的底线原则。

为了预防对患者的伤害,或使伤害降到最低限度,医务人员必须培养为患者健康利益服务的正确动机,尽最大可能提供最佳医疗和护理,对有风险或伤害的诊疗措施作出危险/受益、伤害/受益的综合评价,要选择受益大于危险或受益大于伤害的医疗决策,并在实施中尽最大努力,把不可避免但可控的伤害控制在最低限度之内。

不伤害与有利有着密切关系。有利包含不伤害,不伤害是有利的起码要求和体现,是有利的一个方面。所以,有利原则由两个层次构成,低层次是不伤害患者,高层次是为患者谋利益,即一种医疗方案不仅应避免对患者的伤害,而且应该促进患者获得重要之利益。由此看来,有利比不伤害更广泛。它要求医务人员帮助患者,为患者做善事,为患者谋利益。

(四) 公正原则

公正的一般含义是公平、正直，没有偏私。这个古老的伦理范畴，作为一个最基本的道德原则之一，在我国从春秋战国时代开始，在西方从古希腊开始，就被写入了社会的道德法典中。亚里士多德把公正区分为"狭义公正"与"广义公正"：狭义公正主要是调节个人之间的利益关系；广义公正是依据全体成员的利益，使行为符合社会公认的道德标准。亚里士多德还提出了"形式公正"和"内容公正"。形式公正是指对相同的人同样对待，对不同的人不同对待。在临床医疗实践中表现为将有关类似个案以同样的准则加以处理，将不同的个案以不同的准则加以处理。内容公正是指同等需要的人，在满足其需要时应同等对待；对不同需要的人则不同对待，并根据个人的地位、能力、贡献和需要等给予相应的负担和受益。当代医学伦理学倡导的公正原则，要求实现形式公正与内容公正的有机统一，即具有同样医疗需要及同等社会贡献和条件的患者，则应得到同样的医疗待遇，不同的患者则分别享受有差别的医疗待遇；在基本医疗卫生保健需求上要求做到绝对公正，即应人人同样享有，在特殊医疗卫生保健需求上要求做到相对公正，即对有同样条件的患者给予同样满足。

在医疗活动的人际交往中，公正原则要求对患者的人格尊严要同等地给予尊重，要以同样热忱的服务态度和认真负责的医疗作风，平等地对待每个患者，绝不能厚此薄彼。任何患者的正当愿望和合理要求，包括住院、转诊和会诊等，应予尊重和满足。在医疗卫生资源有限的情况下，应区别基本的医疗保健需要和非基本的医疗保健需要。应尽量使每个公民享受公正的基本医疗保健权利，对非基本的医疗保健需要，如医疗高技术，可以根据个人的支付能力和其他情况而定。

在医疗卫生资源分配活动中，公正原则是调节各种利益关系的基本准则。医疗卫生资源是提供医疗卫生所需的人力、物力和财力的总和，包括"宏观分配"和"微观分配"。宏观分配是各级立法和行政机构所进行的分配，解决的是确定医疗卫生投入占国民总支出的合理比例，以及此项总投入在预防医学与临床医学、基础研究与应用研究、高新技术与一般技术、基本医疗与特需医疗等各层次、各领域的合理分配比例的问题。目的是实现现有医疗卫生资源的优化配置，以充分保证人人享有基本的医疗卫生保健，并在此基础上满足人们多层次的医疗卫生保健需求。微观分配是医务人员、医院和其他机构决定哪些人可以获得及获得多少医疗卫生资源，尤其是涉及稀有资源时。医疗卫生资源的微观分配要做到两点：①在患者个体和社会群体之间，既要考虑患者个体的利益，更要考虑社会群体的利益和子孙后代的利益；②在患者之间，谁先谁后，谁多谁少。要依次按医学标准、社会价值标准、家庭角色标准、科研价值标准和余年寿命标准综合权衡，在比较中进行优化筛选，以确定稀有卫生资源优先享用者资格。其中，医学标准主要考虑患者病情需要及治疗价值；社会价值标准主要考虑患者既往和预期贡献；家庭角色标准主要考虑患者在家庭中的地位和作用；科研价值标准主要考虑该患者的诊治对医学发展的意义;余年寿命标准主要考虑患者治疗后生存的可能期限。在这些标准中,医学标准是必须优先考虑的首要标准。

公正原则作为医学伦理学基本原则,是现代医疗卫生事业日趋社会化的集中反映和体现,其伦理价值在于其能合理解决日趋尖锐的健康利益分配的基本矛盾,合理协调日趋复杂的医患关系。在现代社会的医疗卫生实践中,坚持公正原则,克服不公正现象,需要3个层面多管齐下。首先,政府应该建立一套面向广大老百姓基本医疗卫生保健的制度和规则,从管理上全面负起保障医疗公正的职责,当好医疗公正的"守门人"。其次,医疗卫生机构应该构建和完善全面覆盖、结构合理、功能互补及分工合作的医疗卫生保健格局,从办医上直接负起提供医疗公正的职责,当好医疗公正的"设计人"。最后,广大医务人员要培养现代公正素质,集生命论、义务论、人道论和公益论于一身,从服务上使公正在医疗服务中得到具体体现,当好医疗公正的"实施人"。

医学伦理学基本原则为当代医学发展提供了一个伦理框架。它要求在医学实践中,不做不应该做的事,做应该做的事。它强调对患者仅仅做到"不伤害"是远远不够的,还要遵循有利、自主和公正原则。

贝奥切普和查德里斯提出的医学伦理学的"四大基本原则",尽管广受欢迎,但也遭到一些人质疑和批评。有人认为,这4项原则过于抽象、空泛和模糊,没有具体表达一种能够为人们的道德选择提供有用指导的清晰的、确定的和统一的理论体系,难以应用于具体的科学研究和医疗实践。此外,这些原则之间存在着矛盾,不可能同时实现4项原则的要求。但是,这4项基本原则并非纯理性的东西,它既汲取了历史上医学伦理经典文献的精华,又采纳了多个国家、多个民族及多个学派公认的伦理学的宗旨和原则。它面对现实,适应了当代医学和生命科学实践的需要及人类文明发展的趋势。因而作为一种普遍性原则,这4项基本原则已在世界范围内被广泛接受,并成为医学研究的伦理指导。在医学实践中,在不同情境下,面对道德难题的困境时,要善于将这4项基本原则有机地联系起来、统一起来,同时结合具体情况,不能做机械的理解和处理。

另外,值得一提的是,贝奥切普和查德里斯在《生物医学伦理学原则》中,把自主原则放在第一位。而我国学者如沈铭贤等人在宣传贝奥切普和查德里斯的四大基本原则时,做了一些调整,把有利原则列为首位,认为不宜把个人自主绝对化,抬到至高无上的地位。正如加拿大华裔学者许志伟曾指出的:"北美生命伦理学重视个人利益而轻视集体责任。生命伦理学关注的问题,大多是建立在私人经济及私人权益的考虑上的。强调个人自主权的首要医学伦理原则也体现了这种趋势:偏向个人利益而轻视群体及社会的责任,尤其是忽视了对社会贫困阶层、处于社会边缘、受社会歧视与偏见的人群的责任。"伦理学是关于是非善恶的价值判断,是鼓励人们向善避恶的学问,是惩恶扬善的行为规范。有利原则高于自主原则,居于医学伦理学基本原则之首,突显了生命科技和医学要为人类造福这样一种宏观的、整体的善。

第四节 学习医学伦理学的意义和方法

学习医学伦理学的意义和方法本身是医学伦理学有机构成的一部分。学习医学伦理学,不仅要明确它的意义,而且要有正确的方法。

一、学习意义

医学伦理学,作为一种社会意识和上层建筑,对社会存在和经济基础有着重要的反作用,但它不是一种高悬于人的意识形态。学习医学伦理学,对于医务人员提高道德素质和完善自身人格、提升医疗质量和推动医学发展、促进整个社会的精神文明建设具有重要的意义。

(一) 有利于医务人员提高道德素质、完善自身人格

医学的对象是人,人的生命活动是一个极其复杂的过程。医务人员被赋予了"健康所系,性命相托"的神圣使命,这就决定了医务人员不仅要具有较高的身心素质、科学素质,而且要有特别高的道德素质。在医学职业活动中,身心素质是物质基础,科学素质是基本手段,道德素质是根本方向。人们常说"无德不成医"。道德素质是医务人员整体素质中举足轻重的组成部分,是实现社会主义人道主义、全心全意为人民心身健康服务的根本保证。因此,作为一名医务工作者,不仅要有娴熟的医疗技艺,也要有谙熟的医学理论,更要有一颗"仁者之心"。而学习医学伦理学,有助于将伦理道德的理论认识深入医务人员的意识之中,提高医务人员的道德素质,完善医务人员的自身人格。

人格是个人道德素质的集中体现,道德素质与人格是息息相关的,道德素质高,人格就高尚。医学科学事业的发展和人类健康水平的提高,离不开医务人员的积极作用,而医务人员自身人格的完善和积极作用的发挥,又离不开伦理道德的导向作用。医学是一门有着悠久历史、优良道德传统的学科。医学伦理学是对习医者或从医者进行职业道德和专业伦理教育、实现医学教育目标的重要支撑。它能够教育人、感化人、塑造人的医德品质。学习医学伦理学,可以使我们了解医学道德的历史发展轨迹,感受历史上的医学家无私奉献医学事业、全心全意为患者服务的高尚医德。医学伦理学可以提供医学道德理论和医学行为导向,并提供可借鉴的案例。学习医学伦理学,可将医学伦理的基本理念、理论学说、原则规范,内化为医务人员的道德情感、道德意志、道德觉悟和道德自觉,坚定医务人员人民至上、生命至上的责任感、使命感和事业心,从而有助于医务人员在为人民健康服务中,在提高科学思维能力的同时,提高伦理思维能力,实现技术与伦理的统一。并且在两者的统一过程中,医务人员努力达到自我完善,成为一个积极追求高尚人格的自觉的道德主体;使医德境界在其灵魂深处不断升华,使之真正成为德才兼备的当

代医学人才。

（二）有利于提升医疗服务质量、推动医学发展

随着现代医学模式的转变，人们深刻认识到，人的生命、健康、疾病和死亡不仅是一个生物学过程，而且与错综复杂的心理、社会因素密切相关。因此，作为一个医务人员，不能光从科学角度了解"人生的病"，还必须从心理和社会角度了解"生病的人"。希波克拉底曾说过："对医生来说，了解患者本身，有时候要比了解这个人生了什么病来得更加重要。"他强调，患者的情感在医生的眼中要得到充分的重视。当医生着眼于患者的心理状态和所处的社会环境，就不仅要把患者看成一个具有自然属性的人，而且要看成具有社会属性的人。这就向医务人员提出了更高的医学道德要求，而这种医学道德要求有助于医务人员全面地把握影响健康及导致疾病的自然、环境、心理和社会因素，并据此实施诊治，提升医疗质量。

提升医疗质量，不仅需要医务人员有"仁术"，对患者及其疾病从生物、心理和社会因素综合加以考量，而且需要医院提高服务管理水平。在医疗活动中存在着各种各样的关系，如医患关系、医际关系和医社关系等。这些关系是否和谐，既是医院服务管理水平的标志，也直接关乎医疗质量的提升。而伦理学的研究目的，就是要寻找和建立一种合理的社会道德规范体系，调整人与人之间的关系。医学伦理道德是协调种种医疗关系、保障人民健康的重要手段。千百年来，医务人员正是以精湛的医术和高尚的医德服务于患者，而获得自身生存和发展的外部环境。学习医学伦理学，有助于我们践行"医乃仁术"的理念。"仁"既是"医"的出发点和归宿点，又是协调医疗关系、提升医疗质量的根本保障。

随着当代生命科技的突飞猛进、医学高新技术的广泛运用、市场经济的开拓对医疗卫生改革的影响，以及医学模式转变导致的医务人员知识、技能和思维的变化，过去未曾涉及的问题如今摆在了人们面前。比如，出现了利用科技作为工具，人为地操纵基因、精子、卵子、受精卵、胚胎、人脑和人体，控制人的行为等现象。科技蕴含的力量可以被合理使用，也可能被不当滥用。这种影响不仅涉及代内，而且涉及代际。对此应该如何发展、如何控制？面对医学发展接踵而来的道德难题，我们不能回避，事实上也无法回避，需要从医学伦理学角度积极给予回应。学习医学伦理学，将会为医务人员提供解决难题的思路和方向，有助于医学道德的进步，从而有利于推动医学科学的健康发展。

（三）有利于推动整个社会的精神文明建设

道德是精神文明建设的重要内容。而医德作为一种职业道德，又是构成整个道德思想体系的一个重要方面。医学伦理学的道德思想具有先进性，其理论体系具有科学性，其原则规范具有可行性。医学伦理学对医疗卫生行业具有规范作用，它通过向医疗卫生单位及其人员提供先进的、科学的、可行的职业道德规范，约束和引导整个医疗卫生行业遵循高尚的职业道德。它从医学道德的角度，对医疗卫生工作的宗旨、属性、人际关系、工作态度和服务标准等各个方面做出权威的解释，形成统一的职业道德准则。

　　职业生活是人类社会生活的一种基本形式,一般的社会道德在许多情况下通过职业道德的特殊形式表现出来。如果各行各业都具有高尚的职业道德,就会在很大程度上改变社会道德风尚,使整个社会具有较高的道德水平。随着医学社会化和社会医学化,医疗卫生职业和社会有着越来越广泛、深刻的联系。学习医学伦理学,有利于医疗卫生单位的职业道德建设。而加强职业道德建设,树立高尚的医德医风,又是医疗卫生单位精神文明建设的重要内容。同时,医疗卫生单位的职业道德建设,对整个社会的道德风尚有着重要影响。人人都要经历生老病死的过程,因此,人人都会有求于医疗卫生的帮助。良好的医德医风不仅能和谐医患关系、保证和促进医疗质量的提高、使有限的医疗卫生资源发挥更高的效益,而且能使患者获得安全感、信任感和温暖感,从而鼓励患者与病魔抗争。医务人员对患者的治疗、生活上的照顾和精神上的慰藉,不仅使患者痊愈,而且使患者及其家属可以从高尚的医德、优质的服务中得到启迪,受到感染,产生感情上的共鸣,并通过他们传递到家庭、单位和社会,营造良好的社会风气,从而促进整个社会的精神文明建设。因此,医学伦理学对整个社会的职业道德建设和精神文明建设具有辐射作用。它在用先进的伦理道德理论武装医疗卫生行业的同时,也在为全社会树立了一个职业道德建设的窗口和榜样。学习医学伦理学,加深医务人员的医德认识,增强医德观念,提高医德水准,既有利于医疗卫生行业的精神文明建设,又有利于促进整个社会的精神文明建设。

二、学习方法

　　学习医学伦理学,不仅要明确它的研究对象、主要内容和重要意义,而且要有正确的学习方法。学习医学伦理学的方法,也是揭示这门学科本质特征、内在规律的重要途径。因此,学习医学伦理学,必须运用正确的方法。

(一) 历史唯物主义方法

　　道德是人类特有的现象。历史唯物主义把道德作为社会的、历史的、现实的现象,强调道德是社会意识形式中的社会意识形态之一,属于社会上层建筑。它是由社会存在、经济基础决定的。医学伦理学以医学领域中的医学道德为研究对象,作为一种意识形态,医学道德既受一定社会经济关系的制约,又受一定社会的政治、法律、哲学、宗教和教育等思想的影响,同时也是医学发展的直接产物。正如恩格斯指出的:“人们自觉地或不自觉地,归根到底总是从他们的经济关系中吸取自己的道德观念。”

　　医学道德和其他任何道德现象、道德关系一样,从来都不是孤立的、不变的。因此,学习医学伦理学,必须坚持历史唯物主义的方法。任何时代的医学伦理学,总是打着时代的烙印。对各种不同的医学伦理学的理论和原则的认识,必须从一定的历史条件,包括当时的社会经济关系、社会意识形态、医学科学发展的具体水平,以及不同社会人们的习俗出发,深入研究医学道德赖以产生和发展的社会基础,探求医学道德发生、发展的根源和条件。只有这样，才能科学地说明医学道德的本质、作用和发展的规律性。脱离一定的社会经济关系，否认一定的在社会占统治地位的政治、法律思想对医学伦理学的影响和制约，或者脱离一定的社会医学职业生活，否认医学科学对医学伦理学的影响和制约，不仅在方法论上是错误的，在实践上也是有害的。

医学道德和某些职业道德相比，在内容上有较强的稳定性和历史继承性。由于这种特点，人类历史上一些优秀的医德传统为古今中外的许多医家所继承和发扬，给今人留下了极其丰富而宝贵的精神财富。学习医学伦理学，尤其要注意辩证地对待我国历代的丰富遗产和国外的有益思想，取其精华，去其糟粕，构建新的合乎时代要求的医学道德价值观念，推动具有中国特色的医学伦理学的发展。

（二）理论联系实际方法

医学伦理学的理念、理论、原则和规范等，不是纯粹的理性，也不是空洞的抽象，而是牢固地根植于丰富的医学实践活动之中，是医学道德理论与医学实践活动、行为价值观念的统一。从医学伦理演变与医学实践活动的密切关系中，我们看到医学发展对伦理道德的迫切需求，也看到伦理道德对医学发展的具体引导。两者互相促进、互相支持、共同发展，充分显现出理论与实践的紧密结合。

理论联系实际是马克思主义认识世界的科学方法，也是学习医学伦理学的根本方法。所谓理论联系实际的方法论，它的基本要求就是从客观实际出发，总结实践经验，从中作出科学的理论概括，再把这种理论概论在实践的运用中不断地修正、完善和发展。医学伦理学在实践中的发展证明，只有遵循这一科学的方法论，才能使医学伦理学获得健康发展。当然，这一方法论对于学习医学伦理学同样具有重要意义。

要做到理论联系实际，首先必须认真学习理论。既要学习马克思主义道德科学理论，学习医学伦理学的基础理论及其相关学科的知识，同时还要学习医学科学知识、跟踪医学的发展前沿及掌握医学的发展动态。这样才能具备理论联系实际的前提条件，才能对实际提出的各种医德问题作出科学说明，从而避免为了临时应急热衷于只言片语的实用主义或经验主义处理问题的倾向。其次，学习医学伦理学不要满足于一些医德名言的背诵和一些抽象概念的探究，避免把鲜活的理论变成僵死的教条或形成知行不一的倾向。今天学习医学伦理学会遇到许多前所未有的问题，这就更需要紧密联系实际，关注现实问题，即从医学职业生活和医学科学发展的实际出发，从我国医药卫生事业改革的实践出发，并运用所掌握的相关理论，面对问题、提出问题、分析问题及解决问题。

医学伦理学是一门应用性和实践性很强的学科，案例分析法是医学伦理学研究的重要方法，也是学习医学伦理学最有效的方法。据联合国教科文组织的调查，9 种教学方法（案例分析、研讨会、课堂讲授、模拟练习、电影、指导式自学、敏感性训练和电视录像等）教学功能评价结果显示，案例分析法在分析能力的培养方面在 9 种方法中位居第一。案例分析法是一种理论联系实际的学习方法，将医疗实践中出现的实际问题作为案例，通过对典型案例的分析，可以加深对医学伦理学基础理论和基本原则的理解和认识，培养对医德的问题敏感性。它有助于解决现实医学实践中的医德困惑,有助于医务人员在具体的医疗活动中做出合理的医德选择。

（刘学礼）

参考文献

[1] BEAUCHAMP T L, CHILDRESS J F. Childress. Principles of biomedical ethics [M]. New York：Oxford University perss, 1979.

[2] 恩格尔哈特 H T. 生命伦理学基础[M]. 范瑞平,译. 北京:北京大学出版社,2006.

[3] 香农 T A. 生命伦理学导论[M]. 肖巍,译. 哈尔滨:黑龙江人民出版社,2005.

[4] 杜治政,许志伟. 医学伦理学辞典[M]. 郑州:郑州大学出版社,2003.

[5] 刘学礼. 生命科学的伦理困惑[M]. 上海:上海科学技术出版社,2001.

[6] 徐宗良,刘学礼,瞿晓敏. 生命伦理学:理论与实践探索[M]. 上海:上海人民出版社,2002.

[7] 邱仁宗,瞿晓梅. 生命伦理学概论[M]. 北京:中国协和医科大学出版社,2003.

[8] 丘祥兴. 医学伦理学[M]. 北京:人民卫生出版社,2008.

[9] 王明旭,赵明杰. 医学伦理学[M]. 北京:人民卫生出版社,2018.

[10] 沈铭贤. 生命伦理学[M]. 北京:高等教育出版社,2003.

第 二 章

常规诊治与临床决策伦理

常规诊治和临床决策是临床医学实践的主体部分。临床医学是现代医学的重要组成部分,是研究人体疾病发生、发展规律及其临床表现、诊断、治疗和预后的科学。相对于基础医学而言,它是直接面对患者、对患者直接实施诊治的科学,是医学服务于人类健康的关键环节,是医学中侧重实践活动的部分。

医学伦理学是研究医学道德的科学,是运用一般伦理学原理研究、解决医疗实践和医学发展中道德问题的学科。因此,医学伦理学贯穿所有的医学活动,也包括医学临床实践。医学临床实践过程包括常规诊断、治疗和决策,都体现着伦理价值和道德追求,都应该遵守医学伦理学的基本原则。

下面的两个案例来自临床,展示了常规诊治和临床决策的场景。

案例 1 患者,男性,65 岁,因不明原因口腔出现多处血泡,来急诊就诊。

在诊室,医师询问病史,包括现病史、既往史和个人史,并对其进行体格检查,要求患者去检查血常规和凝血功能。结果发现患者因血小板计数极度减少,极易引起自发性出血,尤其是自发性颅内出血而随时危及生命。因而医师告知家属,患者病情危重,并让其签署了"病危通知书"。

除了常规抽血检验以外,患者还需要行骨髓穿刺检查以明确血小板减少的原因。骨髓穿刺为创伤性操作,需要本人或家属签署"创伤性操作知情同意书"。

为尽快提升血小板,医师决定给患者使用静脉丙种球蛋白和糖皮质激素(简称激素)治疗,并申请单采血小板 1 个单位进行输注。其中,静脉丙种球蛋白为自费药物,需要签署"自费药物使用知情同意书";激素会引起较多的不良反应,需要签署"激素药物使用知情同意书";单采血小板属于血液制品,需要签署"输血知情同意书"。

经过一系列检查,患者被明确诊断为免疫性血小板减少性紫癜。且上述治疗有效,出血症状明显缓解,血小板计数有所升高,患者脱离危险。医师告知患者可以离开急诊观察室回家,随后去血液科门诊进行常规随访。

随着继续进行激素治疗,患者的血小板计数升至正常范围,随后激素逐渐减量。但在减量的过程中,随访发现患者的血小板计数逐渐下降,发生了疾病的复发。同时,患者出现类固醇性糖尿病。医师建议患者行脾脏切除手术。

患者入住外科病房。外科医师术前谈话,告知手术相关事宜及预后、费用情况。患者表示能够接受,签署了麻醉、手术、输血等知情同意书,采用腹腔镜行脾脏切除术。

术后 3 天出院,医师嘱患者需要至外科门诊随访,处理手术伤口;至血液科门诊,随访血小板恢复情况;至内分泌科门诊,调整血糖。

案例 2   患者,男性,17 岁,因发热伴白细胞计数异常升高,来血液科门诊就诊。医师询问病史,包括现病史、既往史及个人史等,并对其进行体格检查。根据血常规检查情况,拟诊为"急性白血病",收入病房进一步诊治。

患者入院后,医师告知其家长可能的病情,请家长签署了"病危通知书""输血知情同意书""骨髓穿刺等创伤性操作知情同意书"和基因检测等自费检查项目知情同意书。

患者被诊断为急性淋巴细胞白血病,医师再次告知患者家长疾病的相关情况,并请家长签署了"化疗知情同意书"。

患者化疗后发生骨髓抑制,出现贫血、白细胞和血小板计数极度减少等现象。此时,患者出现腹痛。请外科医师会诊及超声检查后,诊断为急性阑尾炎。

由于患者骨髓抑制,粒细胞缺乏,抗生素效果差,患者的腹痛不仅没有缓解,还进一步加重,而且体温超过了 38.5 ℃。外科医师建议手术治疗,如果不能及时手术,阑尾炎穿孔后会引起腹膜炎、感染性休克及多脏器功能衰竭。但是手术风险极大。

医师与患者家长反复沟通,说明利弊风险。患者家长坚定地表示:都听医师的,相信医师一定是为孩子好,即使手术过程中发生不测,他们也愿意接受这个最不幸的后果。他们的信赖是因为他们看到从门诊开始,每件事医师都为孩子考虑周到了。

在签署了麻醉、手术、输血等知情同意书后,立即进行了手术。由于治疗及时,手术过程相对顺利。术后患者腹痛症状缓解、体温平稳。随着时间的推移,患者的骨髓抑制逐渐恢复,血细胞计数正常,白血病也缓解了。

以上两个案例展示了在门诊、急诊、住院期间的常规诊治过程,临床决策过程和医患沟通、知情同意过程。通常,无论是门诊、急诊和住院,患者就医后医患关系就开始建立。医患之间从问诊开始,逐步沟通。医师需要患者提供尽可能精准的病史,随后医师会做一些体格检查,以期发现一些有诊断价值的体征。如果有必要,再要求患者完成一些实验室检查和特殊检查,帮助医师得出诊断。医师再根据诊断,制订治疗方案。在这个诊断和治疗的过程中,医患之间需要随时密切沟通,医务人员之间也需要充分沟通,来做出恰当的临床决策。

第一节　常规诊治与临床决策伦理的基本概念

正确的诊断依靠临床资料的完整及正确。在此过程中,应该根据需要对检查项目进行选择,不遗漏重要临床证据,也不因某些非诊治需求的原因做不必要的检查。

治疗方案的产生是一个复杂的过程。医师需要对所取得的资料(证据)去伪存真,分析归纳,运用临床思维进行推理。这是经验医学与循证医学两者互相补充、互相结合的过程。医师需要结合现实的医疗条件和患者的具体情况进行慎重选择、设计和实施。

一、常规诊治及伦理

临床诊治是临床医学的主要内容和表现形式,要求医务工作者不仅有扎实的医学基础理论和实践技能,还要注重对患者的人文关怀与保护,使医疗行为符合伦理学的要求。

临床诊治伦理是临床诊治工作的基本道德,指在临床诊治过程中必须遵循一定的道德原则。依照这一原则,医务人员在对患者进行诊断和治疗过程中,应合理地选择诊治手段,尽可能地避免诊治手段带来的不良影响,以利于患者健康恢复。

临床诊治伦理也是医务人员在日常诊治工作中的行为依据。无论是诊断,还是治疗,无论是药物治疗,还是手术治疗,都可能在给患者带来正面效应的同时,带来负面影响,甚至是伤害。因此,在临床工作中,医务人员必须遵循一定的道德原则。其中最基本的原则是生命至上原则、知情同意原则和最优化原则。

（一）生命至上原则

救死扶伤的理念是医务人员的责任和使命。社会发展到今天,救死扶伤的内涵更加丰富,含义更加深刻,即要求医务人员不仅要救治患者的生命,让患者重获新生,还要让患者重获健康,重返工作岗位和适应社会;并要求医务人员在日常诊治过程中"以患者为中心",尊重和维护患者的医疗权利,满足患者的合理要求,并不断学习,掌握最前沿的诊治技术,践行救死扶伤的神圣使命。因此,生命至上原则是临床工作最基本的原则。

（二）知情同意原则

临床诊治中的知情同意是医务人员向患者及家属告知病情相关内容,患方签署知情同意书的过程,这是建立在患方自主、自由之基础上的,完全尊重患方意愿,由患方根据自己的利益,做出判断和选择。医务人员要为患方提供帮助其做决定所必需的足够信息,如病情资料、可选择的诊治方案、可能的不良反应、预后及费用等,以便患方在权衡利弊后,对医务人员推荐的方案做出同意或不同意的决定。

临床诊治中的知情同意是一个过程,包括知情和同意两个部分。知情即信息的告知和理解;同意即在获知足够做出判断的信息后,患方做出同意或不同意的决定。医务人员有责任提供足够的疾病相关信息,并根据患方的社会文化背景、理解能力,使患方对医务人员所提供的信息能够理解。患方应在获取自己能够理解的信息后,权衡各种利弊关系,再做出决定。

（三）最优化原则

由于医疗技术的双重性,日常诊治过程要做到完全无害几乎是不可能的。无论是诊断过程,还是治疗、康复过程,诊治措施都可能给患者的身心带来伤害。这就要求医务人员在诊治过程中,遵从最优化原则,从各种方案中选择疗效最佳、损伤最小、痛苦最轻及耗费最小的方案,以最小代价获得最佳效果。

二、临床决策及伦理

在临床诊断和治疗的过程中,往往需要做出各种决策。临床决策是指在多种临床方案中选择一种最佳方案的过程,是医疗活动的核心环节之一。临床决策应当首先从患者的就医诊治目的,以及评估患者生活价值和生活质量的方法开始。这其中,医师的独特贡献是传达医学知识、教育患者,并利用自己的临床经验使患者适应决策的共同特性;而患者则表达偏好、需求或价值观,在选择治疗方案时保持真实的自我。

临床决策离不开医患各自发挥应有的独特能力。因此,医师和患者应认识并认可他们同为临床决策不可或缺的重要主体。医师应正确认识和评价患者在临床决策中的作用和贡献,不应对患者参与决策的能力存在偏见。

决策的形成和实施过程会受到各方面因素的制约。这主要包括医师自身方面因素和医师自身以外的因素两个方面。医师自身方面因素包括素养、技术水平和决策思维能力等;医师自身以外的因素包括卫生政策、药品及其他医疗器材的流通环节、医保制度、医院经营方针、社会、伦理、法律和经济等。随着诊断治疗手段的丰富和选择的多样化,医师与患者可能需要应对更多的挑战。临床决策既是针对个体病例的决策,也是宏观决策的具体运用。

基于医学伦理学尊重、不伤害、有利和公正的基本原则,知情同意在临床决策伦理中具有重要的地位。知情同意是指医师在做出诊治方案后,必须向患者提供诊断结论、治疗决策、病情预后及诊治费用等方面真实、充分的信息,尤其是诊治方案的性质、作用、依据、损伤风险、不可预测的意外,以及其他可供选择的诊治方案及其利弊等,使患者或家属深思熟虑后自主地做出选择，并以相应方式表达其接受或拒绝此种诊治方案的意见和承诺。医师需要在得到明确承诺后，才可最终确定诊治方案。

随着临床医学的迅速发展、相随而来的诊治决策多选性和诊治个体化的要求、患者自主意识的增强、医学知识在广大群众中的逐渐普及，以及互联网医疗的兴起，医患共同决策（shared decision making）成为临床医学客观实践的迫切需要，也成为医师和患者的共同愿望。

医患共同决策的内涵是医师运用专业知识，在与患者充分讨论治疗选择、获益与损伤等各种可能的情况下，并考虑患者的价值观、倾向性及处境后，与患者共同做出最适合患者个体的健康决策过程。

医患共同决策是医学伦理学的需要，是临床实践的需要，也是疾病管理的需要，至少在慢性病诊治领域，医患共同决策已经成为国内外医学界的共识。将患者纳入决策系统，更有利于患者在行为改变中承担更积极的角色。

第二节 | 常规诊治与临床决策伦理的基本要求

鉴于临床诊治手段所具有的两重性，即无论是药物治疗还是手术治疗，在带给患者正效应的同时，也会给患者带来一些负面影响。在临床实践工作中，医务人员的医德境界直接关系到能否正确诊断和恰当、及时治疗。医务人员医疗行为的道德性对于医学事业、患者、社会和医务人员自己都有极其重要的意义。尊重、不伤害、有利和公正是医学伦理学的基本原则，知情同意、医疗最优化和医疗保密是医学伦理学的应用准则，生命至上、知情同意和最优化是临床诊治伦理的基本原则。掌握临床诊治伦理的概念、准则和原则，才能全面、精准地把握常规诊治中伦理学的要求。

一、临床诊断伦理的基本要求

临床诊断是临床治疗的前提，是医患双方发生伦理关系的第一环节。常用的诊断手段包括问诊、体格检查和辅助检查。

（一）问诊伦理的基本要求

问诊是医患间接触的第一步，是医疗活动的开始，是诊断疾病最基本也是最重要的手段。通过医患沟通，医师可以了解疾病的发生、发展过程等重要信息，还可以了解患者的心理情况，并开始建立良好的医患关系。

1. 科学规范，全面精准　问诊是临床医师的基本功，既要从现病史、既往史、个人史和家族史等方面全面了解患者的情况，也要坚持精准性、严谨性。对于住院患者，还要注意及时问诊，动态随访。

2. 态度和蔼,举止端庄　医务人员的态度可能会影响患者的心理活动和医患关系。因此,医务人员要用真诚的目光、和蔼的表情和恰到好处的身体语言表达对患者的关爱。在问诊中保持适当的距离,给患者留有足够的个人空间,以保障患者的隐私。另外,医务人员需要注意,一些不经意的小动作,如皱眉、打哈欠等,都会直接影响患者对医务人员的认知,甚至产生负面的推测。

3. 语言得当,通俗易懂　医务人员应该意识到,多数患者是没有经过医学专业培训的普通人,不具备疾病所需要的专业知识。因此,医务人员一定要注意使用通俗易懂的语言与患者进行交流,避免专业术语,比喻也要恰当,以免患者不明白,甚至误解。

4. 问诊得当,避免诱导　在问诊中可以根据患者的叙述情况选择问答式、插问式、倒叙式及启发式进行询问,避免诱导性提问。要关注患者的表情,判断患者是否隐瞒病情。要用平和的方式鼓励患者讲出真实情况。如果病情比较危急,可以先询问主要情况,待病情平稳后再详细问诊。

5. 表达同情,避免伤害　有些病史询问对患者来说,可能是一次痛苦、不想回首的经历再现。医务人员要预判这一情况,如果能够避免就尽量避免,或者询问家属。如果不能避免,一定要询问患者本身,则一定要用关切、同情的语言、态度和肢体动作,让患者在进行痛苦回忆的过程中能感受到关爱。

(二) 体格检查伦理的基本要求

体格检查是医务人员通过自己的感官和简单的检查工具主动获得疾病第一手资料的诊治步骤。仔细、精准地进行体格检查,结合病史问诊,可以尽快获得诊断线索,尽量避免误诊、漏诊。

1. 关心体贴,减少痛苦　医师一定要意识到在某些阳性体征获取过程中,可能会增加患者的痛苦,如骨折的专有体征、急性阑尾炎的专有体征等。因此,在体格检查中,医师一定要预判这些可能性,在操作前与患者沟通,告知相关的情况。在操作时采取适当的体位,检查手法要精准,避免反复刺激,给患者带来不必要的伤害。在操作结束后,医师要向患者告知检查结果、临床意义和注意事项,提醒患者自我保护。

2. 操作规范,系统全面　医师应该勤练临床基本功,操作手法要规范,按照正规的体格检查流程和操作要领进行全面检查。如果病情危重,就要先重点检查,以尽快明确诊断,立即抢救,等生命体征平稳后再行系统检查。检查时要注意关爱患者,比如,冬天注意焐热听诊器后再听诊,注意把自己的手搓热后再行触诊。这样一方面患者不会感觉不适,另一方面也不会使患者的肌肉紧张而导致体征失真。如果患者因为情绪问题而不配合检查,应耐心劝导,平复其情绪,使其配合检查。

3. 尊重患者,注意保密　在体格检查过程中,会使患者身体暴露。医师应尊重患者的隐私,注意遮盖,避免患者情绪波动,产生不信任感。如果需要接触患者隐私部位,特别是异性患者,应该态度专业、语言合适、手法轻柔。如果是教学医院,需要示教给医学生看,或者要医学生来操作,都应该征得患者的同意。

（三）辅助检查伦理的基本要求

辅助检查是临床诊断的重要手段，可以帮助医务人员更为高效、精准地诊断病情。辅助检查从检查性质上可以分为实验室检查、影像学检查等多种。实验室检查是涉及多学科的一门边缘性科学，也是运用生物学、化学和物理学等学科的理论及技术来为医学服务的学科。它通过细胞学、生物化学、微生物学、免疫学及病理学等检查技术，对患者的血液、分泌物和组织等标本进行实验室检查，获得病原体、病理改变和脏器功能情况等资料。它与临床其他检查相结合，对确定诊断、观察病情、制订防治方案及措施都非常重要。影像学检查一般是在不干扰人体本身的前提下，通过器械对人体局部或全身脏器的图像和物理指标进行的检查。

辅助检查的出现，是多学科技术在医疗领域的应用。随着科学技术的发展，检查仪器、设备和方法也日益完善。从细胞水平到分子水平，从平面 X 线到三维 CT，辅助检查的精细度和精准度越来越高，能帮助医师更精准、更深入地认识疾病，为及时诊断疾病提供科学依据。

尽管在现代临床医学诊治中，辅助检查起着重要的作用，但也有着自身的缺陷和不足。①所有的仪器设备和方法都需要专人掌握和应用，对检查结果的分析也必须发挥人的主观能动性。医务人员的主观能动性是任何辅助检查仪器设备不能替代的，无论仪器多么智能，检查结果都需要人的阐释和解读。②由于疾病表现复杂多样、存在的个体差异性及仪器检查的局限性，辅助检查的结果并不全是明确可见的，对疾病的确诊率也不可能是百分之百的。相当一部分疾病无法通过辅助检查获得可靠诊断结果，辅助检查结果只能是参考的依据。③一些侵入性、创伤性检查，如放射性检查、内镜检查、穿刺术和造影术等，在检查过程中都可能给患者造成一定程度的痛苦和损伤。

因此，临床诊治中的辅助检查，要求医务人员既要充分利用现代科学技术为临床医学带来的迅捷便利，也要注意不要过分依赖它；既要尊重辅助检查的客观性，也要充分发挥人在认识疾病、治疗疾病中的主观能动性，实现两者统一。

1. 科学合理选择辅助检查项目　医师应该很好地掌握各项辅助检查的临床意义，根据患者病情的诊断和鉴别诊断需求，有目的、有计划地选择合适的检查项目。不能为了经济利益而一味选择价格高昂的检查项目，或者选择一些意义不大的检查项目，也要避免因为担心医疗纠纷而过度检查。

2. 精准评估辅助检查结果对于诊断的意义　医师应该对所选择的辅助检查项目的工作原理有所了解。由于假阴性和假阳性结果不可避免，医师应能很好地解读检查结果，结合患者的病史资料来综合判定该检查项目对于诊断的意义。如果遇到高度倾向于某个诊断而辅助检查结果不支持的情况，应该考虑是否存在造成假阴性结果的因素，与患者密切沟通。在排除可能影响检查结果的因素后，取得患者的配合，重新做该项检查。医师应该练好临床基本功，要有正确的临床思维，从精准询问病史和做体格检查入手，再结合辅助检查的结果，得出诊断。不能被辅助检查完全牵制，不能因过度依赖和迷信辅助检查而忽视病史、体格检查结果。被誉为血液界"福尔摩斯"的复旦大学附属华山医院血液科终身教授林果为曾经强调："每项辅助检查结果都应该得到解释。"

3. 尽可能优先选择无创辅助检查项目　不少辅助检查的标本确实需要通过侵入性有创操作来获取，如骨髓穿刺、淋巴结活检和病灶活检等。医师应该精准评估该创伤性检查项目对于诊断的价值和患者的耐受情况，在同等诊断价值前提下优先选择无创辅助检查。如果必须采用创伤性的方法，则尽可能采用微创的方法，以减少或避免辅助检查对患者的伤害。医师还应该不断学习，掌握最前沿的信息，以了解最新的诊疗指南和辅助检查手段。随着人们对疾病认识的不断深入，以前必须要获得某项创伤性检查结果才能诊断疾病，可能因新技术的发展，现在通过其他非创伤性的检查结果也可以诊断了。

二、临床治疗伦理的基本要求

大多数疾病都需要通过治疗才能缓解。临床治疗是临床工作的核心环节，临床治疗结果的好坏也是评价临床工作的主要指标。临床治疗包括药物治疗、手术治疗、心理治疗及康复治疗等，每种治疗都有其伦理要求。

（一）药物治疗伦理的基本要求

药物是临床治疗最常用的方法和手段，在治疗或抵御，甚至预防疾病方面发挥着主力作用。但俗话说"是药三分毒"，任何药物在发挥治疗正作用的同时，或多或少地会产生不良反应，有些甚至会产生严重的不良反应。因此，医师在药物治疗中应该遵守相关道德的要求，维护患者的利益。

1. 合理处方，安全有效　医师需要明确疾病的诊断，掌握药物治疗该种疾病的作用原理、适应证和禁忌证，根据患者的个体情况，如性别、年龄、身高、体重、基础疾病和合并用药等，给予合适剂量的处方。这里强调医师应该掌握药物的作用机制，比如，铁剂是用于治疗缺铁性贫血的药物，对于其他原因导致的贫血，不仅无效，还可能是有害的。因此，医师不能仅凭"铁剂能治疗贫血"的结论就给予非缺铁性贫血患者处方铁剂。

2. 联合用药，合理配伍　临床上，经常需要联合两种或两种以上的药物同时或序贯治疗。因此，医师一定要注意这些药物之间的合理配伍，明确是不是有配伍禁忌、药物相互之间是协同作用还是拮抗作用、某种药物会不会影响其他药物的代谢而导致血药浓度偏高，以及药物的不良反应会不会叠加等。如果不联合用药也能起到治疗作用，则尽量不要联合用药。

3. 经济适用，减轻负担　医师应在保证患者疗效的前提下综合评估患者的可承受力，尽可能为患者合理节省费用。药物并非越贵疗效就越好，单次治疗的费用太高，可能会使患者无力承担后续治疗。医师还应该与患者或家属进行很好的沟通，让治病心切的患者及其家属明白，药物并非越贵越好，从而避免患者及其家属质疑廉价药物的疗效。一些进口药与同类国产药的疗效和不良反应经科学评价没有显著差别，但价格却相差较多。医师应同时向患者建议两类药物,使患者在充分知情后做出适当的选择。如果患者经济能力有限,医师应该给出适当的推荐意见,以利于患者维持长期治疗。

4. 特殊药物,严格管理　麻醉药品、精神类药品、毒性药品和放射性药品都是属于特殊药品,医院要根据《麻醉药品和精神药品管理条例》《医疗用毒性药品管理办法》《放射性药品管理办法》等国家的相关法规、规定进行严格管理,并对医务人员进行岗位培训。每个环节相关的医务人员都应该严格遵守法规、规定,按照规范流程进行正当治疗,杜绝特殊药物经非正常渠道流入社会,或者造成医源性滥用,甚至犯罪。

（二）手术治疗伦理的基本要求

手术治疗是外科治疗的主要方法和途径,通过手术切除病灶、修补缺损、纠正畸形、缝合伤口和植入替代品等方式,使患者获益较多的同时,也给很多"绝症"患者带来了生的希望。微创技术、手术机器人的大量引入,使手术治疗的创伤减少、风险降低、恢复更快。以往反复斟酌不得已才选择手术的患者或许会更容易接受手术治疗。内科治疗外科化,如心脏导管置入、内镜下肿块切除等,也已成为一种趋势。

但是,手术毕竟是一种创伤性操作,在"刀"到病除的同时,也具有一定的风险,有时候也并不完全能达到术前设想的效果。手术是一项系统性工程,需要麻醉、监护、护理、内科、外科和输血科等科室协同完成。手术治疗的技术含量高,就要求外科医师必须是复合型人才,既要有渊博的医学知识,掌握人体解剖、临床诊断等知识,也要有高超的技能。医术要精湛,才能完成如大脑、心脏等要求极高的手术,处理各类手术台上的复杂局面。这也对手术医师的医德提出了很高的要求。

1. 手术前的伦理要求　由于手术治疗具有风险性,需要特定的技术,对手术环境和器械也有严格的要求,医务人员必须在手术前对手术的必要性和手术条件的充分性进行严格评估:确认手术是必须的,其他替代方案都不如手术;患者是能够耐受手术并且已接受手术方案;手术医师是能胜任的;手术室环境、器械是能够满足手术条件的。如果患者在自己的医院达不到手术需要的条件,医师应该要另请专家会诊或考虑转诊。

在接受手术治疗前,患方应有充分的知情权,签署同意实施麻醉、手术、输注血制品及植入医疗器材等书面协议。这类协议是患方知情同意的客观形式,表明患方信任医务人员,理解手术风险。医务人员应充分认识这种信任和理解,认真做好术前准备。

术前准备包括手术方案的制订和患者准备两个方面。手术方案应在有丰富经验的高年资医师主持下,根据患者个体情况制订个体化方案。麻醉医师术前访视患者,制订最佳的麻醉方案,保证手术安全进行。患者的术前准备应在医务人员的指导帮助下进行,包括心理上、躯体上等多个方面。医务人员应耐心安抚患者,引导患者树立信心,帮助患者摆脱不良情绪,鼓励患者接受和配合手术。

2. 手术中的伦理要求　在手术中,医务人员包括主刀、助手及辅助人员,都要一丝不苟、严肃认真,对患者的生命高度负责。手术者要对手术全过程有全盘考虑和科学安排,操作要沉着果断、有条不紊,对手术中可能发生的意外做好思想上、技术上和客观条件上的充分准备,随时应对问题。对于清醒手术的患者,医务人员要做好心理建设,给予安慰、关心,避免患者紧张、焦虑。在讨论术中所见和病变情况时,应注意方式、方法和语气,避免给术中患者造成不良刺激。医务人员之间需要密切配合与协作、相互支持、相互谦让、齐心协力及以诚相待,把患者的生命和健康置于最高地位,不计较个人名利得失,服从手术需要,保证手术安全、顺利。

3. 手术后的伦理要求　术后患者病情变化起伏较大,身体虚弱。这就要求医务人员认真负责地严密观察患者病情变化,及时处理异常情况并做好记录。对于术后疼痛的患者,要同情理解,及时评估疼痛,及时处理,不能认为术后疼痛是"正常的"而要求患者忍着痛。对于术后因为各种不适而情绪波动的患者,医务人员要耐心做好解释工作,耐心安慰患者。对于手术可能造成肢体、器官残缺,或者手术结果并不理想的患者,医务人员要给予精神上的抚慰,帮助患者适应这种状态,走出心理阴霾,重拾生活信心。

(三) 心理治疗伦理的基本要求

心理治疗是常用的辅助治疗手段,广义的心理治疗还包括心理咨询。随着现代医学模式的改变,因心理因素引发的疾病也日益增多,心理治疗起到了重要的作用。

心理治疗又称精神治疗,是用临床心理学的理论和技术治疗患者精神障碍、矫正其行为的方法。心理治疗不仅是心理疾病治疗的主要方法,同时也是躯体疾病综合治疗中的一种。心理咨询是指心理咨询师运用心理学的原理和方法,帮助来访者探讨自身问题并寻找问题根源。心理治疗与心理咨询两者的主要区别是服务对象不同,心理咨询一般是针对正常人的发展性咨询,心理治疗主要是为精神和心理非正常的患者提供的治疗性服务,内容大多是一些不愿为人所知或自己解决不了的问题,其中存在着很多矛盾、冲突和困境。

这些敏感问题,医务人员一定要处理妥当,要给予患者行之有效的帮助。处理不当则可能会影响诊治进程,甚至终止医患关系。这就要求医务人员加强心理治疗伦理规范的教育和培训,具备必要的专业理论知识、扎实的专业操作技能和丰富的经验,遵循相关的伦理规范和职业操守。

1. 保密要求　在心理治疗过程中,不可避免地会涉及患者的隐私,诊治本身可能也是隐私的一部分。这就要求医务人员必须遵循保密要求,不能随意泄露患者在诊治过程中倾诉的信息,即使是患者的至亲也不能泄露,否则会很快失去患者的信任,使心理治疗难以继续。

但是,心理医师也应该意识到,保密要求在内容和范围上是受到国家法律和专业伦理规范保护和约束的,应该明确保密要求的应用有其限度:患者有伤害自身或伤害他人的严重危险时、患者有致命的传染病且可能危及他人时、未成年人在受到性侵犯或虐待时,以及患者的行为违反法律时,心理医师可以转告其家属或他人,有时须向执法部门、疾病控制监督的公共卫生管理部门披露、报告。因为这是在保护患者或他人的生命,是符合伦理的。心理医师在诊治过程中应向患者说明诊治工作的保密及这一伦理要求应用的限度。

对于心理治疗过程中涉及的内容，如在此过程中进行录音、录像或演示，心理医师应该得到患者的书面同意。因研究或教学工作需要对病例进行讨论，或采用案例进行教学、科研及写作工作时，应隐去那些可能会识别出患者身份的有关信息。在青少年心理咨询中，还需要对其监护人进行解释和介绍，并详细说明保密事宜，以确保各方对保密有同样的理解，如此有利于配合心理咨询和心理治疗过程的顺利进行。

心理医师要避免因担心自己承担知情不报的后果，或担心社会、相关机构、患者家属的责难，而轻易违反保密要求。因为这样做，可能会失去帮助来访患者成长的机会。

2. 尊重要求　主要包括以下几个方面：①患者的知情同意权需要得到尊重，心理治疗的第一个步骤就是获得患者的知情同意，以确保患者和治疗师都充分理解将共同参与的治疗。患者需要知晓咨询的特点、性质、费用及保密范围等，如果没有被告知而同意，在法律上将被视为无效同意。②患者的决定权需要得到尊重，患者有权决定治疗时机、治疗方法、治疗医师，甚至停止治疗。③患者的社会文化背景和价值观需要得到尊重。心理医师必须充分认识、接受、尊重患者的性别、民族、国籍、宗教信仰、价值观及性取向等，避免把自己的社会文化背景和价值观强加给患者，避免从自己的经济背景来制订治疗方案，从而影响、干扰患者的自主选择。如果心理医师实在无法接受患者的社会文化背景和价值观，应该将患者转诊，以保证患者能及时得到治疗。

3. 科学要求　主要包括以下几个方面：①心理医师需要掌握心理治疗的知识，根据自己的专业能力范围，采用规范、恰当、系统的程序和方法，为不同的人群提供合适的、专业的服务，以避免因为不规范操作而产生的临床伦理问题。心理治疗有其独特的知识体系，也有其独特的治疗技巧。如果不掌握心理治疗的知识和技巧，只靠一些常识，以为像给普通人做思想工作一样仅仅给予安慰和鼓励就能治病，那是把心理治疗简单化了，是达不到治疗效果的，甚至会发生错误的导向从而违背了伦理要求。②心理医师必须以专业的态度来处理与患者的关系，不得与患者发生任何形式的亲密关系，也不能对有过亲密关系的患者进行心理治疗或心理咨询。如果已经建立了专业关系，应该立即终止，寻求督导或同行的建议。③心理医师应在关注患者的同时，也要关注自己的健康，避免受到患者情绪的感染和干扰。如果意识到自己的身心受到患者的影响，并可能对患者造成伤害时，应寻求督导或其他专业人员的帮助，必要时应限制、暂停或终止临床专业服务。④严格遵守心理治疗谈话时间的要求。心理医师一定要按计划进行，不能随意更改，该开始就开始，当结束就结束。⑤如果发现同行或同事违反专业规范，一定要予以规劝。如果造成严重危害，一定要进行举报。这样才能维护专业的尊严和声誉，保护患者利益。

4. 真诚要求　心理治疗是直接面对患者的，真诚尤为重要。①要对心理治疗本身真诚。心理医师应实事求是地说明自己的专业资历、学位和专业资格证书等情况。如果需要进行广告宣传或描述其服务内容时，应以确切的方式表述，不得以虚假、误导及欺瞒的方式对自己或自己的工作部门进行宣传,更不能欺骗。②当患者不再需要治疗,或者治疗对患者不再有利,甚至会造成伤害时,心理医师有责任结束治疗。③当心理医师认为自己已不适合对某位患者进行服务时,应向患者明确说明,并本着对患者负责的态度,将其转介给合适的心理医师。④当患者需要诉说自己最隐私的事情、最痛苦的心情时,心理医师要有真诚的态度和深厚的同情心,要理解患者的痛苦,耐心听取患者所倾诉事件的来龙去脉,帮助患者找到症结所在,并通过耐心解释、支持、鼓励和保证,使患者改变原来的态度和想法,逐渐接受现实,摆脱困境,培养新的适应能力,从而达到治疗的目的。⑤医务人员自身的基本观点和态度必须健康、正确、向上及正面,用愉快、稳定的情绪来影响和帮助患者,改善患者的不良情绪。

(四)康复治疗伦理的基本要求

康复治疗是临床治疗的延伸部分,也是重要的组成部分,是促进患者和残障人士身心功能恢复的治疗学科和技术专业。服务对象主要是各种身体残障人士,其目的是使他们尽可能地恢复日常生活、学习、工作和劳动,恢复参与社会生活的能力,融入社会,改善生活质量。

康复治疗的手段主要有物理疗法、言语矫治及心理治疗等功能恢复训练的方法和康复工程等代偿或重建技术。康复治疗的程序一般是先对病、伤、残者进行康复评定,然后根据患者的需要和客观条件,制订一个切实可行的康复治疗方案。

康复治疗方案通常由康复医师主导,在与相关临床医学科研人员共同协作的情况下制订和实施,并在治疗实施过程中,根据病、伤、残者的情况变化及时进行小结,调整治疗方案,直到治疗结束。

康复诊治与临床医学关注的侧重点不同,有其自身特性,主要针对的是病、伤、残者的功能障碍和整体康复,具有患者的特殊性、涉及病种的广泛性、治疗手段的综合性、治疗过程的长期性和治疗目标的明确性等特点。因此,康复诊治有其自身的伦理要求。

1. **坚持生命神圣的伦理理念**   在康复诊治中,强调"人的生命神圣不可侵犯"的原则尤为重要。医务人员及任何相关人员都不能因为患者的身体残疾而贬低生命神圣性,而应该给予特别的尊重。康复医师只有把尊重生命作为主导思想,才能真正尊重患者,绝对不能讥笑和伤害他们的自尊。应该要选择效果佳且患者乐于接受的康复方法,以建立起和谐的医患关系,促进患者尽快康复。

2. **坚持道义与自主的合理统一**   道义是指医务人员从专业的角度出发,考虑患者需要什么,要求以患者的最大利益为中心。自主是指患者有权从自身理解出发,决定自己想要接受什么治疗,要求医务人员尊重患者的自主选择。在康复诊治中,往往会存在道义和自主的冲突。比如,医务人员从专业角度出发,认为某种治疗对康复有益,但是患者和家属从自身条件出发,可能拒绝接受这一治疗方案;或者医务人员从专业角度考虑,患者经过一段时间治疗后,继续接受治疗对患者的收效和影响甚微,但却需要花费巨额医疗费用,显著影响患者家庭的正常生活,建议终止治疗,但患者和家属却要求继续康复治疗。这就要求医务人员从患者利益最大化原则出发,与患者和家属积极沟通,阐明治疗情况和康复效果,尽最大努力实现利益最大化。

3. 坚持严谨细致的工作态度 康复诊治的主要对象是残障患者。因此,在诊治过程中,有很多细节需要引起医务人员关注,比如患者是否得到了同情和尊重,患者心理的敏感性是否得到应有的注意,医务人员自身的素质、沟通方法是否能保证患者得到优良的服务,等等。医务人员要耐心、细致地关怀和帮助康复患者进行日常生活与训练。

在康复训练前,要讲明目的、方法、注意事项,保证安全;在康复训练中,要注意鼓励他们一点一滴地进步,使他们逐渐从被动状态过渡到主动参与康复治疗,增加其重返社会生活的信心与毅力;在康复治疗后,要倾听患者的反馈,评估康复效果。医务人员要与患者真诚沟通,与患者及家属密切联系,加强多方协作,利用多方资源,努力扩大自己的知识面,尽心尽力为患者达到康复目标而有所作为。

4. 坚持心理与生理并重的目标 需要康复的残障患者除了身体痛苦以外,往往还要承受外观上的残损带来的心理压力,尤其是难以复原的残损。患者常常表现出否认、抑郁、愤怒、自责、多疑和自卑等负面心理状态,甚至对康复治疗缺乏信心,容易表现出情感脆弱、易怒、敏感、抑郁和固执等不良情绪。这些都会干扰患者的康复过程,影响康复效果,甚至使情况恶化。因此,医务人员除了关注患者的生理康复,也应该关注患者的心理康复,关注患者的情绪问题。康复医师需要具备良好的医学人文素养,了解并改善患者的心理状态,才能更好地使患者得到有效的治疗和照护。

三、临床决策伦理的基本要求

自古以来,决策问题一直是医疗活动中的核心之一,因为医疗活动本身就存在着一定的风险。随着医学技术的进步和卫生保健服务的发展,医学决策问题成为各方广为关注的问题之一。

临床决策不仅涉及临床医师,也将患者与患者家属包括在内。医师通过在可行的选择中进行比较,衡量种种可能产生的事实后果来权衡利弊。临床决策也因其强调患者在决策过程中的重要性而能增进医患之间的沟通。医师依据患者的背景和经验,仔细地解释目前的情况和治疗选择,然后询问患者的意见,双方共同选择对患者有利的行动。

回顾临床决策的历史,基于社会伦理价值的变迁,临床决策在不同时期也呈现不同的伦理学范式。以前,以医师为主导的医疗父权主义,即家长式决策,成为医疗实践的主要范式。在新的医学模式下,单纯以医师为主导已不能适应现代医疗环境下的医疗服务,以尊重患者自主性为道德基础的知情同意应运而生,颠覆了医疗家长主义模式,赋予了患者参与医疗决策的主体性与合法性。目前,我国的医疗决策更多的是告知型决策模式。

但由于医患双方信息的不对称性,患者并不能较为充分地参与医疗决策,在医患信任缺失的语境下,告知易流变为提防对方、保护自我的工具。

共同决策比知情同意具有更强的弹性,它将临床医师的专业知识与患者的价值观结合起来。共同决策不同于告知性决策,是患方与医师共同参与医疗决策。双方在信息上全面交流,在治疗方案上讨论协商,并在最终治疗决策上达成共识。

（一）知情同意伦理的基本要求

《医疗机构管理条例》规定:医疗机构施行手术、特殊检查或特殊治疗时,必须征得患者同意,并应当取得其家属或关系人同意并签字;无法取得患者意见时,应当取得家属或关系人同意并签字;无法取得患者意见又无家属或关系人在场,或者遇到其他特殊情况时,经治医师应当提出医疗处置方案,在取得医疗机构负责人或被授权负责人员的批准后实施。这就明确了患者的知情同意权受法律保护,医疗机构和医师必须履行告知义务,这是对患者知情同意权的有效保护。

知情同意在临床诊治中具有义务性、意向性和自愿性三重特征。义务性是指医师有义务帮助患者了解疾病状态及诊治计划;患者知情后有义务协助医师做出相应决定。意向性是指患者希望更多地了解与自身疾病相关的医疗信息,并参与治疗方案的决定;医师应赞同患者的意向。自愿性是指患者在充分知情后自愿做出决定,而不是在某种压力或欺骗下做出决定。

知情同意要求医师完全为了患者利益,提供有关病情的足够信息,针对病情及诊治方案进行充分必要的说明和解释;也要求患者具有做出明智决定所需的充分知识、理解力,用好知情权、自由选择权。

（二）医患共同决策伦理的基本要求

在家长主义决策模式下,医师拥有绝对的知识权威与主导地位,而患者具有极强的依从性。这种模式彰显的是医者单一的主体性。告知型决策模式以患者自主作为终极决策权威,医者扮演信息提供者角色,呈现的是患者的主体性。共同决策模式以交互主体性替代传统的主客关系,重新阐释医疗领域中的主体身份,克服了传统模式中的个体主体性之困境,把握医患关系的共同体本质,提升并丰富了主体性的内涵,是一种新的理念。

医患共同决策伦理对医患双方都有要求,需要医患双方平等自由地对话,充分沟通。临床医师需要具备现代医学知识与技能,特别是循证医学,以获得最佳临床证据;需要具备以患者为中心的沟通技能,与患者建立和谐、信任的医患关系,了解并评估其处境、价值观与倾向。

在做出临床决策前,医患双方先要互动交流。医师与患者分享信息,患者向医生分享其关注的临床症状、健康状态,而医生向患者分享医学与治疗的信息。双方是开放的、相互尊重的,患者尊重医师的专业性,倾听医师所说并对其内容保持开放。医师也应当倾听患者对自己身体和症状的解读,理解他们的想法与关注,并在形成推荐意见前,花时间回答患者的问题。医师应提供个体化的建议,而非泛泛的建议,并且希望医师能解释提出这些建议的一般理由及个体化理由。医师应让患者相信,医师是了解并理解其对健康的需求的。良好、信任的医患关系是进行医患共同决策的重要背景。

第三节│常规诊治与临床决策的伦理问题

医学科技的发展、卫生体制的改革、公众道德观念的变化,以及社会本身的变迁,也使医务人员在临床实践中遇到很多伦理问题。这实质上是利益冲突问题。

从本章的两个案例,我们不难看出:在临床实践的常规诊治与临床决策中,有时候,医患所面对的是简单的对与错、是与非、善与恶的选择,答案是明晰的,唯一的;但有时候,不同利益主体从不同的价值理念、文化传统、生活习俗及宗教信仰等因素出发,或同一利益主体从不同的角色出发,在某些特殊境遇下,很难用简单的对与错、是与非、善与恶来进行判断,很可能会得出两种或两种以上不同程度冲突的方案。几乎每一步,都会涉及医学伦理问题。本章的两个案例,就包括医患沟通、知情同意、医患关系、诊断、创伤性操作、药物治疗、手术治疗、输血、自费项目及病情告知等问题。

在常规诊治与临床决策的伦理问题中,最主要的是医患沟通、知情同意和隐私保护。

一、医患沟通

医患沟通(doctor-patient communication)是指医患双方在医疗活动中围绕患者健康问题进行的不断深化的信息交流,所交流的信息既包括与疾病诊治直接有关的内容,又包括医患双方在思想、情感、愿望和要求等方面的表达,沟通方式有言语沟通和非言语沟通。

医患沟通的核心问题是关于疾病、治疗、健康及相关问题的观点和看法的互通。对疾病的解释、理解等认知方式的相近或相背,直接决定医患双方信息沟通的效果,左右医患关系走向,影响诊治结果。

医患沟通的特点:①有特定的沟通主体,沟通主体一般指向医院、医务人员,更多的是指向医师。②有特定的沟通对象,如患者或患者家属。③有特定的沟通内容,如疾病和健康。④有多方面的交流,不仅传递诊治信息,也分享内心感受,分享感觉,知性和感性兼容。

目前,与国外大多良好的医患沟通相比,我国的医患沟通现状存在比较严重的问题,如沟通时间较少、沟通内容较简单、少有共情,甚至态度不佳等因而影响和谐医患关系的建立。该种情况已经逐渐引起医疗机构和医学教育部门的极大重视。

（一）开展有效医患沟通具有重要的意义

医患沟通贯穿医疗服务的全程,无时不在,无处不有。因此,医患沟通是医患之间不可或缺的交流，是医患之间双向交流的桥梁。医患之间角色不对称，医师与患者之间社会文化背景相差悬殊，会更加突显医患沟通的重要性。

医患沟通是诊断和治疗的需要。医师通过沟通了解病史，患者通过沟通传递诉求，如此有助于医师做出正确的诊断，给出符合患者意愿的治疗方案。

医患沟通能满足患方对医疗信息了解的需求。相对于医务人员，患方的医学知识是匮乏的，甚至是错误的。通过诚挚的沟通，医方用通俗易懂的语言解释病情，有利于患方提升健康素养，提高疗效。

医患沟通还能融洽医患关系，减少医疗纠纷。医患之间如果缺乏有效的沟通，就无法达成互相信赖，容易产生误解和猜测。相当一部分医疗纠纷就是因为沟通不够、信任感下降而引发的。

（二）开展有效医患沟通的基本技能

医患沟通包括言语沟通和非言语沟通。

1. 言语沟通　有效的言语沟通应该是从积极的角度说话；多用征询的口吻，少用命令的语气；用心说话，对话开放，提供建设性的反馈；多用鼓励性语言，称呼要得体，表述简洁明了；注意提问技巧，注意保护性语言，避免不良的心理刺激；语速语调要合适，善于倾听，不随意评价他人的治疗；避免使用沟通忌语如"我说了你也不懂""你是医生还是我是医生""你以前干嘛去了"等。

2. 非言语沟通　语调、眼神、手势、表情、身体姿势及空间位置等身体语言也在传递信息。医务人员要善于利用身体语言传递积极的信息，同时也要注意自己的身体语言对患者心理和情绪产生的不良影响。除了面部表情、身体姿势、耐心倾听、适当提问和积极反馈外，共情也是非言语沟通中重要的技能。要求医务人员换位思考，体验患者情感，表达对患者的尊重，引导患者进一步思考。

（三）开展有效医患沟通的基本原则和策略

以健康为本、维护患方利益、注重诚信行医以及尊重医学科学是开展有效医患沟通的基本原则。从患者就医建立医患关系开始，医师就应该牢固掌握并自然运用这些医患沟通的基本原则。

医务人员是经过严格职业培训的专业人员。在医患沟通中，他们也要掌握一些基本策略，包括：倾注医学人文善意，体现仁心仁术；规范职业语言，既要通俗易懂，又要避免随意性；与患者保持真挚友情，但要避免过度的友情交往；重视患方的利益人，争取患者家属的积极配合；尊重患方的文化背景，了解并提供个性化的医疗服务；积极友善地与媒体沟通，传播精准的医学知识和健康科普内容。

（四）影响有效医患沟通的主要原因

医患沟通过程不可避免地要受到环境、双方认知水平差异及交流方式等的影响，医务人员应该认识这些影响因素。

1. 医患双方的心理状态　在临床诊治过程中，医务人员承受着很强的职业压力；患者可能会因为疾病而产生焦虑、害怕和担心等不良情绪。这些心理状态都会影响医患沟通的有效进行。

2. 患者对医师的信任程度　在医患接触过程中，患者对医师越信任，医患沟通就越顺畅。如果患者对医师持怀疑态度，将信将疑，必然会造成沟通障碍，影响医师对疾病的判断，从而影响治疗效果。

3. 医患双方的认知差异　医患之间对疾病认知的差异是必然存在的，不同的社会文化背景也会加剧这种认知差异。有效的、诚挚的沟通可以在一定程度上弥补认知差异，促使双方达成共识。

4. 医师的专业水平和素养　精湛的医术是患者信任的前提，也是医师自信的来源。医师要不断学习，具备足够的专业知识储备和人文素养，才能在医患沟通中赢得患者信任。

二、知情同意

知情同意（informed consent）是医师在制订诊治方案后，必须向患者提供诊断结论、治疗决策、病情预后及诊治费用等方面真实、充分的信息，尤其是诊治方案的性质、作用、依据、损伤风险、不可预测的意外和其他可供选择的诊治方案及其利弊等，使患者或亲属在深思熟虑后自主地做出选择，并以相应方式表达其接受或拒绝此种诊治方案的意见和承诺。医师在得到明确承诺后，才可最终确定诊治方案。

（一）知情同意的伦理条件

知情同意应符合严格的伦理条件：①医师完全为了患者利益；②有自主能力的患者有知情的自愿要求；③医师应提供有关病情的足够信息，方便患者做出决定；④医师对病情及诊治方案需做充分必要的说明和解释；⑤医师不应出现对疾病缺乏科学依据的推理，不应对既往医疗行为进行评价，不应对存在学术分歧的内容作草率评论，也不应对疾病的转归和结果作简单、武断的推测；⑥医师不能因为某些特殊原因，如熟人等，就简化医疗告知程序；⑦患者有自由选择、同意的权利；⑧患者对做出明智的决定有充分的理解力；⑨患者有做出决定的充分知识。

（二）知情同意的告知内容

根据国家有关法律、法规以及相关规章制度，医师必须向患者及家属告知的内容包括：①患者的病情、已确定的诊断及各种检查结果；②疾病可能带来的后果；③目前可供选择的治疗方案及各种方案的利弊、费用、所需时间；④拟行的检查措施，以及实施这些检查的目的、可能带给患者的不利影响、可能产生的费用；⑤对拟行手术的患者，应告知手术名称、指征、反指征，术前、术中、术后注意事项，麻醉风险，手术的效果、风险、并发症，以及是否有非手术的替代方案、本院的治疗条件等；⑥拟使用的自费药物或医疗耗材；⑦拟输注的血液制品，以及在输注前需要进行血型、肝功能、肝炎病毒、人类免疫缺陷病毒(human immunodeficiency virus，HIV)和梅毒等指标的检查；⑧拟使用的特殊药物，如免疫抑制剂，化疗等的指征、风险和对策。

（三）知情同意的两种形式

知情同意分为两种形式：一种是一般的医疗行为；另一种是必须征得知情同意的医疗行为。

1. 一般的医疗行为推定患者同意　包括患者通过挂号，选择在某家医院的某位医师那里就诊，建立医患关系。医师在诊治过程中与患者沟通，完成门诊记录，包括诊断、实验室检查方案、治疗药物等，患者对抽血、接受化验检查、口服标有各种不良反应的药物等，属于推定同意，无须逐项签署"知情同意书"。也包括患者在急症情况下需要抢救，但处于非清醒状态，或者无行为能力又无法联系到家属，医方在没有得到授权同意的情况下采取各种积极的抢救措施。

2. 必须征得知情同意的医疗行为需要签署"知情同意书"　在临床诊治过程中，除了上述一般的医疗行为，还有大量需要严格履行告知、同意程序的医疗行为。对于需要做特殊检查、特殊治疗和手术的患者，医师必须详细告知治疗方式、治疗目的、治疗风险及可能损伤等，必须征得患者及家属的知情同意并签署"知情同意书"。

知情同意是对医患双方的约束，强调医患双方相互尊重，重在医患双方相互理解和信任，有利于建立合作的医患关系。知情同意是医患互相了解的过程，有利于加强医患双方的沟通，要体现尊重患者的主张，是自主原则的集中体现。医患关系的建立是处理医疗纠纷的前提条件，知情同意可以减少民事和刑事纠纷。

（四）"知情同意书"的签署

知情同意是医方向患方告知病情和患方签署"知情同意书"的过程。"知情同意书"是临床诊治过程中医患沟通的重要文件，是患方在完全知情的情况下表示自愿选择、接受某项治疗的文件证明，分为"知情"与"同意"两部分。医方必须采用患方能够理解的文字和语言，必须符合"完全告知"的原则，必要时还需要设计帮助患方理解的视听资料，使患方能够充分理解，自主选择。

"知情同意书"具有法律效力。因此，"知情同意书"的签署必须符合民事法律行为的构成要素。同时，知情同意书要结合医院的特色，并注意实用性。

1. 签署"知情同意书"的一般性规定　主要有以下内容：①医患双方当事人主体合适。"知情同意书"应当由患者本人签署；如果患者不具备完全民事能力，则应当由其法定代理人签署；如果患者因病无法签署或病情告知可能导致其疾病恶化，则可由其授权的人员签署；如果在急症抢救时法定代理人或被授权人无法及时签署，可由医疗机构负责人或授权的负责人签署。②双方意思表达真实。"知情同意书"的签署必须能够真实反映医患双方的真实意思，并且出于行为人的自愿。③内容和形式合法。"知情同意书"的内容要规范，符合法律和社会的公共利益、社会公德，不得在其中单方面规定或变相规定免责条款。"知情同意书"的签署要采用医学文书的书面形式。

2. 签署"知情同意书"的特殊规定 以"手术或有创操作知情同意书"的签署为例，对于医患双方来讲，签署"知情同意书"的重要性丝毫不亚于手术治疗本身，是一种授权行为。患方允许医师在患者身体上实施医疗行为，使具有一定破坏性的手术行为合法化。因此，如果不加以特殊限制，很容易造成意外的损害。特殊限制包括：①手术医师应该在术前亲自查看患者情况并进行记录。②细化"知情同意书"中的医师签名。③患方既要签名，也要签署"同意"或者"不同意"的意见。另外，还应明确在操作过程中万一出现意外情况，患方要授权医师根据自己的专业判断，采取必要的措施进行处置，以便医师能够争取宝贵的抢救时间，不必因签署"知情同意书"而分心中断抢救。④医院代签的规定需要完善。为抢救患者，在法定代理人或被授权人无法及时签字的情况下，可由医疗机构负责人或授权的负责人签字。但应该明确，代签制度需要不断完善和细化。

3. 签署"知情同意书"的注意事项 知情同意和签署"知情同意书"是严肃、严谨的医患沟通过程。①知情同意权注重的是患者的权益和人格尊严。不可用简单、僵硬的形式，不能只出于保护医师的目的，应把重点放在医患沟通方面，详细完善患者的病情介绍、手术风险、可替代方案的选择，以及在风险和并发症发生时医师所采取的积极措施。②"知情同意书"中不能出现"医院概不负责"或"医院不承担任何责任"等医方推卸责任的内容。切忌让患者感觉签署"知情同意书"是为医方推卸责任，将所有风险都归患者承担，使患者产生对立情绪。③在"知情同意书"的签署过程中，应避免信息不对称导致患者不能完全理解或误解医师的告知内容。口语化的"知情同意书"易于消除患方疑虑，使其积极配合治疗。④"知情同意书"的版本要根据医学发展不断改进。

4. 临床诊治常用的"知情同意书" 目前，临床上常用的"知情同意书"主要包括："手术或有创操作知情同意书""麻醉知情同意书""输血或血制品知情同意书""特殊检查或治疗知情同意书"和"使用自费药品或医疗耗材知情同意书"等。单向的"病危通知书""病重通知书"不在此列。

三、隐私保护

隐私是指与公共利益、群众利益无关的，当事人不愿他人知道或他人不便知道的私人信息，当事人不愿他人干涉或他人不便干涉的私人活动，当事人不愿他人侵入或他人不便侵入的私人空间。隐私权是自然人享有的对其个人的、与公共利益无关的个人信息、私人活动和私有领域进行支配的一种人格权。患者隐私权是指患者对于其不为或不愿他人知悉的，包括疾病、身体秘密部位在内的个人信息和个人秘密享有的，不被他人知悉、禁止他人干涉的权利。相对于一般的隐私权，患者隐私权侧重于患者的身体状况、既往病史、病历资料、身体私密部位及医疗自主等方面权利的保护。

职业特点决定了医务人员常常可以了解患者的某些隐私，涉足患者从未暴露过的身心领域。尊重患者的隐私权一直是中外医学伦理重要的道德规范。

医务人员需要了解患者的隐私权范畴：①保密权，即权利主体对自己的隐私进行隐瞒，不为他人所知，也不允许他人窃取和披露的权利。②维护权，即权利主体对自己的隐私所享有的维护其不受侵害，以及在受到非法侵害时可以依法寻求司法保护的权利。③支配权，即权利主体对个人隐私有权按照自己的意愿进行支配，可以公开隐私，准许他人对个人活动和个人领域进行察知，准许他人利用自己的隐私。④利用权，即权利主体对个人隐私进行积极利用，以满足自己的需要。

医务人员还需要了解患者隐私的内容：①患者的私人信息，包括患者的疾病信息、病历资料、身体私密部位、生理缺陷、经济状况、家族史、婚育史、遗传病史、既往病史及性生活信息等。②患者的私人活动，即患者在医疗机构接受医疗服务时所从事的与他人无关的私人行为，如住院期间的饮食起居。③患者的私人空间，主要指患者在接受医疗服务期间，因诊治所需暴露个人信息的空间场所，如门诊诊室、检查室、手术室和住院病房等。在患者的私人空间，除直接从事诊治、护理工作的医务人员外，其他与诊治无关的任何医务人员都无权介入。

但是，对隐私权的保护是有限制的：①对隐私权的保护范围受到公共利益的限制，当个人空间与公共空间有交叉融合时，个人事务与公共事务就不存在截然的界限。②对隐私权的保护不能侵犯公民的合法知情权。当个人隐私不被披露就会对公众利益或他人利益产生不利影响时，个人隐私权就不能抵抗公众或他人的合法知情权。③对隐私权的保护不能违反国家法律，为社会公共利益的需要而公开其隐私、为维护自身和他人权利的需要而公开其隐私、依照法令而披露其隐私，均不构成对隐私权的侵犯。

在临床实践中，侵害患者隐私权有以下主要表现：①非法获得患者的隐私；②随意泄露患者的个人信息；③随意暴露患者的身体私密部位；④在医院广告等宣传材料中公开患者的信息；⑤非法散布和利用患者隐私，如产妇出院回家就收到大量推销婴儿用品的广告，甚至推销人员上门；⑥未征得患者同意在临床示教中侵害患者隐私权。

保护患者隐私权是构建和谐医患关系的重要方面，有助于患者得到心理安慰，有助于患者疾病康复，也有助于树立良好的医务人员形象，有助于树立良好的社会道德风尚。

对于门诊患者，医院要提供私密性良好的诊治环境，实施"一医一患"诊室模式。医务人员要严格按照操作规范，对有可能涉及个人隐私的医疗行为需要事先加以解释并征得患者同意。对于手术患者，术前要充分告知，取得知情同意；术中要强化细节，注意遮盖，保护患者身体私密部位，减少身体暴露；术后要严守秘密，保护患者信息。此外，还必须加强病历档案管理，认真落实《医疗机构病历管理规定》，严格执行病案复印、借阅、外调及保密制度。医院要建立完善的病历档案利用制度，在临床医学研究中，未经患者本人同意，不得使用患者的真实姓名、照片对外公开报道，也不得以文学作品的方式进行报道。要加强网络监管，采取数据加密技术、身份识别技术、信息确认技术及访问控制技术等保护措施，保障病历档案在网络传播途径中的安全。在电子病案软硬件开发中要充分考虑患者隐私保护的需要，设置不同权限，既使病历信息得到充分利用，也保护患者的隐私。

总之,要处理这些常规诊治与临床决策过程中的伦理问题,医务人员必须具有医学伦理学思维能力,即运用医学伦理学的理论和规范,发现、分析、解决及评价医学伦理问题的能力。包括较强的医学伦理意识,较高的医学伦理问题识别、决策能力,医学伦理评价能力,医德修养能力,以及自觉遵守和运用医学伦理学"尊重、不伤害、有利和公正"的基本原则。

要提高医学伦理思维能力,必须不断地进行医学伦理学的学习,通过学习来指导我们处理和解决临床诊治中的伦理问题。

第四节 | 医患关系与职业道德

在人类漫长的历史进程中,除了解决温饱问题,还需要解决疾病和健康问题。医学作为探索疾病发生和发展规律、研究其预防和诊治对策的科学,是人类抵御疾病、维护健康的重要手段,是最古老的科学,几乎与人类历史一样古老,贯穿人类发展的历史长河。

这个从古而来的职业是一门怎样的职业呢?在医学界,有一部历史悠久的内科学巨著《西氏内科学》,1927 年首版,迄今已超过 90 年。在它的第一章,作者就非常明确地用标题告诉读者,医学是一门博学而人文的职业(medicine as a learned and humane profession)。有了医学职业,有了医务人员和医院,就有了医患关系和职业道德。

一、医患关系

(一) 医患关系的内涵

医患关系分为狭义和广义两种。狭义的医患关系是指医师和患者在诊治过程中产生的特定相互关系。广义的医患关系是指以医师为主体的医务群体(包括医师、护士、医技人员、医疗行政和后勤人员等)和以患者为核心的群体(包括患者、亲属、监护人员及单位组织等)在诊治过程中所建立的相互关系。医患关系不仅是一种人际关系,更是一种社会关系,受到社会总体道德水平的制约,也受到医学科学发展的影响。

从伦理角度看,医患关系是具有平等的权利义务和信任托付的、具有契约性质的特殊的服务和被服务关系。

(二) 医患关系的不同发展阶段

在我国古代,有两类医师群体,官医和民间医师。官医由国家政府供养,医患之间是仆主关系。民间医师属于自由职业,医患之间属于直接或间接的亲友、邻里关系,主要依靠自身道德观念和乡规民约来进行管理,医患关系具有直接性、稳定性、依赖性和主动性的特点,医师对患者的疾病需要全面考虑、整体负责。

16—19 世纪,西医传入中国,打破了我国古代医患关系的平衡。医疗体系的中心由中医变成了西医,就医场所由家庭变成了医院,医患关系由以中医为主的传统医患关系逐步向中西医并存的现代医患关系发展。

从新中国成立到 20 世纪 70 年代,中国现代医患关系平稳发展,以全面卫生保健为核心建立了初级医疗保障体系。尽管医疗服务水平并不高,但医患关系保持相对和谐的状态。

20 世纪 70 年代末的中国改革开放与 20 世纪 90 年代的中国市场经济改革,促进了我国医院现代化的发展。医院从少到多,医学模式由生物医学模式向现代"生物-心理-社会医学"模式转变。诊治仪器和设备被引进,医患关系出现了技术化倾向。改革后的国家医疗卫生体制并没有为社会绝大多数人群提供充分的医疗保障,医患之间出现了利益冲突,医患关系略显不和谐,但总体上仍较为单纯。

20 世纪 90 年代中后期,现代医学研究领域更加拓宽,社会生活的医学化趋势导致医学诊治对象增多,卫生资源分配的公平与公益的矛盾加速了医患关系的复杂化,医疗信息的不对称促使了医患关系的博弈化。

进入 21 世纪,各项医学相关的法律法规相继出台,医疗卫生事业呈现新的生机与活力。但医患矛盾在和谐的社会背景下显得更加突出。国务院颁布《医疗事故处理条例》,医院管理者要求医务人员遵守制度、规范流程,对医患矛盾实施标准化管理,化解医患纠纷,使医患关系管理工作体系化。

随着现代科学技术的发展和社会文明的进步,人们的价值观、道德观和人际关系都发生了深刻的变化,医患关系出现了民主化、法制化、物化和分解化的趋势。这也对医务人员提出了更高的医德要求。

(三) 影响医患关系的因素

影响医患关系的不仅仅有医方和患方,还包括医患以外的因素。

1. 患方因素　患方因不具备专业的医学知识,如果医患沟通不畅,容易对某些医疗行为产生误解。此外,患方可能对医疗效果期望值过高,对医院方面不信任,有非理性的不当要求或受经济利益驱动等。

2. 医方因素　由于工作强度大、压力大,医务人员可能产生疲惫感,失去热情和耐心;沟通能力欠佳,职业素养缺失,职业兴奋点低;医疗技术具有局限性,治疗缺陷引发医疗纠纷;医疗管理不完善、处理不当导致纠纷加剧。

3. 其他因素　优质医疗资源过度集中在大城市、大医院,形成医疗资源配置的绝对不平衡;政府对医疗卫生事业的资金投入相对不足,医疗保障水平低、覆盖面窄,使患方的经济负担和心理负担较重,从而对医疗机构和医务人员产生抵触情绪。某些媒体为"博眼球"进行猎奇宣传,渲染了医患矛盾,混淆了公众的视听。

(四) 医患关系的模式

国内外医患关系的模式众多,概括来讲,影响比较大的有以下 4 种模式。

1. **维奇模式** 是由美国学者罗伯特·维奇(Robert Veateh)提出的医患关系模式，包括纯技术模式、权威模式和契约模式。

纯技术模式又称工程模式。医师充当的是纯科学家的角色，只负责技术工作，将所有与疾病、健康相关的事实提供给患者，让患者接受事实。医师根据事实，解决相应的问题。医师将患者当作生物体变量，是生物医学模式阶段的医患关系。

权威模式又称教士模式。医师充当的是家长角色，具有极大权威性。医师不仅拥有为患者做出医学决定的权利，而且肩负做出道德决定的权利。患者完全丧失自主权。

契约模式的医患关系是一种非法律性的关于医患双方责任与利益的约定关系。医患双方虽然并不感到彼此之间完全平等，但却感到相互之间有一些共同的利益，并分享道德权利与道德责任，同时对做出的各种决定负责。契约模式较纯技术模式和权威模式更能带动医患双方。

2. **布朗斯坦模式** 是由美国行为科学家布朗斯坦(Braustein)教授提出的医患关系模式，包括传统模式和人道模式。

传统模式中医师拥有绝对的权威，患者听从医师的决定并执行。

人道模式中医师尊重患者的意志和权利，将患者看成是一个完整的人，重视患者的心理、社会因素。医师具有同情心，有关切、负责的态度，患者主动参与医疗过程，在医疗决策中有发言权并承担责任。医师在很大程度上是教育者、引导者和顾问。

3. **萨奇曼模式** 是一种患病行为的社会心理学模式，也称为疾病和医疗照顾行为模式。该模式医患互动作用明显，在诊治过程中，患者一直在主动寻求、发现医疗照顾，参与医疗。医务人员要理解和尊重患者，帮助和引导患者，充分与患者交往。

4. **萨斯-荷伦德模式** 是由美国学者萨斯(Seaz)和荷伦德(Hollender)提出的医患关系模式，按照医患的地位、主动性大小分为 3 种，即主动-被动型、指导-合作型和共同参与型。

在主动-被动型模式中，医务人员处于完全主动的地位，患者处于完全被动的地位。医务人员做出职业判断，决定采取何种诊治措施和手段，患者被动接受这些措施和手段。特点是医师对患者单向发生作用，没有相互作用。优点是能充分发挥医师的积极作用。缺点是完全排除了患者的主观能动性。在现代医疗实践中，主动-被动型模式适用于昏迷、休克、严重精神疾病、严重智力低下及婴幼儿等一些难以表达主观意志的患者。这是一种历史悠久的医患关系模式，目前仍被普遍接受。

指导-合作型是指在医疗活动中，医患双方都具有一定的主动性，但仍以医务人员为主。医务人员具有权威性，并充当指导者，患者接受医务人员的指导并主动或被动地进行配合，医患双方在一定程度上进行信息的交流。特点是医患双方在医疗活动中都是主动的，但患者的主动是有条件的，是以主动配合医师、执行医师的意志为前提的。患者接受医师的指导，并密切合作，主动述说病情，提供治疗效果信息。优点是能够发挥医患双方一定的主动性、积极性，有利于提高诊治效果，纠正医疗中的差错。这是一种弱双向性关系,比主动-被动型前进了一大步。在现代医疗实践中适用于多数患者,特别是急性患者,或者虽然病情较重,但神志清晰,能够表达病情并与医师合作的患者,是广泛存在于医疗活动中并被大力提倡发展的一种医患关系模式。

共同参与型是指在医疗活动中,医务人员与患者具有近似相等的权利和地位,医患双方共同制订并实施诊治方案。特点是医患双方是平等双向的,患者不仅能够主动配合诊治,还能参与意见,帮助医师制订正确的诊治方案。优点是改变了患者处于被动的局面,有利于在诊治方案和效果上达成双方的满意,提高诊治效果,增进医患双方的了解,有益于良好医患关系的建立。该模式适用于患慢性病且具有一定医学科学知识的患者。

（五）医患是对付疾患的同盟者

当今,医患关系正由"以医师为中心"向"以患者为中心"转变,医患关系中患者的地位不断提高。随着公民权利意识的增强和对自身健康的关注,医患关系中患者的地位和主动性将进一步提高。患者拥有了更多的自主权利,医师必须尊重患者的自主权,让患者有权参与有关自身医疗的选择。同时,医师也要坚持原则,切实履行自己的职业义务,充分发挥医患双方的积极性。毕竟,医患是对付疾患的同盟者。

案例3　　王振义院士是著名的血液病学专家,中国工程院院士,上海交通大学医学院附属瑞金医院终身教授。他在医学上最主要的贡献是在国际上首次利用全反式维甲酸诱导急性早幼粒细胞白血病细胞的分化,在临床上极大地提高了急性早幼粒细胞白血病患者的完全缓解率和长期生存率。为此,他获得了2010年度国家最高科学技术奖。

1985年,王院士第一次用全反式维甲酸治愈了一名5岁的急性早幼粒细胞白血病女孩。当时,这个孩子出血、高热,病情十分危重。依据那时的医疗水平,治愈是无望的,家长也准备在沉痛中接受现实。当时已经是上海第二医科大学校长的王院士决定用他研究的全反式维甲酸给这个小女孩试试。很多人劝他不要用自己专家、教授、校长的声誉去冒险,万一失败了呢?可王院士对自己的试验结果有信心,认为"试试总比什么都不做强"。他顶住压力,征得了孩子父母的同意,最后用了这个药,小女孩得救了。30多年过去了,当时奄奄一息的女孩如今健康地长大成人,全反式维甲酸也成为病死率非常高的急性早幼粒细胞白血病的治愈良方。王院士说:"这不是拿患者做实验,而是从患者需要考虑,为了挽救生命。我们在患者身上用药是非常谨慎的,在治疗这个女孩之前,已经经过长时间的研究,获得了体外试验的疗效。"

在谈到医患关系时,王院士反复强调:"爱心和好的医术是医师必备的两个素质"。他对医师提出的要求是:医师必须不断学习,不断研究。你的知识越全面,诊断就越不容易出错；你的医学水平越高，能够帮助的患者就越多。所以，医师要充实自己的知识，要在已有研究的基础上多问一个"为什么"；要有扎实的基础理论和知识，触类旁通；要学习掌握教学大纲之外的内容，白天看什么病，晚上就看什么书；要注重医患沟通，正确对待医患关系；要追求崇高境界，不为名利。王院士在耄耋之年依然追随学科最前沿的进展，诊治患者，带教年轻医师。

二、职业道德

职业道德（professional ethics）的概念有广义和狭义之分。广义的职业道德是指从业人员在职业活动中应该遵循的行为准则，涵盖了从业人员与服务对象、职业与职工、职业与职业之间的关系。狭义的职业道德是指在一定职业活动中应遵循的、体现一定职业特征的、调整一定职业关系的职业行为准则和规范。不同的职业人员在特定的职业活动中形成了特殊的职业关系，包括职业主体与职业服务对象之间的关系、职业团体之间的关系、同一职业团体内部人与人之间的关系，以及职业劳动者、职业团体与国家之间的关系。

医师职业要求医师应当将患者的利益放在自己的利益之上，这也是业内人士应有的社会责任。美国内科学会和欧洲内科学联合会共同建议医师职业应该强调 3 个基本原则：患者利益第一、患者自主及社会公平。

患者的利益高于自身的利益，不仅是医学这个职业不可或缺的优秀品质，也是其他行业所推崇的。这个基本原则胜过专业技能，胜过科学知识，甚至胜过对患者的同情心。专业的尊严和对专业的理解必须渗透到医师的思维、授业、学习和交流中。医师的利他主义可以获得患者的信任，医师和患者不应该受到经济利益、官僚权势和政治压力的影响。

患者自主的原则维护了医师提建议但由患者做出最终决定的权利。医师是患者的专业顾问，医师应该让患者了解医学科学资料，并将这些资料与患者的情况结合起来。

社会公平的原则意味着患者和医师并不处在真空中，医师有责任帮助患者恢复健康，消除社会在健康和保健方面的不公平。现代医学使诊断和治疗有了更多的选择，从而医师、患者和社会之间的关系变得越来越复杂。事实上，医患是复杂和广泛的医疗或公共健康系统的一部分。在近现代和今天的发达国家中，基本卫生、清洁的水、适当的营养是促进健康和减少疾病最重要的方法。在发展中国家，采用健康的生活方式，包括较好的饮食和适当的锻炼，是降低肥胖、冠心病和糖尿病流行的基础。有效的公共健康干预包括提供免疫，减少伤害，控制烟草、违法药物、酗酒等。

为了促进这些基本原则，医师应该遵循一系列的职责：胜任本职工作；对患者真诚；

保守患者的秘密;保持适当的医患关系;持续改进诊治质量;及时提供诊治服务;合理分配有限的资源;提供科学知识;公平地处理利益冲突,保持患者的信任;有行业责任心等。这些特殊的职责体现在日常的医疗实践和临床试验中,统一了医师、患者和社会的利益。遵循这些职责的医师不仅促进了事业,提高了患者的满意度,而且也降低了发生失责和医疗事故的风险。

美国内科学协会曾经颁布内科医师的职业规范:置患者的利益于自己的利益之上;同时,还有责任在行医施治、传徒授技中保持最高的医技水准;有责任对患者的利益或康乐保持积极的心态和行为;有责任对社会的健康需求做出认真的反应。

案例4　顾玉东院士是著名的手外科、显微外科专家,中国工程院首届院士,复旦大学附属华山医院手外科主任。

顾院士被誉为"红色院士",获奖无数:国家科技进步二等奖、国家发明二等奖、"白求恩"奖章、全国五一劳动奖章、全国先进工作者、全国道德模范、国家级有突出贡献专家、全国科技先进工作者、上海市科技精英、上海市科技功臣……但他却常常给青年医师讲述这样一个案例。

1981年4月,当时,他的足趾游离再造拇指手术的成功率已经达到了93%。尽管这已经是世界领先水平了,但7%的失败率还是让顾玉东感觉很不安。

一位因工伤折断拇指的19岁女孩从大连慕名来到上海,希望能在华山医院进行足趾再造拇指手术。然而,手术很不顺利,术中发现女孩的足背动脉有变异,太细了。顾玉东清晰地记得,在他做过的100例手术中有4例也是这种情况,最后只有1例是成功的。顾玉东征询等在手术室外女孩母亲的意见,女孩母亲态度坚决地要求继续手术,因为这是她们最后的希望了。

奇迹没有发生,用足趾新造的拇指血供很差,手术后从红色变得苍白,最后变成了黑色。虽然母女俩一再表示理解并接受这个结果,但顾玉东却无法原谅自己。他说:"医师的职责就是给患者解除痛苦。现在,患者的手指没治好,还因此少了一个脚趾,这是增加了患者的痛苦。医师的职业能力是不能拿百分比来衡量的。即使是99%的成功,那个1%的失败对单个患者来说,就是100%的失败!"

整整5年,在分析了数百例手术成功和失败的原因后,顾玉东终于攻克了足背动脉变异的难题。他首创了"第二套供血系统",保证了足趾移植后供血的万无一失,使手术成功率达到了100%! 他也因此获得了国家科技进步二等奖。

即使在成为了院士之后,顾玉东依然对失败的病例不能释怀。他把这些失败的病例一遍遍地告诉年轻医师,是想让年轻医师知道,一个医师的成长和成功是用患者的痛苦、鲜血乃至生命换来的。所以医师必须把患者的痛苦看成自己的痛苦,怀着对患者的感恩之心,尽医师之职责,并不断创新,造福更多的患者。

20 世纪 90 年代,顾玉东院士提出了"四心":对工作要有责任心、对患者要有同情心、对同志要有团结心及对事业要有进取心。他用这"四心"作为自己行医做人的准则,也用这"四心"带领他的团队成为中国乃至全世界最优秀的手外科团队。

20 世纪 30 年代,中国医学伦理学的先驱者宋国宾先生撰写了一部《医业伦理学》,这是我国第一部医学伦理学著作。宋国宾先生是我国知名的医学教授、爱国学者,曾任上海医师公会主席、中华医学会业务保障委员会主席等。他的这部《医业伦理学》全书共 4 个篇章:"医师之人格""医师与患者""医师与同道"和"医师与社会",分别阐述了医师人格、医患关系、同业关系和医师与社会关系的伦理主张。他认为才能、敬业、勤业和良好的仪表言辞是医师的理想人格;医师应重视应诊、治疗、健康人事指导、手术及医业秘密等伦理问题,注意"敬人"与"敬己";强调医师对社会、对国家应尽的义务。顾玉东院士提出的"四心"恰与此不谋而合。

自 2018 年起,每年 8 月 19 日被设为"中国医师节"。"敬佑生命、救死扶伤、甘于奉献、大爱无疆"这体现医学的人文精神和医学伦理学基本原则的 16 个字,也成为新时代医者的职业精神。

现代医学要求医师应该具备精湛的医术、高尚的医德、良好的沟通能力,并熟知医疗法律法规。在常规诊治和临床决策中,精准把握伦理要求,以"人"为中心,把患者放在首位,兼顾社会利益,发挥医患双方的积极性,建立和谐的医患关系,做出最优化的医疗决策。

(陈勤奋)

参考文献

[1] 邹和建,陈晓阳. 医学伦理学实践[M]. 北京:人民卫生出版社,2016.

[2] 李慧君,郭媛. 医患沟通技能训练[M]. 北京:人民卫生出版社,2017.

[3] 王明旭,尹梅. 医学伦理学[M]. 2 版. 北京:人民卫生出版社,2016.

[4] 闻玉梅,彭裕文. 医学与人文交响曲[M]. 上海:复旦大学出版社,2017.

[5] 鲁春丽,刘建平. 医患共同决策在临床研究和实践中的应用[J]. 中国医学伦理学,2018,31(1):24 - 27.

[6] 陈化,刘俊荣. 从知情同意到共同决策:临床决策伦理的范式转移[J]. 医学与哲学,2017,38(10A):16 - 19.

第 三 章　生物医学研究伦理

第一节｜涉及人的生物医学研究伦理

一、涉及人的生物医学研究伦理的起源与发展

（一）涉及人的生物医学研究伦理的起源

生物医学研究的目的是了解疾病的起因、发展和影响，改进预防、诊断和治疗干预措施，促进人类对健康和疾病的了解，找到预防和治疗疾病的方法和途径，因而具有重要的社会意义和公共价值。但同时，医学研究具有特殊性，从基础研究进入临床研究，最终需要以人作为研究对象，通过一些干预措施来证实假设、获得知识。尽管研究可能令公众获益，但需要受试者个人承担研究风险，这就构成了两难的选择。人们不断地从那些以患者的健康甚至生命为代价、侵犯患者权利和尊严的研究中得到警示。所以在研究过程中必须遵循伦理原则，对研究行为加以规范，才能保证生物医学研究的开展得到公众的信任和支持。

1. 第二次世界大战前　第二次世界大战前的生物医学研究基本是盲目和自发的。比如，1796 年，被誉为"免疫学之父"的爱德华·琴纳（Edward Jenner）在一名 8 岁的健康男孩身上接种牛痘，仅在 3 个月后就接种了天花；1845—1849 年，被誉为"产科学之父"的莫里安·西姆斯（J. Marion Sims）在不施麻醉的情况下，在非洲女奴身上进行各种妇产科手术试验，女奴们承受了无法想象的痛苦之后，多数死于感染；1906 年，哈佛大学热带病学教授理查德·斯特朗（Richard Strong）在菲律宾用囚犯进行霍乱研究，致 13 名囚犯死亡；1939 年，美国达文波特（Davenport）一家孤儿院的 12 名孤儿被纳入一项名为"Monster"的研究，著名的语义学教授温德尔·约翰逊（Wendell Johnson）试图通过实验证实向正常儿童施加心理压力能使其出现口吃。值得一提的是，1900—1901 年，美国军队在古巴军事基地开展的"黄热病研究"，被认为是早期最有伦理自觉的研究。其研究目

的是为了观察黄热病的发病与暴露在自然状态下(蚊子叮咬)的关系。研究对象为美国军人和西班牙移民。研究小组将研究对象分为暴露组(自然状态下)和非暴露组(在帐篷里)进行观察。在这个研究中,自愿受试者与研究委员会以合同的形式签署协议(最早的"知情同意书")。协议内容包括:在自然状态下得病与参加试验得病的风险;参加试验后发病会得到专家及时的医疗诊治;试验期间不离开军营;受试者获得100美金的补偿,如果在试验中被感染,另有补偿等。

2. 第二次世界大战期间 第二次世界大战期间,德国纳粹惨无人道的人体实验,如低气压实验、冷冻实验、疟疾实验和伤寒实验,以及日本731军队在中国实施的毒气和生化武器实验等,令世界震惊。1945年,第二次世界大战结束后,国际军事法庭在纽伦堡对在集中营犯下暴行的纳粹医师进行了审判,23名纳粹医师被判定"非人道罪"。1946年,法庭审判期间形成了《纽伦堡法典》,这是第一部有关人体研究的国际伦理指南。其中最重要的有两条。①受试者的自愿同意是绝对必要的。随之解释了知情的要素:在受试者决定参加试验之前,应让其知道试验的本质、持续时间和试验目的;试验的方法和手段;可合理预见的所有不便和风险;参加试验对其健康或个人的影响。②强调试验对社会要有益,同时强调试验所要解决问题的人道主义的重要性,不能以受试者承担试验风险为代价。

3. 第二次世界大战后到20世纪中期 第二次世界大战后到20世纪中期,一些违背伦理的人体研究事件出现。比如,美国原子能委员会在智障儿童学校里进行研究,给那些儿童服用放射性核素;Ewen Cameron对受试者进行心理/精神干预方面的研究,给予大量的电休克和致精神病药物,剥夺患者的睡眠。这些试验还获得了美国中央情报局(Central Intelligence Agency,CIA)的资助;纽约一所智障儿童学校给孩子接种肝炎病毒,以期发现肝炎疫苗,参加此项研究是孩子能进入该学校的条件;33家制药公司在囚犯身上进行了153个药物研究;等等。这些事件被逐渐批露后,引发了欧美国家和世界医学联合会(World Medical Association,WMA)的高度关注。随之,WMA在1964年颁布了第一版《赫尔辛基宣言》,该宣言是有关人体研究伦理原则的最具代表性和影响力的一项声明,主要强调以下几个方面:①强调了医师的神圣职责,并引用了《日内瓦宣言》中"患者的健康是我首先考虑的";②明确了在开展研究之前需要签署书面的知情同意,当受试者无法自己签署自愿同意时,需要经法定代理人的同意;③受试者有权随时退出研究;④阐明即使研究干预属于临床治疗的一部分,伦理指南也同样适用。

4. 20世纪六七十年代 随着美国联邦政府对生物医学研究投入的不断增加,20世纪六七十年代,临床研究中的丑闻事件也不断被披露。最典型的事件是轰动一时的"塔斯基吉(Tuskegee)梅毒试验"。美国健康服务署(The US Health Service)自1932年开始实施该研究,为了研究梅毒的自然病程。在20世纪40年代,即使在已发现青霉素能有效治疗梅毒的情况下,研究方仍阻止受试者获得青霉素治疗。该研究持续40年之久,造成许多受试者及其家属遭受梅毒折磨而死亡。在公众的疾呼声中,美国政府于1974

年专门成立了国家保护人体受试者医学和行为学研究委员会，以期对如何保护生物医学及行为研究中的人体受试者提出切实可行的建议。其主要任务为明确适用所有人体研究的基本伦理原则，以及如何在研究中贯彻执行。主要体现在4个方面：①常规医疗与生物医学研究的界限；②评估风险和利益在判定人体试验合理性中的作用；③合理选择受试者；④不同研究领域中"知情同意书"的性质和定义。并在上述4个方面的基础上，于1979年出台了《贝尔蒙报告》（*Belmont Report*）。贝尔蒙报告首次提出了生物医学研究伦理的3个基本原则：尊重（respect for persons）、有益（不伤害，beneficence）、公正（justice）。

世界范围内的药物临床试验也在快速发展。药物临床试验大致经历了3个阶段：第一阶段从20世纪初到60年代，是管理体系从无到逐步形成的阶段。磺胺醑剂事件和"反应停"等临床使用后出现严重不良反应的事件促使世界各国认识到，应通过立法要求药品上市前须经过安全性和有效性评价的临床试验，以及赋予药品监督管理部门审批新药的权力和行使强制性监督检查职能的重要性。第二阶段从20世纪60—90年代，是规范化和法制化管理形成的时期，《赫尔辛基宣言》奠定了现今药物临床试验管理规范核心内容的基础，即必须将受试者和（或）患者利益放在首位。各国均先后制定和颁布了其各自的药物临床试验管理规范。第三阶段从20世纪90年代至今，是国际统一标准逐步形成的时期。1996年，世界卫生组织制定了《药物临床试验规范指导原则》，人用药物注册技术国际协调会议（International Conference on Harmonization of Technical Requirement for Registration Pharmaceuticals for Human Use，ICH）制定了《关于人用药品注册技术各个方面的标准及指导原则》。

（二）涉及人的生物医学研究伦理的发展

从20世纪后期开始，多个组织相继出台了一系列保护受试者的准则和相关指南，代表性的有国际医学科学组织理事会（Council for International Organization of Medical Science，CIOMS）在1982年制定的《人体生物医学研究国际伦理指南》，并于1982年、1993年、2002年和2016年进行了4次改版；世界卫生组织/热带病研究和培训规划署（World Health Organization/Research and Training in Tropical Disease，WHO/TDR）于2000年制定的《生物医学研究伦理审查委员会操作指南》等。随着研究热点的发展和观念的变迁，《赫尔辛基宣言》也经过了6次改版和2次修订补充。这些文件明确了保护受试者的权益需要通过伦理委员会的审查机制来实现。伦理委员会是从伦理学角度，通过一定的审查程序，来确保参与研究的受试者权利和安全的决策咨询组织。通过这些法规和指南的建立和不断完善，来纵观医学研究伦理的发展，我们发现：保护受试者（患者）权益范围越来越广，从有行为能力到无（或限制）行为能力等脆弱人群，从躯体、精神心理的保护到参与研究的受试者信息数据和遗传资源的保护等；知情同意也越来越细化、全面和具体；审查体制和机制越来越完善；风险和获益的权衡越来越具可操作性；伦理保护范围的界定越来越宽，从国际合作、开发到利益分享和当地知识产权保护等。

在应对迅速发展的生物医学研究，以及日益增长的国际合作研究方面，我国也加快了制定伦理相关技术标准和管理法规的步伐。全国各地医疗、科研机构和相关高校相继成立了伦理委员会。1995年,卫生部正式发文的《关于临床药理基地管理指导原则》(卫药发〔1995〕第14号)中专门规范了伦理委员会工作,提出了伦理委员会组成要求等内容;1999年,国家药品监督管理局颁布了《新药审批办法》和《药品临床试验管理规范》(*Good Clinical Practice*,GCP)等一系列管理法规;2003年修订的《药物临床试验质量管理规范》专门对伦理委员会工作提出具体要求;2007年,卫生部颁布的《涉及人的生物医学研究伦理审查办法(试行)》进一步明确了伦理委员会管理和工作要求;2010年,国家食品药品监督管理局颁布的《药物临床试验伦理审查工作指导原则》对药物临床试验的伦理审查要素和工作流程提出了明确的指导;2016年,国家卫生和计划生育委员会(下文简称"卫生计生委")正式颁布的《涉及人的生物医学研究伦理审查办法》明确了涉及人的生物医学研究活动范围,有利于引导和规范我国涉及人的生物医学研究伦理审查工作;2020年,国家药品监督管理局与国家卫生健康委员会共同发布了新版《药物临床试验质量管理规范》(2020年第57号),目的是深化药品审评审批制度改革,鼓励创新,进一步推动我国药物临床试验规范研究和质量提升。

近年,随着医学科学的迅猛发展,生物医药和诊疗技术的研发及其在临床上的转化和应用,如新药和器械的研发、细胞治疗技术、基因检测及人类辅助生殖技术等,也带来了诸多伦理问题。生物医学研究的发展对伦理审查提出了更高要求,不同时期会面临不同的热点和焦点问题。在涉及人的生物医学研究过程中,如何确保其研究的科学和社会价值,同时符合伦理要求? 如何做到最大限度地保护受试者的权益和安全? 这些都是伦理审查的基本要求。

二、涉及人的生物医学研究伦理的基本原则

尊重和保护受试者成为了生物医学研究的前提和关键,生物医学伦理原则应遵从生命伦理学原则,贝尔蒙报告的三大原则为生物医学研究中受试者权益和安全的保护提供了基本伦理原则和指导方针。

(一) 尊重原则

尊重包含至少两个方面:个人享有自主权;保护丧失自主决定能力的人。尊重自主原则要求从事医学研究的专业人员必须告知信息,寻求和确保受试者的理解和自愿,而不是仅仅把他们当作达到研究目的的手段。自主有两个必要条件:①自由,即不受他人控制;②自主行为的能力。对于不能以充分自主的方式行事(包括缺乏能力,或受他人胁迫或控制)的人,尊重自主原则意味着给予这些人特殊的保护,避免其被利用和被伤害。

在研究实践应用中,自主决定就要求尊重个人的意愿,避免妨碍其行动,除非该意愿和行动会对他人造成伤害;尊重不同的文化价值观和习俗;保护缺乏自主能力者。知情

同意无疑是最重要的,公认的同意过程应包括 3 个要素:信息、理解及自愿。提供受试者足够的信息以做出知情同意,包括研究目的、操作过程、潜在的风险和预期获益等。受试者应对研究有充分的理解;自愿参加,无不当引诱或胁迫;可以随时退出,而不受到歧视。研究过程中的新信息应及时告知受试者;必要时需要监护人共同决定。

（二）不伤害和（或）有益原则

《希波克拉底誓言》中的"不伤害"长期以来一直被认为是医疗道德的基本原则。延伸到研究领域,对于不伤害原则的理解延伸为"研究中决不能伤害一个人,即使这可能对他人有利"。有利原则要求尽可能地避害、去害和增利。

研究的实践应用,就是对风险和获益的持续评估,使得研究过程中风险最小化,利益最大化。风险-获益评估与潜在伤害的大小和可能性及预期的获益有关。需要考虑多种可能带来的伤害和获益。比如,精神伤害、身体伤害、法律上的伤害、社会和经济上的伤害,以及相应的获益。对受试者来说,最有可能带来的伤害是精神与身体所遭受的痛苦和损害,但也不能忽视其他种类的伤害。

（三）公正原则

公正原则与研究对象的选择有关。选择潜在研究对象参加研究必须基于科学的理由,而不是因为他们易于受妥协的社会或经济地位。因此,研究者不能只选择某些他们喜欢或容易招募的对象进入研究,或只选择易受妥协的人进入有风险的研究。研究利益的公平分配要求研究不应侧重于有限范围内人群的卫生需求,而是旨在解决各种不同类别人群多样化的健康需求。对于研究负担的公平分配,需要特殊保护的人群只有在特定的情况下才有可能参与研究。但将这些人群排除在研究之外,其理由也应是正当合理的。不可能从研究中获益的群体,不应不成比例地承担研究的风险和负担。同时,也应该为在医学研究中缺乏代表性的人群提供适当的参与机会。

在研究实践应用中,公正选择受试者就是无民族、文化、地域、性别、年龄和贫富等偏见,承担的风险与其可能的获益相平衡。对于非治疗性研究,即不会向受试者提供直接治疗获益的研究,关注的问题是公平地分配研究的风险和负担;而在受试者极有可能得到治疗获益的临床研究中,关注的焦点应转移为公平参加研究及分享研究结果的权利。

三、涉及人的生物医学研究中需考虑的伦理基本要点

（一）研究设计与实施

案例 5   某药物Ⅲ期临床试验,开展随机、双盲、安慰剂对照研究,但目前临床上已有针对该研究疾病可使用的阳性药物。请问该试验项目安慰剂对照是否合理? 伦理委员会在审查时需要关注哪些方面呢?

临床研究作为涉及人的生物医学研究中最重要的内容之一,科学设计是临床研究得以顺利实施的基础。因此,在临床研究实施前,必须制订详细周全的临床研究方案。临床研究方案既是指导所有研究者如何启动和实施临床研究的计划,也是研究结束后进行资料统计分析的重要依据。临床研究方案主要包括研究背景、研究目的、研究设计、受试者人群、研究程序、研究方法(包括统计学考虑)、研究中涉及的伦理问题及风险防范措施等内容。

1. 研究设计 临床研究方案的设计包括科学设计、伦理设计、统计设计及研究管理设计4个方面。

(1)科学设计:首先明确临床研究目的。临床研究应设定具体、完整且表述明确的研究目的,同时应考虑研究的科学性及可操作性,是否有利于获得新的知识,包括对疾病的起因、发展和影响的认识,以及改进现有的预防、诊断和治疗措施。只有明确研究目的后,整个研究才能围绕该核心进行研究方案设计。为了避免研究方案过于复杂,影响方案实施、数据分析及研究结果的判断,应尽可能避免通过一个研究试图达到多个不同研究目的的方案设计。

其次,临床研究的选题至关重要,而研究背景资料的掌握是临床研究选题、临床研究方案设计的关键。在临床研究方案制订之前,须查阅研究领域相关的国内外参考资料,以明确前期研究相关的信息及数据,如体内外研究数据(细胞学研究、动物实验研究等)、该疾病发生和发展情况、临床诊疗困境和需求,以及国内外研究现状。从而进一步明确临床研究选题的科学性、合理性,以及是否具备一定的科学价值和社会价值。

随机对照研究(randomization control trial,RCT)是目前世界公认的评估某种治疗是否有效的最佳研究设计。从伦理角度需要强调的是,研究设计须保证临床均势性(clinical equipoise),即研究者对不同组别之间的疗效及安全性处于不确定的真实状态。临床均势原则提供了明确的伦理道德基础,要求参加研究的受试者的医疗不受影响。一种治疗在未经合理设计、拥有足够样本的试验验证之前,是不能断言其有效性的。RCT的设计要遵循3个基本原则,即设置对照组、研究对象的随机化分组和盲法试验。为了避免测量偏倚,研究一般采用盲法。方案中明确对谁设盲、单盲或双盲以及如何实施盲法,并评估该盲法所采用试验组及对照组的干预措施对受试者带来的不便和风险是否在可接受范围。对于没有按照随机方法进行分组,或不设盲的研究,应在方案中说明理由,并描述如何控制由此产生的偏倚,同时评估对研究结果的影响,以及是否能达到研究目的。另外,研究设计应关注对照组的选择。对照组一般为阳性对照、不同剂量组对照、外部对照(包括历史对照)、安慰剂对照,以及不予治疗(空白对照)等。

案例分析 在研究疾病已有阳性药物可作对照的情况下,研究者须考虑设置安慰剂对照是否合理。法规指南要求对照组通常应选择最佳干预措施。若采用安慰剂对照,应符合公认的伦理原则。2013版《赫尔辛基宣言》要求:在缺乏已被证明有效的干预措施的情况下,在研究中使用安慰剂或无干预处理是可以接受的;或者有强有力的、科学合理的方法论支持的理由相信,使用安慰剂对照对于确定一种干预措施的有效性和安全性是必要的,并且接受安慰剂者不会因未接受已被证明的最佳干预措施而遭受额外的、严重或不可逆的伤害。因此,研究者应关注研究方案的安慰剂对照设计,在已有有效干预措施可作对照的情况下,不选择阳性对照的理由应有强有力的、科学合理的方法论支持,且应证明安慰剂使用不会对受试者造成额外的、严重或不可逆的伤害。

（2）伦理设计:任何直接或间接在人体进行的医学研究,须确保该研究是为了使人类健康获益,并且以人为研究对象是达到研究目的的唯一途径。医学研究设计都必须遵守《赫尔辛基宣言》及国际、国家相关法规指南的要求,确保其伦理合理性,受试者的健康必须首先被考虑。因此,在临床研究设计中,适应证的选择、受试者人群的选择、样本量、入选和(或)排除标准的设定、对照组的设置及是否采用安慰剂作为对照研究、研究中的风险防范和处理控制措施、隐私保护问题,以及受试者招募和受试者医疗与保护等,都要充分考虑其是否符合伦理规范,是否将受试者置于不必要的研究风险之中。同时,研究方案设计中需要明确该研究报送伦理委员会的审查事宜以及是否采用受试者知情同意及知情同意的方式等。

（3）统计设计:科学合理的统计设计对于临床研究的成败有着举足轻重的作用。统计设计包括研究设计中随机化的方法、针对研究目的的统计假设和统计方法的选择、样本量的估算、数据集定义、中期数据分析的必要性及统计分析计划等。样本量估算的指导原则是样本量能确保研究有足够的把握回答研究问题。从伦理角度评估样本量的合理性,一般认为在确认把握度的同时,应考虑用最少的受试者人数获得可靠结论的可能性。

（4）研究管理设计:临床研究方案中,对于研究的管理需要有明确的规定,包括临床研究中涉及的各项物资(如药物、器械、各类表格等)的保存使用、研究者的资质及培训、研究过程中的数据管理、研究质量控制,以及研究风险的控制等。对于预期的不良反应,方案中应明确处理措施(包括如何进行监测和随访,以及如何调整干预措施和对症处理的规定)。同时,方案中应明确提前终止研究的标准,以保护受试者的健康与安全。双盲设计的研究,方案中应有明确的紧急揭盲规定,确保研究者能从受试者的安全和健康出发,及时采取有效的救治措施。

2. 研究实施

（1）有效的伦理委员会沟通:根据 2020 版《药物临床试验质量管理规范》规定,研究方案确定后,临床研究实施前,须报送伦理委员会申请伦理审查,并根据伦理委员会的审查意见进行方案的调整。研究者应当获得伦理委员会的书面同意;在获得伦理委员会书面同意之前不能筛选受试者。临床试验实施前和临床试验过程中,研究者应当向伦理委员会提供伦理审查需要的所有文件。伦理委员会应当审查的文件包括:研究方案和研究方案修订版、知情同意书及其更新件、招募受试者的方式和信息、提供给受试者的其他书面材料、研究者手册、现有的安全性资料、包含受试者补偿信息的文件、研究者资格的证明文件,以及伦理委员会履行职责所需要的其他文件。研究过程中,研究者还应根据法规要求及时向伦理委员会递交跟踪审查。

(2) 严格执行临床研究方案:在临床研究,尤其是涉及新药注册的临床研究中,研究方案一旦确定,并经过伦理委员会审查通过,必须严格执行。研究者或其指定人员应对偏离研究方案的情况予以记录和解释。研究者应当采取措施,避免使用研究方案中禁用的药物或干预措施。若在研究过程中,发现方案中确有需要修订的部分,则必须按照伦理委员会的审查要求,进行研究方案修订审查,并获得同意后方可用于临床研究,即使是为了避免对受试者的即刻伤害而做出的紧急方案修订,也应及时向伦理委员会和申办者报告并说明理由,必要时向药监管理部门报告。根据 2020 版《药物临床试验质量管理规范》规定,对于更换监查员、电话号码等仅涉及临床试验管理方面的改动可以不需要递交伦理修正案审查。

(3) 密切观察与受试者保护:保护受试者是研究者最重要的职责之一,临床研究实施前,研究者需要制订详细的风险防范计划和不良事件处理流程。

对于潜在的受试者是否愿意参与临床研究,应进行充分的知情同意。知情同意的过程中需要充分告知受试者该临床研究的背景、目的、研究过程、可能的获益及风险、目前可采用的其他治疗方法、发生损害时的治疗及相应的补偿、研究人员及伦理委员会的联系方式等。

临床研究实施过程中,需设立严格的入选和(或)排除标准。研究者要严格按照入选和(或)排除标准对受试者进行筛选,包括各项医学检查及人口学资料收集,以判断其是否能入选该研究。

对于入选研究的受试者应进行密切的医学观察,发生不良事件应及时进行医学处理和救治,并科学、客观地判断不良事件的发生是否与参加该项研究有关。

临床研究实施前,为了确保临床研究的公开透明,并科学规范地进行实施,按照《世界卫生组织药物临床试验管理办法》的要求,应登陆中国临床试验注册中心官网或美国临床试验网站进行临床研究注册。同时,临床研究的结果无论是阴性还是阳性,都应进行公布。

(二) 风险与获益评估

> **案例 6**　某新药 Ⅱ 期临床试验,计划招募 10~60 岁的哮喘患者作为研究对象。该药属于国际多中心的原研药品,创新性较强。请问招募该年龄段是否会增加研究潜在的风险?

风险与获益评估是涉及人体研究的项目在实施前必须要做的工作,是判断是否符合伦理的核心内容。研究者、伦理委员会和有关人员都必须对参加研究的受试个体和群体,就可预见的研究风险或负担,以及带给他们的可预见益处开展分析,进行谨慎评估。只有当预期的获益大于风险,或者风险与获益比合理或正当时,研究才可以启动和进行。受试者个体的权利、安全及健康是首先需要考虑的,永远优先于科学和社会的利益。

1. 研究风险

(1) 研究风险的定义:参加临床研究时,受试者面临的风险包括研究风险和医疗风险。研究风险是指研究行为(包括研究干预和研究程序)对受试者可能造成的伤害或损伤。医疗风险是指即使不参加临床研究,在常规医疗的诊治过程中也将承受的风险。只有研究风险才在伦理审查的考虑范围之内。需要注意的是,对照药或对照干预措施尽管使用的是临床被证明有效的常规治疗方法,但当被列入研究方案设计中时,就属于研究干预的范畴,其风险应被界定为研究风险。

(2) 研究风险的类别:研究风险包括伤害或损伤发生的机会和程度,通常指多种伤害的机会和程度。

1) 生理伤害:医学研究中的研究干预和研究程序可能会给受试者带来生理、心理伤害或损伤。如试验药或对照药已知及可能出现的不良反应(包括严重不良反应)所造成的伤害;研究程序,尤其是涉及侵入性医学手段所造成的轻微疼痛、不适或明显损伤。医学手段或药物不良反应导致的身体损害绝大多数是暂时性、轻微的,如常见的静脉抽血仅会造成短暂的疼痛、局部青紫,少数人会有轻度头晕,或者极为罕见的针头感染。但也有极少部分损害可能是永久性的、严重的,如创新药物可能会引发严重的重要器官失能或致残性损伤。

2) 心理伤害:参与医学研究可能会使受试者情绪不佳或因担心隐私泄露而产生焦虑,或者研究药物本身可引发抑郁症、精神错乱或幻觉、紧张、内疚或自尊受损的感觉等。有时受试者因为研究中的调查问卷涉及自身敏感话题而出现紧张、内疚或尴尬感等。大多数心理风险都非常轻微且短暂,但也有极少部分研究可能会造成较重或严重的永久性心理伤害。

3) 社会伤害:研究涉及的隐私与个人信息一旦泄露后,轻则受试者可能受人歧视,在其工作单位或社区生活中处境尴尬,也可能在申请医疗保险和就业时受到歧视;重则受试者可能失去就业机会导致失业和经济损失,甚至导致法律诉讼。

4) 经济危害:参加医学研究可能会给受试者带来经济方面的损失,包括较常规医疗相对频繁的随访引起的误工费、交通费等。尽管一般临床研究会适当提供给受试者每次随访的交通费,但往往只能补偿部分费用支出,受试者仍将为参加研究自行承担部分误工费、交通费等与试验相关的经济开销。

(3) 研究风险等级:受试者风险等级划分包括风险发生概率划分和风险严重程度划分,但风险严重程度往往与赔偿、免费治疗和不良事件管理等密切相关。因此,从风险严重程度进行风险等级划分具有现实意义。研究风险等级大致可划分为 4 个：最小风险、低风险、中等风险及高风险。

1）最小风险：研究预期伤害或不适的可能性和程度不大于日常生活或进行常规体格检查和心理测试时所遇到的风险，如某些观察性研究、问卷调查等。

2）低风险：研究风险稍大于最小风险；发生可逆性的、轻度不良事件，如活动引起的肌肉和（或）关节疼痛或扭伤的可能性。

3）中等风险：研究风险大于低风险，但概率不是很高；发生可逆的、中度不良事件（如低血糖反应、支气管痉挛）的可能性增加，但充分的监督和保护措施可使其不良事件后果最小；严重伤害的可能性非常小或几乎没有。

4）高风险：研究风险大于中等风险；发生严重而持续的、与研究相关不良事件的可能性增加，或者关于不良事件的性质或可能性有很大的不确定性，如创新药试验（在人体完全没有安全性数据）及前沿新技术临床研究等。

2. 研究获益

（1）研究获益的定义：研究获益包括任何对个人或群体有利的结果，通常代表多种利益产生的机会和程度。

（2）研究获益的类别

1）个人获益：医学研究可能会对受试者的诊断、治疗或疾病预防有直接益处。通过参与研究，受试者病情有所改善，研究可能减轻受试者原先的病痛与不适，改善受试者器官功能等。参加医学研究在改善受试者生理病痛的同时，也可能给其带来心理获益，减轻其心理痛苦。也有部分研究不会给受试者带来直接获益，但研究结果在将来可以对其他患者有所帮助，因未来可以帮助他人而自身感到间接获益。需要说明的是，受试者免费参加研究，以及因参加研究而获得交通费或营养费等补偿，不应被考虑为对受试者的获益。因为研究获益是由研究额外产生的，而交通费或营养费的补偿是对受试者参加研究所增加的负担或不便的合理补偿，不应属于"获益"范畴。

2）社会获益：不是所有的医学研究都会给受试者带来直接获益。伦理委员会在评估一项研究是否合乎伦理要求时，在对受试者无直接获益的情形下，会考虑该研究是否有社会价值，即对社会有无益处。受试者参与的医学研究一旦完成后，可能会给疾病带来新的诊治方式，使临床诊疗标准发生改变，降低发病率和病死率。研究结果可以成为新的医学知识广泛传播，并有可能启发未来的有效发明，造福更多的社会人群。此可归为社会获益。

3. 风险与获益的合理性评估　研究者评估风险与获益的原则是：①明确研究对受试者的潜在风险，并尽可能使风险最小化；②合理风险下，若对个人有潜在好处，且研究设计适当，易被接受；③受试者和社会的潜在获益应超出风险或与其成比例；④在涉及人体的研究中，个体受试者的福祉必须高于所有其他利益；⑤要有充分的保护受试者措施及危急情况下的处理预案。CIOMS 2016 版《涉及人的健康相关研究国际伦理指南》

和国家食品药品监督管理局 2010 版《药物临床试验伦理审查工作指导原则》提出研究风险与获益的合理性评估方法,即对受试者有直接获益前景的研究,预期获益与风险应当至少与目前可获得的替代治疗的获益与风险相当。研究风险相对于受试者预期的获益而言必须是合理的;对受试者没有直接获益前景的研究,风险相对于社会预期获益而言必须是合理的。

在评估风险和获益时,研究者既要避免过高估计风险或过低估计获益,也要避免过低估计风险或过高估计获益。前者可能阻碍研究的开展,后者会将受试者置于不必要的风险之中。几乎不存在"零风险"的研究,研究者必须遵循基本伦理原则,提出切实可行的风险最小化和获益最大化的措施。

> **案例分析**   学习了研究的风险与获益的定义,以及风险获益合理性评估的方法,再来探讨案例 6 的伦理审查关注点。该案例提问 10～60 岁的研究对象是否会增加该项目的潜在风险。研究者首先需考虑该项目存在哪些潜在风险和不确定因素,如果该项目是新药进入临床研究比较早期的 II 期试验,该阶段是以评价试验药物的安全性和初步疗效为主要内容。若还处于探索阶段,风险和获益的不确定性较大,且包含儿童和未成年人,虽然申办者的理由是"该类疾病的未成年人较多,希望有更多的患者可以早日获益",但这不能成为招募未成年人的理由。按国际指南要求,对于该类创新性较强的原研药物,应先在成年人群中开展研究,待疗效和安全性比较确定后再在未成年人群中开展。这也符合保护弱势受试者的基本原则。

(三) 受试者的招募

> **案例 7**   某研究者递交了招募广告,上面用醒目字体标出了"参加研究可免费接受药物治疗和检查",且较多描述了该研究的积极益处,但对研究风险只字未提,也未说明招募的方式。请问该招募广告是否符合伦理要求?

1. 招募对象的选择   招募对象的选择应遵循公平分配研究负担和利益的原则。研究者应保证研究的风险和获益在研究目标人群及招募的人群中公平分配,并掌握以下原则。

(1) 研究目的应证明研究目标人群的选择是科学的、公平的。

(2) 承担研究风险的特定受试者和(或)特定受试者群体应能从研究中获益。

(3) 限制某些可能获益的人群参加研究的理由必须是合理的。

(4) 从研究所在地理区域内的合格人群中招募受试者时,不应考虑种族、人种、经济地位或性别,除非有合理的科学要求。

(5) 某些人群因为经济或社会地位的原因，多次成为受试者。如仅因为低收入人群更容易受到报酬的引诱而参加研究，就有选择地招募该类人群作为受试者，这是不公平的。

2. 招募方式

(1) 从临床医疗过程中直接招募：当患者的主治医师同时是研究者，在临床医疗过程中初步判断符合研究条件时，可以邀请患者参加研究，但医师和(或)研究者不得因其身份对受试者产生不正当的影响。受试者与医师和(或)研究者之间可能存在依赖关系，可以由研究团队中不是该患者主治医师的人员来实施知情同意。

在以疾病患者为受试人群的研究中，如果研究人员不是临床医师，研究人员获知患者医疗信息的方法和过程，可能会涉及患者隐私保护问题。因此，应考虑先由医师征求患者对参加该项研究的意向，然后介绍研究人员来获取知情同意。

(2) 公开招募：一般而言，以张贴海报、互联网及社交媒体等方式邀请受试者参加临床试验，而不是以个人鼓动的方式招募。这可以降低强迫或不正当影响的可能性。

公开招募材料的信息应包括研究项目的概况、招募对象的条件、报名的联系人和联系方式等。研究者应掌握以下要点：①明确说明项目的研究性质；②避免夸大获益，低估风险；③避免不适当的承诺；④避免以醒目字体等方式强调给予受试者的补偿，或将应有的补偿表述成额外的奖励；⑤明确发布方式。

互联网或社交媒体招募可以使招募更广泛。网络招募应当关注招募内容和实际呈现样式，以避免受试者被误导或诱导。同时，还需考虑是否会剥夺不上网者参与研究的机会。

(3) 通过数据库招募：研究者应考虑患者隐私保密问题，建议首先以数据库拥有者的名义与受试者联系，介绍研究概况，发出参加研究的邀请，征求对研究感兴趣的患者的同意，允许研究人员直接与其联系。

以上招募程序和招募材料均应提交伦理委员会审查。

> **案例分析** 招募广告的基本原则是开展招募的研究的基本信息完整，包括研究的风险和获益；用语恰当，避免受试者被误导或诱导。从案例 7 中可以发现，该项目所招募的受试者接受的是一项试验性治疗，所以不应以"治疗"来混淆或诱导；不能用醒目字体强调免费、益处，也不应添加夸大疗效或诱导性的语言等内容。同时明确该研究的风险、具体如何招募及由谁来负责实施招募等。

（四）知情同意

> **案例 8** 有些研究者认为知情同意的过程很简单，告诉受试者参加该项研究，并可以提供免费药物、免费检查、交通费补贴和医师的密切关注等。对此，你怎么看？

知情同意指向受试者规范告知一项研究的各方面情况后,受试者自愿确认其同意参加该项临床研究的过程,须以签名和注明日期的"知情同意书"作为文件证明。签署"知情同意书"是保障受试者权益的主要措施之一。

1. 充分告知医学研究信息

(1)告知信息的要求:研究者或其指定的代表必须向受试者说明有关临床研究的详细情况,告知的信息需满足以下要素。

1)真实可靠:来源有依据、渠道正规合法,无虚假、不确切或无定论的信息。

2)完整全面:叙述完整,能涵盖相关规定要求的内容。

3)科学严谨:由循证医学、科学研究、医疗常规及技术指南等获得的数据组成。

4)简明易懂:分类清楚,语句表述通俗、简练,内容明确和易于理解。

5)尊重意愿:表达尊重人格和当地文化,体现受试者意愿和保护受试者权利。

(2)告知信息的内容:"知情同意书"中告知的信息内容应涵盖研究内容、研究风险、预期获益、医疗保护及损害赔偿、隐私保护及受试者权益等。根据2020版《药物临床试验质量管理规范》,告知信息具体包括:①临床试验概况;②试验目的;③试验治疗和随机分配至各组的可能性;④受试者需要遵守的试验步骤,包括创伤性医疗操作;⑤受试者的义务;⑥临床试验所涉及的试验性内容;⑦试验可能致受试者的风险或不便,尤其是存在影响胚胎、胎儿或哺乳婴儿的风险时;⑧试验预期的获益,以及不能获益的可能性;⑨其他可选择的药物和治疗方法,及其重要的潜在获益和风险;⑩受试者发生与试验相关的损害时,可获得的补偿及治疗;⑪受试者参加临床试验可能获得的补偿;⑫受试者参加临床试验预期的花费;⑬受试者参加试验是自愿的,可以拒绝参加,或者有权在试验任何阶段随时退出试验而不会遭到歧视或报复,其医疗待遇与权益不会受到影响;⑭在不违反保密原则和相关法规的情况下,监查员、稽查员、伦理委员会和药品监督管理部门检查人员可以查阅受试者的原始医学记录,以核实临床试验的过程和数据;⑮受试者相关身份鉴别记录的保密事宜保证不被公开使用,如果发布临床试验结果,受试者的身份信息仍保密;⑯有新的可能影响受试者继续参加试验的信息时,将及时告知受试者或其监护人;⑰当存在有关试验信息和受试者权益的问题,以及发生试验相关损害时,受试者可联系的研究者和伦理委员会及其联系方式;⑱受试者可能被终止试验的情况及理由;⑲受试者参加试验的预期持续时间;⑳参加该试验的预计受试者人数。

2. 知情同意过程　知情同意执行过程应把握以下要素:知情同意应符合完全告知、充分理解及自主选择的原则;知情同意的表述应通俗易懂,适合该受试者群体理解的水平;对如何获得知情同意有详细的描述,包括明确由谁负责获取知情同意,以及签署"知情同意书"的规定;计划纳入不能表达知情同意者作为受试者时,理由充分正当,对如何获得知情同意或授权同意有详细说明;在研究过程中听取并答复受试者或其代表的疑问和意见的规定。具体包括以下要求。

(1)与受试者的沟通过程:研究者在告知受试者知情同意的过程中,应确保受试者有充分的机会提问和足够的时间考虑，以便做出决定，包括与家属或其他人商量的时间。研究者对提出的问题应予以诚实、迅速和完整的答复。向可能的受试对象或其合法代理人告知信息，重复和解释，回答他们提出的问题，使受试者充分理解所参加研究的每项信息。在有些情况下，研究者也可以使用一个口头或书面的测验，或者其他方法来判断受试者是否充分理解了这些信息。若使用这些方法，应在"知情同意书"中加以说明。

对无行为能力的受试者或无阅读能力的受试者（包括儿童），研究者提供的"知情同意书"应能体现与其监护人沟通和获得其监护人知情同意签署的过程。当儿童能做出同意参加研究的决定时，研究者应提供符合儿童理解的"赞同书"。研究者在医学研究中如发现涉及研究相关的重要新资料，应及时与受试者沟通，对"知情同意书"做书面修改并经伦理委员会批准后，再次取得受试者或法定监护人同意。

（2）"知情同意书"告知信息理解过程：研究者不仅有责任确保"知情同意书"中信息告知的完整性，还应确保"知情同意书"中告知的信息是能被受试者理解的，包括重点确认以下几点。

1）研究者应以适合个体理解水平的语言来传达信息：用语规范、简明清楚、表述易懂。不能使用研究结果不确定的、完全专业化导致受试者不理解的、翻译文字不符合中文用语习惯而易引起误解的、夸大研究效果传递虚假信息的或带有不尊重人格的语句。

2）避免使用不正当的欺骗、施加不正当影响或恐吓语句：无诱导受试者参与试验的倾向，不能使用金钱或物质诱导的语句。金钱和实物的补偿应根据特定的文化和被提供补偿人群的传统进行评价，以确定它们是否构成不适当影响。当不能提供直接获益前景的研究干预措施，或者治疗过程超过最小风险，研究者应非常谨慎地避免物质利诱。

3）确保受试者理解应有的权益，体现受试者权益保护的内容：应使受试者或其监护人清楚知晓可选择参加该试验，也可选择其他的临床常规治疗措施。当参加该研究发生与试验相关的非医疗疏漏，从而造成损伤时，将会得到免费的治疗及和相应的赔偿。参加该研究的个体可自由地拒绝参加，并可在任何时候自由地退出研究而不会受到惩罚，也不会丧失其应得利益。参加该研究者的个人隐私及个人研究信息可得到有效的保护。任何与试验有关的口头或书面信息，包括书面"知情同意书"，均不能使用任何可能导致受试者或其合法代理人放弃或看来像是放弃任何合法权益的语言，也不能使用任何可能使研究者、研究机构、申办者或其代理机构免除或看来像是免除过失责任的语言。

（3）自主选择同意过程：研究者应确保"知情同意书"中具有自愿签署"知情同意书"的信息告知，以及由受试者或其合法代理人签署姓名和日期页。经充分和详细解释试验的情况后，获得知情同意。对无行为能力的受试者，应确定将由其法定监护人同意并签名及注明日期。对无阅读能力的受试者或其合法代理人，需确认有一名独立见证人参加知情同意讨论的全过程，见证"知情同意书"和所有其他书面资料的内容已被准确解释给受试者或其合法代理人，并被其理解，见证人将在"知情同意书"上签名并注明日期。若受试者为儿童，必须明确要求获得法定监护人的知情同意并签署"知情同意书"，对能做出"同意参加研究决定"的儿童,将征得其本人同意。

> **案例分析** 案例 8 显示,研究者对知情同意过程的理解过于简单。而实际工作中确实不能排除较多研究者采取这样"简便有效"的知情同意方式。对此,我们应该深刻认识到这样的知情同意是不合规的,潜在的风险和隐患很多。知情同意过程必须遵循完全告知、充分理解和自主选择的基本原则,充分告知研究的潜在风险和获益,确认耐心回答受试者的所有问题,由受试者自愿选择是否参加,真正落实对受试者的保护。

(五) 受试者的医疗和保护

> **案例 9** 在某新药临床试验项目中,受试者决定退出研究。按方案要求,退出研究之前应有一次研究结束的访视。但该受试者因家在外地,离医疗机构路途较远,且自我感觉没有什么异常,所以拒绝来院接受退出访视和进行相关的实验室检查。如果你是该项目的研究者,你该怎么做?

1. 研究人员资质和经验应与研究要求相适应 研究人员应具备实施研究方案相应的资质,具备专业知识,掌握临床试验研究方法,有临床试验经验,熟悉相关的法律法规,并有与研究需求相适应的人员配备和设备条件。研究者在开展研究前,应接受《药物临床试验质量管理规范》培训、受试者保护相关伦理培训、临床研究方案和研究流程相关标准操作规程的培训等。

2. 因研究目的而不给予标准治疗的理由 一般而言,诊断、治疗或预防性干预试验应选择公认有效的干预作为对照。因研究目的而撤销或不给予已被证实有效干预的设计、使用安慰剂或不予治疗的对照应符合公认的伦理原则。如果研究不给予受试者公认有效的干预,研究者应确认对受试者健康是否可能产生不良影响,是否可能产生严重的损害,特别是不可逆的损害。

3. 在研究过程中和研究结束后为受试者提供的医疗保障 无论是在研究过程中,或是在研究结束后,都应对受试者提供及时的医疗保障。研究者和申办者应尽其所能地维护研究受试者的健康与福利,这也是基于伦理"善行"的基本原则。若涉及受试者有其他合并症的产生,研究者应第一时间协助受试者寻求专业的医疗护理。研究结束后,应帮助受试者平稳地过渡到常规医疗中,必要时对受试者进行安全性的跟踪随访。

4. 为受试者提供适当的医疗监测、心理与社会支持 研究者应基于研究的风险,设计在干预实施过程中和干预结束后随访的医疗监测时点和监测项目,并尽早发现和观察可能的不良反应。针对所研究的疾病和患者人群特点,如晚期肿瘤患者,建议研究者提供合适的心理与健康咨询。

5. 受试者提前退出研究时应采取的措施　受试者有随时要求退出研究的权利,同时研究者出于对受试者安全考虑,也有可能会要求其退出临床研究。研究者应在方案中写明关于受试者提前退出研究时拟采取的措施,并能够明确诊断受试者退出研究时的健康状况,如退出研究前的安全性访视等;还应关注方案关于提前退出研究后的医疗安排,保证受试者发生不良反应时能够得到相应的医疗处理,其基础疾病能够得到适当的医疗安排。

6. 延长使用、紧急使用或出于同情而提供试验用药的标准　对于新药临床试验,可能会出现受试者在结束研究后无法继续使用试验药物的情形。前提是该试验药物被证明有显著益处,且在常规临床治疗中无法取代,不继续使用可能会耽误患者的治疗而导致疾病进一步发展。对此,在方案设计中应有明确计划,合理保证对受试者的延长用药,该药可作为扩展期研究或同情使用,符合国际伦理指南的基本原则。但继续使用需符合监管部门关于获批前使用的有关规定,申办者和研究者不应拖延获得监管部门批准的过程。

7. 受试者需要支付的费用说明　在"知情同意书"中应明确告知哪些费用需要受试者承担,哪些是由研究发起方承担。若仅在"知情同意书"中告知受试者"与研究相关的费用由研究发起方承担",这样笼统的表述是不合适的。受试者因缺乏专业知识而难以辨别哪些是临床研究相关的费用。所以,应在"知情同意书"中明确告知受试者需要支付的费用。

8. 提供受试者的补偿

(1) 合理的报酬与补偿,避免过度劝诱:受试者可以得到与参加研究有关的交通费和其他补偿,包括时间和误工损失等的补偿。研究者应判断给予受试者参加研究的报酬与补偿是否合理,避免对受试者产生引诱或不正当影响。"过渡劝诱"可能会使受试者失去对风险的适当判断能力,还可能会使受试者刻意隐瞒那些可能使他们丧失参加研究资格的信息。

(2) 支付方式:给受试者报酬或补偿的支付方式,需确保既不强迫受试者,也不对其施加不恰当的影响。给受试者的报酬应按实际完成研究的比例支付,而不完全以受试者完成研究为条件。如某"知情同意书"中,未细致告知其营养费和交通费补贴的支付方式,可能会使受试者误认为只有完成所有研究访视方可获得补贴。也发现有些受试者在参加研究过程中有故意不依从行为,故设法采取多种措施来约束受试者。但违反伦理原则的措施是不可取的,建议可根据 CIOMS《涉及人的健康相关研究国际伦理指南》第十三个指南:"给受试者的报销和补偿"中"研究人员因受试者故意不依从而将其从研究中退出,他们有权扣留部分或全部款项"的表述对受试者进行事先告知,但不应有诱导受试者必须完成全部研究的表述。

9. 由于参加试验造成受试者损害、残疾或死亡时提供的补偿或治疗　"与研究相关的损害"是指完全为实现研究目的而执行研究程序或干预措施时造成的损害,受试者应获得相应的补偿、赔偿和（或）免费医疗。补偿是在不违法的前提下，合法的民事行为给对方造成一定损失的情况下进行的，而赔偿是在违法行为造成对方人身或财产损害的情况下进行的。

研究者应明确，发生与研究相关的损害时受试者将得到补偿和（或）免费医疗；"知情同意书"应告知哪些损害将获得补偿和（或）免费医疗，哪些损害将不能得到补偿和（或）免费医疗；应告知受试者不需要提出诉讼就可以得到他们因损害而有权获得的免费医疗和（或）补偿；"知情同意书"不能暗示受试者放弃为损害寻求免费医疗和（或）补偿的权利；不应包括"如果发生损害，相关人员将免于责任"的文字。

10. 保险和损害赔偿　申办者或研究发起者为研究购买保险，可以减少因支付额外的医疗费用、有关补偿和（或）赔偿造成的损失，但保险并不降低受试者的研究风险。因此，一般的研究项目不强制为研究购买保险。但也有例外，如我国《干细胞临床研究管理办法（试行）》规定，对风险较高的项目，应当采取有效措施进行重点监管，并通过购买第三方保险，对于发生与研究相关的损害或死亡的受试者承担治疗费用及相应的经济补偿。一般项目如果没有购买保险，由申办者或研究发起方承担免费治疗费用和赔付责任。当申办者没有能力承担赔付责任时，保险就显得非常有必要。但如果方案或"知情同意书"声明本项研究购买了保险，研究者应确认"知情同意书"告知的保险事项与实际情况是否相符。

> **案例分析**　研究结束或退出访视是保障受试者安全的重要环节。案例9的情况在临床试验中其实并不少见，因为各种原因，有较多受试者会放弃研究结束或退出访视。也有研究者认为，已经对受试者强调了该访视的重要性，若受试者坚持拒绝，他们也只能依从受试者意愿。对于此类情况，研究者应认真分析受试者拒绝该访视的潜在风险，尽最大的可能与受试者沟通。必要时，建议受试者在当地医院进行安全性检查，以避免研究对受试者造成潜在损害。同时，应联合申办者评估分析该事件的原因、影响和处理措施，及时按不依从和（或）违反方案事件向伦理委员会报告。

（六）隐私和保密

> **案例 10**　某申办者向伦理委员会提出申请，计划对某临床试验已结束研究的受试者进行现状调查研究。因工作量较大，且某些受试者更换了联系方式，难以寻找，申办者申请委托第三方机构通过网络等途径寻找受试者。伦理委员会是否应该批准？

隐私和保密是维护受试者权益的重要内容，研究人员有责任保护研究受试者的生命、健康、尊严、隐私和个人信息的机密。

1. 属于受试者隐私和需保密的信息　涉及人的生物医学研究需要采集的隐私和信息包括与个人身份相关的信息及与个人健康相关的信息。与个人身份相关的信息是指用来标识个人基本情况的一组数据资料。主要内容涉及个人基本情况、个人生活与工作经历和社会情况等个人信息。这些信息牵涉私人简历、私人活动与私人空间，具体包括以下内容。

(1) 个人身份相关的信息：姓名、性别、年龄或出生日期、家庭住址、电话号码、职业、学历、婚姻状况、住院号、证件号(身份证号、社会保障卡号、医疗卡号及护照号)及书写的签名等。

(2) 个人健康相关的信息：个人的医疗记录，如疾病诊断与治疗用药、血型、家族疾病、遗传性疾病及性病史等。

2. 尊重隐私权　隐私权是自然人享有的对其个人的与公共利益无关的个人信息、私人活动和私有领域进行支配的一种人格权。隐私权意味着对他人的尊重，保护隐私权即保护人的尊严。

隐私权有以下 4 项权利。

(1) 隐私隐瞒权是权利主体对自己的隐私有进行隐瞒、不为人所知的权利。

(2) 隐私利用权是权利主体对自己的隐私权有积极利用，以满足自己精神、物质等方面需要的权利。

(3) 隐私维护权是权利主体对自己的隐私权有维护其不可侵犯性，在受到非法侵犯时可以寻求公力与私力救济的权利。

(4) 隐私支配权是权利主体对自己的隐私按照自己的意愿进行支配的权利。

隐私权不得滥用，个人隐私受法律保护。侵扰他人私生活、公开他人隐私的行为，既是违反社会道德的行为，也是违法行为。

3. 保密责任　在受试者保护体系中，研究者、申办者、研究机构及伦理委员会对于受试者隐私的保护都需要承担相应的责任。

(1) 研究者的职责：生物医学研究可能会涉及受试者个人隐私及个人信息。如果研究者违反保密规定侵犯了个人隐私，是对受试者的不尊重，甚至造成严重伤害。因此，研究者有责任尽最大努力保护受试者个人隐私和个人信息，认真履行保密协议，避免伤害受试者。

研究者在医学研究中应特别注意明确以下几点：收集的个人信息对于研究目的的必要性；收集的个人信息的私密程度；收集的个人信息将计划如何使用；个人信息的收集是否会侵犯隐私权或对研究对象造成伤害；是否有计划在研究的某个阶段销毁个人身份信息；对敏感性研究及遗传研究是否有保密措施。

临床研究中，研究者常用的保密措施包括：采取恰当的措施隐藏可识别受试者身份的信息,如去除病历或标本中的个人标识符、能被联系到的此类标识符,以及通过谁联系等信息;规定受试者身份编码(如有)是如何建立的、编码保存的地点,以及在紧急情况下,何时、如何、由何人才能解开编码的信息;对受试者认为特别敏感的病历部分(如照片、录像带或录音磁带)进行销毁或匿名处理等。采取恰当的数据安全管理措施,如将研究文件放在上锁的柜子里,限制访问及数据使用的权限等。

(2)研究机构的职责:制订保密工作制度及保密守则,开展对研究人员、伦理委员会工作人员等保密守则及工作制度的培训;提供必要的软、硬件设施,包括接待受试者的私密空间、存储研究资料的独立场所和安全存储研究数据的信息系统等。

(3)伦理委员会的职责:伦理委员会虽然不是研究的直接实施者,但是有责任确保研究的设计和实施符合伦理原则,这是保护受试者权益及安全的一个关键环节。对于隐私保护问题,伦理委员会需要关注的是研究者获知潜在研究对象的渠道,并确认收集个人信息的必要性,审查是否有足够的措施对受试者的隐私进行保护。

4. 特殊类型研究中的保密

(1)敏感性研究的保密:敏感性研究信息的披露可能会导致社会偏见或歧视(如艾滋病研究)。因此,一些敏感性研究需要更复杂和更严密的保密措施。敏感性研究包括:与性生活、性取向或性工作相关的研究;与酒精、药物或成瘾产品相关的研究(如酗酒和毒品研究);与个人心理健康或精神健康相关的研究。这类研究可能涉及个人财务、就业能力、健康状况或名誉等信息。对敏感性研究信息的保密可采取在符合研究目的的前提下,不收集研究对象的个人身份信息,严格规定查阅研究资料的权限要求及必要时免除知情同意签字等措施。

(2)遗传学研究的保密:利用可识别受试者身份的生物标本进行遗传学研究,必须获得受试者或监护人的知情同意。对遗传学研究的保密可采取以下措施。

1)如果符合免除知情同意的条件并得到伦理委员会批准,生物标本必须被完全匿名并脱离有关联系。

2)当有正当的临床或研究理由,生物标本不能完全被匿名并需要将遗传学研究的结果与受试者相关联时,研究者向受试者保证并说明,受试者的身份将通过生物标本的安全编码、限制访问相关数据库而得到保护。

3)出于医学或研究的理由,要将遗传试验的结果报告给受试者或受试者的医师时,受试者应该被告知信息计划被告知的人员和途径,以及研究标本将被清楚地标记。

4)诊断性遗传学研究结果未经受试者同意,研究者不得将其公开给受试者的亲属,并且在研究方案及知情同意中清楚地表明未经受试者同意避免将研究结果公开的措施。

5. 知情同意对隐私保密的告知   在"隐私保密知情同意书"中,研究者有责任清楚告知以下信息:①研究所涉及的受试者隐私的资料储存和使用情况及保密措施;研究者保守机密的能力受到法律和其他规定的限制;②申办者的监查员和稽查员、机构伦理委员会和政府管理部门可以在法律法规所准许的范围内,在不侵犯受试者隐私的情况下,直接查阅受试者的原始医疗记录,受试者或其合法代理人在签署书面"知情同意书"时即授权这种查阅;③经伦理委员会批准免除知情同意的研究,应确认受试者的隐私和个人身份信息得到保护。

> **案例分析**　我国法规明确规定,未经授权不得将受试者信息向第三方透露。案例 10 中,研究者在未经受试者授权的情况下将信息提供给第三方公司是明确不合规的。若这些研究确实有科学和社会价值,原则上可以开展,但必须符合伦理要求,可以由研究团队成员实施联系受试者的工作。

（七）弱势受试者的特殊保护

> **案例 11**　某教授计划招募科室的 20 位实习生作为健康志愿者参与其负责的临床研究,这样做是否合规?

1. **弱势受试者定义**　据 2020 版中国《药物临床试验质量管理规范》术语定义:弱势受试者是指维护自身意愿和权利的能力不足或丧失的受试者,其自愿参加临床试验的意愿有可能受到试验的预期获益或拒绝参加可能被报复的影响,包括研究者的学生和下级、申办者的员工、军人、犯人、无药可救的疾病患者、处于危急状况的患者、入住福利院的人、流浪者、未成年人和无能力知情同意的人等。

2. **弱势受试者参加医学研究的特殊保护措施**

（1）弱势受试者参加研究的伦理要求:选择弱势受试者参加医学研究,首先须确定研究目的是为了弱势受试者个人或其相同处境群体的健康需要,且是该群体需要优先关注的健康问题,并且如不使用该人群作为受试对象,将无法达到预期研究目的。所选择的弱势受试者应尽可能从研究结果中获益或有未来潜在获益的可能。当研究对弱势受试者不提供直接获益可能,研究风险一般不得大于最小风险,除非伦理委员会同意风险程度可略有增加。当受试者不能给予充分知情同意时,要获得其法定代理人的知情同意,如有可能,还应同时获得受试者本人的同意。

（2）风险控制的特殊保护:当研究考虑招募弱势群体或个人时,研究人员和研究伦理委员会必须确保采取了特殊的保护措施,以保护这些个人和群体在研究过程中的权利和福利。但也需要特别注意,不要过度排除弱势受试者,应在有特殊保护措施的前提下允许他们参加研究。对于研究风险大于最小风险,且有直接获益前景的医学研究,则研究风险应与日常医疗干预措施的风险相当;对于研究风险稍大于最小风险,且没有直接获益前景的研究,研究干预措施对受试者的影响应与他们实际的医疗状态相当,研究干预有望对该人群未来有预期获益或能产生该人群疾病相关的重要知识。

案例分析　案例 11 中的情形明显不符合弱势受试者的保护原则。研究者的学生属于弱势受试者群体,学生会担心因为不参加研究而受到不公正待遇,从而违背自己的意愿参加研究。

(八) 利益冲突的管理

案例 12　某外科医师拥有一个产品专利,于是寻求某医疗器械企业与其合作,共同开发该专利产品。该外科医师作为主要研究者牵头了这项临床试验,请问他的这种做法是否合乎伦理要求?

1. 利益冲突的定义　利益冲突来源于与研究人员、研究机构、申办者、伦理委员会和政策制定者相关的次要利益对健康相关研究主要目标的影响,健康相关研究的主要目标与次要利益之间的冲突被定义为利益冲突。次要利益通常被认为是不合理的,但又经常是需要的和研究相关方渴求的。当次要利益占据主要地位,不适当地影响、歪曲、阻碍研究人员对受试者健康和利益及研究结果等相关问题的正确判断时,冲突就产生了。金钱、名利、权力是经常危害专业判断公正性的次要利益。

2. 利益冲突的表现　研究中的不同利益相关者可能拥有不同类型的利益冲突,可表现为:①与研究人员个人经济或学术相关的利益冲突,如研究人员自发的研究项目,或者接受研究申办方过高的研究劳务费或其他项目资助等;②研究机构(大学、研究中心或制药公司)相关的经济或声誉利益冲突,如研究机构职务发明的专利申请,成果转化的临床研究等;③研究伦理委员会委员与研究项目或研究申办方之间的利益冲突,如伦理委员会委员或其直系亲属是研究项目或申办方的成员,或者有其他项目合作等。

3. 利益冲突的管理原则　研究的所有利益相关者应共同制定和遵守利益冲突管理政策和程序,必要时成立独立的利益冲突管理委员会,同时满足以下几个基本原则。

(1) 公开原则:研究者应进行利益冲突自我评估,向伦理委员会公开所有与申办方的经济或非经济的关系;伦理委员会委员必须公开其存在或可能存在的利益冲突,必须签署保密协议、利益冲突声明;研究机构应公开其利益冲突,如不建议在本研究机构内开展与其职务发明成果相关的临床试验等。

(2) 审查原则:伦理委员会负责对存在或潜在的利益冲突行使审查职责,对研究者的利益冲突进行评估,判断利益冲突发生的可能性、是否会使一个理性的人做出非理性的决断、是否会给决定或判断带来偏倚等,并做出限制、禁止等审查决定。同时作为伦理委员会委员的研究者,应自觉回避存在或有潜在利益冲突项目的审查。

(3) 限制原则:研究者如与研究项目或申办方有重大经济利益冲突的,应限制参加研究的重要部分,如知情同意的过程、不良事件报告等直接与保护受试者权益相关的研究工作。负责研究设计的研究者不能和申办方具有经济利益关系;同时担任伦理委员会委员的研究者,应回避自己承担研究的项目审查、讨论和投票环节。

案例分析　我国《医疗器械临床试验质量管理规范》中明确规定,研究者在"知情同意书"中应明确告知受试者其与该项目和申办者是否存在利益冲突。案例12中的研究者是研究产品的专利所有人,同时又作为主要研究者牵头开展该产品的临床试验,这不可避免地存在较大的利益冲突问题。所以,该专利所有人不能作为研究者参与临床研究,更不能作为主要研究者。

（九）利用生物样本与信息的研究

案例 13　某研究者计划开展一项回顾性的临床研究,需要使用病理科保存的石蜡标本。但在留取标本时,没有取得患者对其标本可用于将来研究的知情同意。该研究者是否可以直接提取该标本用于研究?

1. 生物样本和信息的定义　利用生物样本和信息的研究是指医学研究中利用人类的各种生物样本,包括组织、全血、血浆、血清、DNA、RNA、生物体液或经初步处理过的生物样本,以及与这些生物样本相关的各种临床资料、病理、治疗与随访等信息数据。

由于生物标本连接个人遗传信息、健康和生活方式等相关信息,这种关联既使得生物样本具有重要意义,但也由于其中包含着大量信息,一旦被无限制地使用,将对相关人员的信息保护产生潜在风险,对样本所有者的家庭,甚至子孙后代或社会人群产生影响。因此,由于生物样本及信息具有特殊性和敏感性,针对利用生物样本及信息研究的伦理规范也有其特别要求。

2. 知情同意　医学研究使用可能识别受试者身份的人体生物样本或信息(如生物样本库的标本、生物材料或信息数据)时,医师必须寻求受试者对采集、储存、利用这些生物样本的书面知情同意。受试者或患者已明确拒绝任何研究利用其生物标本及信息的,只有在公共卫生紧急需要时才可利用。

（1）受试者知情同意的告知信息:对于有特定研究目的的研究,研究者应向样本来源者提供特定的知情同意,特定的知情同意的要求和应告知要素与常规的临床研究知情同意基本一致,应同时满足完全告知、充分理解和自主选择的基本要求。而对于研究目的未知的情形,应提供及实施广泛的知情同意。根据 CIMOS 2016 版《涉及人的健康相关研究国际伦理指南》要求,研究者应以受试者能理解的语言和文字表述提供包含但不限于以下信息:①保存和利用生物样本资源的目的、储存条件和期限。受试者可以在任何时候撤回其同意而不受损失和惩罚。②访问和接触生物样本的规则。③样本提供者联系生物样本管理员并了解样本和信息未来使用情况的方式。④生物材料的可预期用途,无论是仅限用于已完全确定的研究,还是扩展用于一些完全或部分未确定的研究。⑤该类用途的预期目标,是仅用于研究(基础研究或应用研究),还是也可用于商业目的。具有商业目的的研究,受试者是否将从生物样本研发的商业产品中获得金钱或其他利益。⑥如果出现样本来源者未要求反馈的研究结果,将如何处理。⑦采取哪些保密的措施及这些措施的局限性。⑧研究结束时,是否有销毁样本计划,如果不销毁,是否有储存的详细安排(在何处、如何储存,储存多长时间和最终处置方式),以及可能的未来用途。受试者有权决定样本将来的使用,有权拒绝储存,并有权要求将材料销毁。⑨预期的获益和潜在的风险等。

(2) 遗传物质相关研究须对受试者有特殊的告知信息:生物多样性的保护是全人类共同关注的事项,各国对自己的生物资源拥有主权。2019 年 6 月,正式颁布的《中华人民共和国人类遗传资源管理条例》对我国的人类遗传资源管理提出了明确和具体的要求。因此,医学研究中需使用受试者和(或)家族的遗传物质和(或)信息时,除上述生物样本及信息研究的知情同意信息外,应有特殊知情同意告知信息:①受试者具有自主选择权,决定是否参加利用其本人和(或)其家族的遗传物质和(或)信息的医学研究。②其个人和家属的遗传信息及资源是否得到有效保护。③受试者有权选择是否被告知研究结果。④当研究牵涉跨国研究或样本需要交给其他研究单位完成时,遗传资源无泄漏和流失的风险。⑤本国以外的组织是否能取得遗传资源的决定权属于本国政府,并依照本国法律法规执行。

对于是否被告知研究结果,CIOMS《涉及人的健康相关研究国际伦理指南》中指出一个新的专家共识:如果样本来源者愿意,至少在基因研究方面的一些发现应该反馈给个体样本来源者,但需要满足反馈研究结果的 3 个基本原则——结果必须具有分析效度、临床意义和可实施性。这意味着科学有效性或临床意义不确定的信息不适合向受试者反馈。

(3) 受试者撤销同意的权利:以医学科学研究为目的而采集人体生物样本,受试者有撤销其同意的权力。如受试者撤销同意,则不应再使用其生物样本,除非生物样本已被不可逆转地切断了与受试者的关联。如果没有被不可逆转地切断关联,有关生物样本及信息数据则应按照受试者的愿望加以处理。撤销同意应由样本来源者或其法定代理人签署正式的书面文件。

3. 免除知情同意的原则

(1) 使用临床诊疗中获得的生物样本及信息数据:当研究需要利用以往临床诊疗中获得的医疗记录和生物样本,且符合以下全部条件时,经伦理委员会批准可以部分或全部免除知情同意:①研究造成的风险极小,患者的权利或利益不会受到侵犯;②受试者的隐私和机密得到保护;③研究的设计是回答一个重要的问题,即研究有重要的科学和社会价值；④若规定需获取知情同意,研究将无法进行[患者和(或)受试者拒绝或不同意参加研究,不是研究无法实施、免除知情同意的理由]。只要有可能,应在研究后的适当时间向受试者提供适当的相关信息。

若患者和(或)受试者先前已明确拒绝在将来的研究中使用其医疗记录和生物样本,则该受试者的医疗记录和生物样本只有在公共卫生紧急情况需要时才可被允许使用。

如果符合免除知情同意的条件并得到伦理委员会批准,必须使生物样本完全匿名并脱离有关联系,以保证该研究不会暴露相关个人信息。

(2) 研究中获得的生物样本及其健康信息的二次利用:当研究需要以往研究中获得的生物样本及其健康信息并进行二次利用,且符合以下全部条件时,经伦理委员会批准可以免除知情同意:①以往研究已获得受试者的书面同意,允许其他的研究项目使用其信息或标本;②本次研究符合原知情同意的许可条件;③受试者隐私和身份信息的保密得到保证。

4. 隐私与保密的原则　　在采集、分析、保存及使用受试者的生物样本及其信息时,重要的是要确定样本及其信息是否会辨认出个人属性,是否能确保对样本和信息来源者隐私及信息的严格保密。例如,在为医学和科学研究目的采集和长期储存生物样本及其信息时,应努力保护个人隐私,确保与可识别的个人、家庭或群体有关联的生物样本和信息的保密性,包括给受试者的身份加以编码或匿名,使其不能追溯到个人属性。向研究者提供生物样本和信息时,应将样本和信息进行匿名处理,编码的密钥仅授权人员可接触。若研究者需要样本来源者的身份信息,应重新获得其知情同意,不应向第三方,特别是向有经济利害关系的相关方(雇主、保险公司、教育机构和家庭等)披露,除非是在关乎重大公共利益,或者受试者事先在自愿并知情的情况下明确表示同意,且符合国家法律法规的规定的情况下。

> **案例分析**　　根据国家卫生计生委 2016 版《涉及人的生物医学研究伦理审查办法》中豁免知情同意的条件:①利用可识别身份信息的人体材料或数据进行研究,已无法找到该受试者,且研究项目不涉及个人隐私和商业利益的;②生物样本捐献者已经签署了"知情同意书",同意所捐献样本及相关信息可用于所有医学研究的。案例 13 中的研究者若需要使用病理科保存的石蜡标本开展研究,在获得医院和病理科同意的前提下,还必须尽量联系受试者,获得其知情同意后方可使用该标本。除非符合上述豁免知情同意的理由。

四、伦理委员会

伦理委员会是指由医学、药学及其他背景人员组成的委员会,其职责是通过独立地审查、同意、跟踪审查试验方案及相关文件，获得和记录受试者知情同意所用的方法和材料等，确保受试者的权益、安全受到保护。

（一）伦理委员会的职责和组成要求

国家卫生计生委于2016年颁布的《涉及人的生物医学研究伦理审查办法》明确提出，从事涉及人的生物医学研究的医疗卫生机构是涉及人的生物医学研究伦理审查工作的管理责任主体，应当设立伦理委员会，并采取有效措施保障伦理委员会独立开展伦理审查工作。"独立"是指伦理委员会的组成和一切活动不应受任何相关组织和实施者的干扰或影响。医疗卫生机构未设立伦理委员会的，不得开展涉及人的生物医学研究工作。该法规明确规定伦理委员会由医学专业人员、法律专家、非医学专业人员和外单位人员组成，应当从生物医学领域和伦理学、法学、社会学等领域的专家和非本机构的社会人士中遴选产生，人数不得少于7人，并应有不同性别的委员，少数民族地区应当考虑少数民族委员。必要时，伦理委员会可以聘请独立顾问。独立顾问对所审查项目的特定问题提供咨询意见，不参与表决。伦理委员会的职责是保护受试者合法权益，维护受试者尊严，促进生物医学研究规范开展；对本机构开展涉及人的生物医学研究项目进行伦理审查，包括初始审查、跟踪审查和复审等；在本机构组织开展相关伦理审查培训。

伦理委员会有以下常规功能。

1. 审查功能　伦理委员会具有独立的审查批准权力，对涉及人体的临床研究项目、新技术或某些新的医疗措施进行伦理审查，项目不经其批准不得实施。同时，对被批准项目的实施和进展情况进行伦理监督。通常，伦理委员会无权对违反伦理标准的研究者进行制裁，但可以在认为必要时，撤回对研究项目的批准。

2. 指导咨询功能　对政策制定、医患之间的伦理矛盾、处理临床疑难病例方案的伦理选择和涉及重大伦理问题的项目提供伦理方面的咨询和建议。

3. 培训功能　伦理委员会应在本机构组织相关伦理审查培训，培训对象可以是伦理委员会成员、研究者和研究相关人员。

（二）伦理委员会的分类和各自功能

随着医学科学的不断发展，伦理委员会工作的内涵和外延也在不断扩展。医疗机构、科研院所和高校都相继成立了伦理委员会。伦理委员会保护对象已从受试者扩展到与医疗活动相关的人员，如器官移植的捐献者、辅助生殖技术中的供受各方等。伦理委员会的功能拓展为审查批准、政策研究、教育培训和咨询服务。

目前，医疗机构的伦理委员会基本可以分为医学研究伦理委员会（Institutional Review Board，IRB）和临床医疗伦理委员会。前者主要对开展涉及人的所有生物医学研究项目进行伦理审查，后者主要围绕临床诊治过程中的伦理问题及新技术在临床应用前开展伦理审查、评估和咨询。近年来，根据国家有关部门规定，部分医疗机构还针对某一特定的领域设置专门的伦理委员会，如生殖医学伦理委员会、器官移植伦理委员会等。生殖医学伦理委员会对人类辅助生殖技术的全过程和有关研究进行监督，开展生殖医学伦理宣传教育,并对实施中遇到的伦理问题进行审查、咨询、论证和建议。而对于器官移植伦理委员会,医疗机构在每例人体器官移植前,必须将人体器官移植病例提交本医疗机构人体器官移植伦理委员会进行充分讨论,并说明人体器官来源的合法性及配型情况,经同意后方可为患者实施人体器官移植。

(三) 伦理审查和跟踪管理

1. 伦理审查方式　根据国家卫生计生委 2016 版《涉及人的生物医学研究伦理审查办法》的相关要求,以及国家药品监督管理局 2010 版《药物临床试验伦理审查工作指导原则》的规定,伦理审查方式有会议审查、紧急会议审查和快速审查。会议审查是伦理委员会开展项目审查的主要方式,即通过召开伦理审查会议对研究项目进行讨论、投票和表决,给出意见和建议。会议审查方式到会委员人数必须符合法定人数要求。快速审查是会议审查的一种补充,启动快审方式,必须满足快审的条件。对已批准研究项目的研究方案做较小修改,且不影响研究风险-获益比的研究项目,以及研究风险不大于最小风险(研究预期伤害或不适的可能性和程度不大于日常生活或进行常规体格检查及心理测试时所遇到的风险)的研究项目可以申请简易审查程序。简易审查程序可以由伦理委员会主任委员,或者由其指定的一个或几个委员进行审查,审查结果和理由应当及时报告伦理委员会。

在国家突发公共卫生事件需要紧急启动研究项目,以及研究过程中出现重大或严重问题危及受试者安全时,伦理委员会应召开紧急会议进行审查。

随着我国政府相关部门对伦理委员会建设的监管和要求的提高,相当一部分伦理委员会借助国内外经验加强了自身伦理审查体系建设,完善了伦理委员会标准操作规程,开始实施"主审制"的审查模式。常规对每个项目指定 1~2 名主审委员,既有分工又有合作地对研究项目进行更细致、深入的审查。

2. 伦理审查类型　根据我国涉及人的生物医学研究相关法规和指南的规定,伦理审查类型包括初始审查和跟踪审查。跟踪审查包括修正案审查、年度和(或)定期跟踪审查、安全性事件报告审查、偏离方案审查、暂停和(或)提前终止临床研究审查和研究完成审查。根据我国上海市地方标准《涉及人的生物医学研究伦理审查规范》(DB 31/T899—2015),必要时,伦理委员会可以对研究进行实地访查。2020 版《药物临床试验质量管理规范》规定伦理委员会应当重点关注:临床试验实施中为消除对受试者紧急危害的试验方案的偏离或修改;增加受试者风险或显著影响临床试验实施的改变;所有可疑且非预期的严重不良反应;可能对受试者的安全或临床试验的实施产生不利影响的新信息。

(1) 初始审查:伦理委员会对第一次递交的项目开展审查,一般采用会议审查的方式。审查主要针对项目的科学性和伦理合理性进行。伦理审查的主要内容包括研究的意义与社会价值、科学设计与实施、风险与获益,受试者的招募方式和招募材料、知情同意及过程、医疗和保护、隐私和保密,以及弱势受试者的保护等。

研究者在获得伦理委员会批准后、项目实施前,需在公众可及的网络登记系统登记研究项目相关信息,获得登记号。如有涉及遗传资源的研究,根据 2019 版《中华人民共和国人类遗传资源管理条例》向国务院科学技术行政管理部门申请报批,获得批准后方可开展相应的研究项目。

(2) 跟踪审查:伦理委员会对已开展的项目进行审查,主要是针对研究过程中,对任何影响研究风险和获益比的事件开展跟踪评估。

1) 年度和(或)定期跟踪审查:伦理委员会对已实施的项目进行年度和(或)定期审查,至少 1 年 1 次。伦理委员会根据初始审查时按照风险程度确定的跟踪审查频率开展定期审查,常规有 3 个月、6 个月和 12 个月。对于研究风险程度较高的项目,如医疗新技术的伦理审查,定期跟踪审查的频率可采取“完成 1 例即向伦理委员会报告 1 例”的方式,以再次评估研究风险与获益比是否在合理的范围内。

2) 修正案审查:临床研究方案、“知情同意书”、提供给受试者的任何材料或主要研究者的变更均需递交至伦理委员会进行修正案审查,待批准后方可执行。但不包括为了及时消除对受试者的紧急危害,或者更换监查员、电话号码等仅涉及临床试验管理方面的改动。

3) 安全性事件报告的审查:伦理委员会重点审查和关注可疑且非预期的严重不良反应,以及可能影响受试者安全、可能影响临床试验实施、可能改变伦理委员会同意意见的安全性信息。安全性信息包括文献、数据与安全监察报告、期中分析结果、安全性更新报告和研究者手册等。伦理委员会重点评估研究的风险与获益比是否改变、对受试者的保护措施等要素。

4) 偏离方案的审查:伦理委员会重点关注为消除受试者紧急危害的偏离方案,或者增加受试者风险或显著影响试验实施的偏离方案。伦理委员会应要求申办者和(或)研究者就事件的原因、影响及处理措施予以说明。伦理委员会重点审查事件是否影响受试者的安全和权益、是否影响试验的风险与获益。

5) 暂停和(或)提前终止研究的审查:伦理委员会需要对暂停和(或)提前终止研究的报告和说明进行审查,主要审查和关注对受试者后续的医疗与随访措施、采取进一步保护受试者措施的必要性。

6) 研究完成审查:研究者在研究结束后,应当向伦理委员会递交最终报告,包含对于研究发现的总结和结论。研究完成伦理审查主要关注安全性事件的处理、受试者安全与权益的保护。

| 第二节 | 动物实验伦理

动物实验的伦理问题不仅是人类如何对待动物的问题,更是人类如何对待自己和自然的关系、如何理解自己在自然环境中所处位置的问题。从人类历史的发展来看,长期以来的主导思想是"以人为中心"。其他动物,无论是驯化的家禽、家畜,还是野生动物,以及衍生出来的宠物和实验动物,归根结底都是为人类的利益服务。历史上,除了少数圣人或思想家,鲜有人思考这种认知是否合理。在很长时间里,我们中的大多数人都理所当然地认为,利用动物为人类群体的利益服务是正当、合理且毋庸置疑的,更无须考虑动物们的感受。

直至 19 世纪,开始有防止虐待动物的相关法律出台。1822 年,英国议会通过的《禁止残忍和不当对待家畜法案》(又称《马丁法案》),是世界上第一部专门针对保障动物福利制定的法律。正如意大利神学家阿奎奈(Aquinas)和德国哲学家康德(Kant)所言:"禁止虐待动物法案的推出,本质上是希望在社会上禁止这些残忍行为,以防有朝一日被应用到人类自身,人类对它们并不负有直接的责任。"这些法案的出台,虽然依旧离不开以人为中心的主导思想,却在一定程度上改善了动物的处境,终结了人类对待动物无所禁忌的历史。

在医学领域,由于解剖人体的禁忌,古代医学家很早就开始了通过解剖动物来间接认识人体的结构,这种做法很长时间以来未受到伦理的质疑。从 19 世纪中期开始,医学界已不再满足于解剖动物尸体,而是大量使用活体动物开展更广泛的科学探索和实践,发展了以动物实验为基本内容的实验医学,特别是基于模拟人体生理或病理状态的动物模型研究,推动了生物医学的迅猛发展。在生物学或医学院校内,基于动物的实验教学活动也大规模开展着,成为增进学生理解医学知识、提升学生实践操作能力的重要手段。与此同时,伴随着近代工业文明的兴起与人口的剧增,人类开始了对海洋与陆地动物的疯狂屠戮。野生动物数量的锐减及部分物种的灭绝唤醒了人类的动物保护意识。动物保护运动及有关动物权利的争论也日益高涨,动物实验面临前所未有的伦理挑战。更有学者质疑动物实验的可靠性及其在人类疾病探索中的价值。

在动物实验学的发展过程中,科学界保护动物权利与福利的意识也不断增强。目前,科学界主流观点认为医学科学的发展依然离不开动物实验,动物实验研究和教学活动仍将继续。动物实验伦理就是在开展动物实验与确保实验动物福利和权利之间求得平衡的一门艺术。我们不仅需要从法律、规则和道德层面来规范研究者的行为,更需要让研究者意识到实验动物对人类社会发展的贡献和牺牲,善待它们,用好它们,确保人和自然的可持续发展。

一、实验动物及其在医学发展中的作用

实验动物泛指所有在实验过程中使用的动物,包括传统意义上的实验动物,以及少量用于实验研究的家养或野生动物。绝大多数的实验动物是人们在有资质的生产场所繁殖、培育、严格控制其生活环境及携带病原生物,遗传背景明确、来源清楚,并被明确用

于科学研究、教学、生物制品生产、药品检测及其他科学研究的动物。这种在严格人为控制下产生的实验动物,对实验处理敏感,个体间反应均一性和遗传稳定性好,是实验结果精准、可靠及可重复的重要保障。实验动物的属性与其他动物如肉食经济动物、宠物和野生动物有本质区别。实验动物是为了科学研究目的出生的,其整个生命过程均受人为控制,并在一定条件下接受实验研究。换而言之,如果没有研究的需要,它们就不会出现在地球上。

纵观历史,正是由于动物实验方法的广泛应用,医学科学得以迅猛发展,从而解决了许多以往不能解决的实际问题和重大理论问题。有研究表明,人类健康相关研究中的重大成果,近一半是通过实验动物模型研究得出的。比如,病原微生物鉴定中的郭霍法则(Koch's postulates),其关键点在于将人体中分离得到的细菌接种至健康动物,如能引起与人类相同的疾病,且从该动物体内分离出相同的细菌,才能认为该细菌是该疾病的病因。正是在郭霍法则的指导下,一大批重要的病原菌相继被发现,包括结核分枝杆菌、霍乱弧菌、脑膜炎奈瑟菌、痢疾志贺菌及白喉棒状杆菌等,并由此迎来了细菌学研究的黄金时代。在药品研制、毒性分析等方面,实验动物的作用也很难被替代。每种新药物,只有经过动物实验证明其安全性和有效性,才能进行后续的临床应用研究。此外,实验动物也是很多生物制品原料的提供者,如白喉抗毒素就是将白喉菌液免疫动物后获得的免疫血清。白喉抗毒素挽救了无数白喉患者的生命,其发明者德国微生物学家贝灵(Behring)也因此获得了首届(1901年)诺贝尔生理学或医学奖。

现阶段,动物实验依然是医学科学发展的一个不可或缺的研究手段和基本途径。实验动物常被认为是生命科学研究中"活的试剂",是食品、药品评价中"活的天平",是医学、药学、航空航天和疾病防控研究中的"人类替难者",是人类健康与安全"活的屏障",是应用于人体之前的"最后一道防线"。

二、动物实验伦理的形成与发展

实验动物对于当今人类的健康具有非同寻常的意义,且短期内难以被替代;而人类利用实验动物展开科学研究,又不可避免地对实验动物造成生理或心理上的伤害,甚至死亡。动物实验伦理概念的提出,正是为了解决这一矛盾。其核心理念是要求人类关注受试动物的福利,建立积极改善动物实验的研究方案,并以更加人道的方式对待实验中的动物,尤其是那些能够体验到痛苦的动物。

动物实验伦理的概念虽然在近现代才出现,但古代的先哲们早已用文字记录了他们最朴素的动物伦理思想。比如,孟子曾说过:"君子之于禽兽也,见其生,不忍见其死;闻其声,不忍食其肉。是以君子远庖厨也。"西方哲学家柏拉图认为,动物与人类"分享灵魂的一部分"。叔本华在《论世间之苦难》一书中指出:"所有动物,包括纤毛虫,都会体验到痛苦。"但并不是所有的先哲都认同上述观点,如提出"我思故我在"的笛卡尔认为:"动物没有灵魂,因而没有自我意识和疼痛体验。"此观念在麻醉剂发明前为开展活体动物实验提供了理论支持。

1859年,查尔斯·达尔文(C. R. Darwin)的《物种起源》发表,为利用动物进行研究进而认识人体提供了科学依据,同时也提示动物与人类具有共同的祖先,为动物保护主义者将动物视为与人类具有同等权力找到了理论依据。19世纪末,西方社会有关实验动物的权利和福利及其用于科学研究是否合理的争论达到顶峰。既有要求彻底废除动物实验的动物权利论者,也有要求对动物实验研究不受限制的科学家;既有人认为动物实验有益于人类群体利益,也有人从科学角度质疑动物实验的科学性和医学价值(从纯医学角度看,人体才是最佳的实验对象)。争论双方各执一词,公众要求对动物实验进行更严格的监管,而研究人员则呼吁更多的研究自由、自主权。此时出现一批既重视动物保护,又重视科学进步的学者,他们意识到需要从中寻找平衡点。其中最著名的是达尔文,他对动物满怀喜爱,憎恶任何对动物的残忍行为。但他同时也致力于开展动物实验研究,以推动科学进步。

1875年,英国成立了第一个反对动物实验的组织——反活体解剖协会(National Anti-Vivisection Society,NAVS)。同年,两份议案提交到了英国国会,分别是由Lord Henniker发起的"亨尼克尔议案"(Henniker bill)及由达尔文等科学家群体提出的"普莱费尔议案"(Playfair bill)。科学家起草的议案在某些方面更严格。例如,建议动物实验只能为促进科学研究的进步而进行,而不是为了教学目的。这两份议案的提交,直接促成了英国于1876年推出《防止动物虐待法案》。这也是世界上第一部有关实验动物福利的法律。

进入20世纪后,医学科学获得了前所未有的发展,动物实验研究在其中发挥了至关重要的作用。在实验动物的选择方面,也逐渐从犬、马等与人类情感联系紧密的物种逐渐转向被人类群体讨厌的啮齿类动物(大鼠、小鼠等),让民众从心理上更容易接受动物实验研究。此外,科学家在保障人类健康的同时,也开始致力于保障动物群体的健康。动物实验的终极目的逐渐变成了"维护人类甚至动物自身的健康",符合医学人道主义的宗旨。

反对动物实验的呼声在20世纪下半叶重新抬头。澳大利亚哲学家彼得·辛格(Peter Singer)于1975年出版《动物解放:我们对待动物的新伦理》一书,为动物权利运动提供了一个强有力的哲学基础。辛格认为在研究中使用动物及其他任何从动物中获得食物、衣服等行为,都是基于理查德·莱德(Richard Ryder)于1970年提出的"动物比人类低等"这一基本思想。这种物种歧视与种族歧视、性别歧视一样都不具有合理性和正当性。然而,辛格并不是反对所有的动物实验研究,他认为研究应该以"增进受影响者(实验动物)的利益"为目标,并应遵循"众生平等(反对人类中心主义)并兼顾利益"的原则,优先并最大限度减轻受试者的痛苦。美国哲学家汤姆·里根更是动物权利运动的支持者。他反对一切基于动物的实验研究,在1983年出版的《动物权利案例》(*The Case for Animal Rights*）一书中，里根提出我们应该将康德的"内在价值"概念扩展到所有具有感知能力的生物。尽管实验动物没有能力理解或要求这些权利，但它们理应被赋予这些权利，正如人类的小婴儿和严重弱智者。因此，尊重动物的生命和幸福应该被视为绝对的道德价值观，只有在非常极端的情况下，如自卫时，才能违反。

这一时期争论的焦点是动物是否拥有与人一样的权利。动物保护运动有两个基本派别，动物权利和动物福利。动物权利论者认为：动物拥有自身固有的内在价值。由于这种价值不是人赋予的，而是自然本身生成的，因而动物也具备自身独立的道德主体地位，拥有属于自己的生存权利。持有这种观点的人认为，动物不再是人的财产和工具，而是跟人一样的主体性存在，人必须像对待自己的同类一样公平地对待动物，人类对动物的义务是直接的。动物福利论者则认为：动物缺乏认识自我利益和自我限制冲突的能力，无自我意识，因此不能拥有权利；人类对动物的义务是人对人的义务在动物身上的反映，是间接的。也就是说，人类之所以要提出保护动物福利，并不是因为动物本身具有内在价值因而有权要求人类保护它，而是因为如果不保护动物的福利，其他人或社会整体的利益将受到不利的影响。有关动物福利和动物权利的争论仍在持续中。

此外，更有学者提出，由于人与动物归属不同的物种，存在生理和遗传上的差异，疾病动物模型与人类疾病之间存在差异，以及实验室特定环境下做出的研究结果受影响因素众多，因此质疑动物实验的可靠性及对人类疾病的预测价值。举例来说，在新药研究过程中，任何药物在进入 I 期临床试验之前必须先在动物身上验证其有效性和安全性。而不可靠的动物实验结果可能使进行临床试验的志愿者面临不必要的风险，还可能因为不恰当的动物实验误导，放弃了有价值的药物。因此，其认为无论从事何种研究，动物实验都无法可靠地预知人类的健康问题，最适合用于实验研究的是人类自身。这一观点更是从根本上动摇了动物实验存在的价值和意义。

不可否认，人类在动物实验伦理方面的进步与动物保护组织的持续努力是分不开的。动物权利运动客观上推动了人类社会更加全面、客观地审视动物实验研究，通过建立更加规范、全面的法规约束科研工作者的行为。比如，半数致死量（median lethal does，LD_{50}）试验，即刚刚使半数实验动物死亡的药物剂量，于 1927 年由美国的特里文（Trevan）提出并由美国食品药品监督管理局（Food and Drug Administration，FDA）执行。动物权利组织一直批评以动物进行 LD_{50} 测试的必要性，特别是其中一些物质可能令动物在长时间痛苦状态下死去。20 世纪 80 年代开始，众多国家陆续开始禁止使用口服 LD_{50} 测试。又如德莱塞眼部刺激实验（Dreiser eye irritation test）曾经是检测化妆品安全性的重要实验，如今也已被多国立法禁止使用。

无论是在哲学领域有关动物福利和动物权利的争论，还是在科学领域有关人体实验和动物实验的辩论，始终保持着应有的文明和克制。然而在现实世界中，从 20 世纪 70 年代开始，动物权利保护者的极端行为开始出现，他们擅自闯入、袭击动物设施和实验室，对研究人员及其家人发出死亡威胁，实施各种形式的暴力攻击。比如，1995 年 8 月 8

日,墨西哥动物解放阵线成员曾将一个假核弹头丢向法国驻墨西哥大使馆造成恐慌;2005年8月25日,英国牛津的赫特福德学院船形屋被炸弹袭击。在当今文明社会,这种极端化行为无论出于何种理由都是不能被容忍的,加强立法以调和各方矛盾是解决问题的重要途径。

NAVS为纪念休·道丁(Hugh Dowding)男爵的贡献,在1979年提出将其生日4月24日定为"世界实验动物日"。这一倡议随后获得联合国的认可。道丁男爵曾任该协会的会长,在英国的上议院就动物实验的伦理、福利问题进行慷慨陈词。"世界实验动物日"的确立是人类对实验动物群体表达感恩之情的一种形式,也让无数从事动物实验的科研工作者和学生有了释放愧疚之情的通道。近年来,国内越来越重视动物实验的

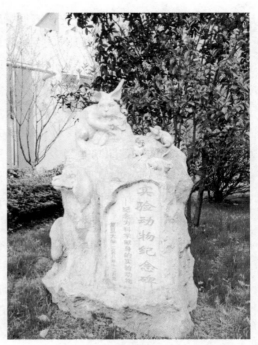

图3-1 复旦大学枫林校区的实验动物纪念碑

伦理问题,对动物实验的伦理审查越来越规范、严谨。实验动物的纪念碑相继竖起(图3-1),悼念仪式也越来越普及。这些都从侧面反映出主流社会对待动物实验的态度和价值取向的转变。

三、动物实验伦理的基本内容

今天的科学研究较19世纪更依赖动物实验,任何以保护动物权利的名义而杜绝使用动物进行实验的行为,都是不切实际的。尽管针对动物实验的伦理争论和质疑一直持续存在,但出于生物医学发展目的的动物实验研究,仍然被大多数公众认为是道德上可以接受的。然而,实验动物在身体和心理上遭受的痛苦又是不可忽视的存在。如何在兼顾生物医学进步和实验动物身心健康之间寻求平衡,是动物实验伦理的基本内容。

1831年,英国生理学家克拉克·赫尔(Clark L Hull)就提出了有关动物实验的原则。他认为,如果靠观察可以获得所必需的资料,则不需要进行动物实验;如果没有明确的限定和预期结果,也不需要进行实验;科学家应对前人和同代人的工作有充分的了解,以避免不必要的重复试验;良好的实验应该使动物受到最少的痛苦;任何实验均需在能提供明确结果的环境下进行,以避免或减少重复实验。

1959年,动物学家威廉姆·鲁塞尔(William Russell)和微生物学家莱克斯·博迟(Rex Burch)联合发表了《人道实验技术原理》(*The Principles of Humane Experimental*

Technique），提出动物实验至少应该遵循"3R"原则，即减少（reduction）、替代（replacement）和优化（refinement）。减少原则是指设计更加合理的方案减少实验动物使用的数量；替代原则是指使用低等生物替代高等生物，或用其他技术手段替代实验动物；优化原则是指提高实验技能，创造良好实验环境，减少动物在实验中的痛苦和不安，提高实验动物的福利。在此基础上，美国芝加哥的伦理研究国际基金会又提出了第4个原则，即责任原则（responsibility），呼吁实验者对人类和动物都要有责任感，增强生物医学实验中的伦理观念。"3R"或"4R"原则是当今国际上普遍推崇的动物实验指导原则，是科研人员必须遵循的首要原则，也是正确处理动物实验和生命伦理关系的重要策略。

1966年，美国国会通过的《实验动物福利法》将实验动物应该拥有的福利概括为5个方面，又被称为"实验动物拥有的五大自由"。

1. 生理福利（免于饥渴的自由）　给予受试动物足够的食物和清洁的饮水，使其免于饥渴。

2. 环境福利（免于不适的自由）　实验动物应有清洁、舒适和安全的生活环境。

3. 卫生福利（免于痛苦、伤害和疾病的自由）　通过预防或及时诊断、治疗，使受试动物免于痛苦、疾病或伤害。

4. 行为福利（表达天性的自由）　实验动物应获得足够的空间、适当的设施和同类的社交陪伴，保证动物表达天性的自由。

5. 心理福利（免于恐惧和焦虑的自由）　保障良好的条件和处置，在实验研究中应将动物的惊恐和疼痛降到最低限度。

实验动物的福利不仅仅涉及在实验过程中减少动物们的痛苦和不安，还包括了实验动物的培育、饲养、运输、实践操作及仁慈终点等方方面面，贯穿了实验动物从出生、成长、实验研究到生命终点全过程。需要特别指出的是，实验操作人员在动物实验研究中给予实验动物相应的福利，保证实验动物的身心健康，也有助于研究结果的客观、精准、真实、科学及可靠。

"3R"或"4R"原则和"实验动物的五大自由"提出后迅速被广泛接受，并成为各国制定相关实验动物伦理福利及审查机制的主要依据。我国从1988年开始，先后推出《中华人民共和国野生动物保护法》《实验动物管理条例》，特别是2006年国家科学技术部发布的《关于善待实验动物的指导性意见》（国科发财字〔2006〕398号），是我国第一次针对实验动物福利出台的比较全面、系统的法规，逐渐与国际上的动物实验伦理准则保持同步，并规范了国内研究和教学工作中实验动物使用的相关原则。

四、动物实验伦理审查

动物实验伦理审查机制的建立为生物医学科学研究和教学过程中合理、规范使用实验动物提供了全面的监督和审查，是动物实验伦理在实践中的落脚点，客观上也为动物实验研究人员提供了安全保障。

　　动物实验伦理审查制度建立在实验动物福利伦理的法规基础上,从英国的《马丁法案》(1822 年)、法国的《格拉蒙法令》(1850 年)、美国的《实验动物福利法》(1966 年)到我国的《关于善待实验动物的指导性意见》(2006 年),目前全球 100 多个国家已制定了相应的法规,并随着时代的发展进行不断的修订和完善。

　　我国最新的指南性文件《实验动物福利伦理审查指南》(GB/T 35892—2018)发布于2018 年 2 月,是以中华人民共和国国家标准的形式发布,具有法律效应,对实验动物福利伦理审查涉及的审查机构、原则、内容、程序、规则和档案管理进行了规范。根据指南精神,实验动物主管机构或从业单位负责组建"伦理委员会",可使用"实验动物福利伦理委员会"或"实验动物管理和实验委员会"等不同称谓,均具有审查职能。伦理委员会应由实验动物专家、医师、实验动物管理人员、使用动物的科研人员及公众代表等人员组成,来自同一分支机构的委员不得超过 3 人,设主席 1 名,副主席和委员若干,每届任期3~5 年。伦理委员会的评审决定实行少数服从多数原则,但少数人的意见应记录在案。该审查指南还提出了中国特色的伦理审查"八项原则",具体如下。

　　1. 必要性原则　重点审查实验项目的科学价值及必须实施的理由,禁止无意义滥养、滥用、滥杀和无意义的重复实验。

　　2. 保护原则　重点审查是否遵守"3R"原则。即是否减少数量和频率、危害程度;是否采用替代方法;是否对实验动物采取必要的人道保护。

　　3. 福利原则　重点审查是否尽可能确保善待动物,包括在实验动物生存期间的所有活动;是否确保实验动物享有免受饥渴、不适、惊恐、折磨、疾病和疼痛这 5 项福利自由。

　　4. 伦理原则　重点审查是否尊重动物的生命和权益;是否符合人类公认的道德伦理价值观和国际惯例;同时还要保障实验从业人员和公共环境的安全。

　　5. 利益平衡原则　重点审查是否兼顾动物和人类的利益。

　　6. 公正性原则　审查和监管工作应保持独立、公正、公平、科学、民主、透明及不泄密,不受政治、商业和自身利益的影响。

　　7. 合法性原则　重点审查各方面是否合法合规。

　　8. 符合国情原则　既遵循国际公认的准则,又符合我国传统的公序良俗,符合国情,反对各种极端行为。

　　伦理审查内容涵盖了人员资质、设施条件、动物来源、技术规程、动物饲养、动物使用、职业健康与安全和动物运输等方方面面。各单位建立的伦理委员会可参照上述原则进行常态化的审核和监督,并在公正、科学评审的基础上出具实验动物伦理福利审查报告,便于科研人员在进行基金申请和论文发表时出具,以供核查。需要提醒的是,当实验项目结束时,项目负责人应向伦理委员会提交项目伦理的回顾性终结报告,接受项目的伦理终结审查。

对于不符合实验动物福利伦理的研究项目,将不能通过伦理委员会的审查。若对审查决议有异议,可以补充新材料或改进后重新提交审核。如果仍不能通过审核,研究者不可自行开展相关研究。一旦被发现擅自行动或伪造伦理委员会审查报告,将被追究法律责任。严格遵守并履行审查及监督制度是确保实验动物福利伦理贯彻实施的有效途径,不仅需要确保研究者的动物实验符合国际惯例和国内法规,也须确保研究数据的客观性和可靠性。随着这些年来在大学生和研究生课程中开展实验动物的伦理教育,研究者对实验动物福利伦理的认识水平不断提升,实验动物福利意识不断增强。

五、动物实验伦理的实践

动物实验伦理的概念不是一成不变的,需要在实践中与时俱进,不断调整在生物医学研究中使用动物产生的伦理问题涉及的理念、规范和准则。动物实验伦理审查制度的建立,将抽象化的动物实验伦理概念落实到了具体的实践中,是实施动物实验伦理的落脚点。部分西方发达国家还开展了第三方认证模式。权威认证机构的认证结果通常能够得到科研共同体的认可,获得权威认证的实验机构也将有更多的机会获得人力、资金。在这一机制下,实验机构将更倾向于主动采用更高的标准对待实验动物,以符合认证的需要。

在我国,无论是实验者个人,还是各单位的伦理审查委员会,均以 2018 年发布的《实验动物福利伦理审查指南》为最高标准。国内研究者的研究成果还需要公开发表科研论文,因此,还得遵循国际规范,需特别注意其中的一些细则要求,以防因不符合相关实验动物伦理规范而造成论文被退回的后果。虽然我国已建立了涉及人的临床研究的受试者保护认证体系(CAP 认证),但是这个认证体系没有涵盖动物实验伦理方面的内容。国内也有部分医药公司和少量研究机构申请了国际实验动物管理评估及认证协会认证(AAALAC 认证)。

如何将实验动物伦理福利的理念落实到具体的实践中,更加科学、合理、人道地进行动物实验,涉及实验过程的方方面面,按照实施阶段可以分为以下几个方面。

(一) 研究准备阶段的实践准则

该阶段是整个实践环节的核心,涉及论证动物实验的必要性、方案设计的合理性、实验动物生产及使用的合规性,以及动物实验从业人员的合法性等多环节,最终还要落实到通过相关部门的动物实验伦理委员会审核。

首先,研究人员前期需要做大量的文献查阅工作,了解该项目研究的背景知识,论证动物实验研究的必要性。换言之,前人或同代人已有充分工作的研究,不宜进行不必要的重复;缺乏明确预期的研究也不适合开展;如果靠观察可以获得相关研究结果的,则不需要进行动物实验。

其次,通过预实验研究和统计设计,制订细致、详实的研究方案;尽量使用较少数量的动物来获得必要的实验数据;尽量使用较低等的、反应迟钝的动物,以使其受到最少的痛苦。实验动物的品系选择、等级、规格、数量和性别等都是提交审查时需要明确的因素,其中涉及可能引起痛苦或惊恐的操作,需要明确阐述是否会对动物的健康造成负面影响、拟采取的补救或抚慰措施,包括麻醉剂类型及使用途径等。

国内很多研究所或大学设有专业的实验动物伦理委员会,负责对所在单位的动物实验研究进行审核。为确保审核到位,伦理审查的时间已经前移到提交基金申请之前。有些申请者在申请基金时,往往对具体的实验方案缺乏非常细致、深入的认识,因而出现文献查阅不全面和(或)实验设计不合理等情况,造成在动物实验伦理审核环节被驳回,从而影响后续申请流程。研究团队人员没有相关从业资格证或从业资格证过期,也是造成项目伦理审查不过关的因素。

此外,在提交审核环节,还需要提供实验动物的生产机构和使用场所的许可证编号。对于具备实验动物生产和使用的机构,其证件也要进行审核,并有一定的时效性。申请者需要从相关部门获得在时效范围内的许可证编号。

(二) 研究实施阶段的实践准则

当一个研究项目通过了伦理审查并获得资助后,就进入了研究实施阶段,需要将申请书中的实验方案落实到位。从伦理角度,此时侧重的是实验动物的福利,也就是考查研究人员是否忽视和损害了它们理应享有的五项福利自由。事实上,这种情况时有发生。研究者必须从细节入手,参照实验动物的福利内容检查是否落实到位。

1. 生理福利(免于饥渴的自由) 需要确认:有没有忘记添加食料和饮用水;食料是否新鲜;储存是否得当;有没有出现变质;饮用水是否清洁;容器是否经常清洗;如果实验动物需要转运,转运途中是否考虑到它们的生理需要;是否考虑到不同动物的食性和营养需要给予相应的食料;营养成分和质量要求是否符合规定;如需对实验动物进行饮食限制或特殊饮食,有没有提供科学理由并进行必要性的审核。

2. 环境福利(免于不适的自由) 需要确认:生存空间是否足够宽敞、整洁;是否有强烈的影响休息的环境噪声;灯光是否合适;有没有光污染或影响睡眠的过度光照;环境的温度、相对湿度是否合适;垫料是否经常更换,并保持干燥;实验动物的转运是否符合规范;实验动物长途转运之后,有没有给予足够的休息和适应时间;健康的和患病的动物是否采取了有效的隔离。

3. 卫生福利(免于痛苦、伤害和疾病的自由) 需要确认:实验中抓取动物的方法是否得当;动作是否轻柔;有没有戏弄或虐待实验动物的行为;绑定动物时,器具是否合适;有没有设法减少动物的不适和痛苦;实验过程中是否施行麻醉;麻醉剂的选择和给药途径是否合理;实验动物的处死方式是否符合规范;有没有根据不同物种、不同年龄和不同生理期选择合适的安乐死方式;饲养过程中,是否对实验动物进行细致的观察、必要的健康检查、免疫接种和疾病监测;发现异常有没有查找原因、采取必要的措施及进行相应的治疗。

4. 行为福利(表达天性的自由) 需要确认:有没有考虑到实验动物的同类陪伴和社交活动需要;有没有给予他们足够的空间和适当的设施便于与同类的交往;实验时间的选择有没有考虑到它们的社交需要;群养的动物进行单独饲养时,是否考证并审查其必要性;有没有采取相应措施减少动物的孤独感和痛苦。

5. 心理福利(免于恐惧和焦虑的自由) 需要确认:有没有避开其他实验动物实施造成痛苦的实验或处死;有没有做到确认动物死亡后才处置尸体;有没有考虑到缩短动物承受痛苦的时间,如尽早选择进行"仁慈终点";长途颠簸之后是否给予足够的修整时间才启动实验研究;有没有在疾病期、术后未愈时期及孕期等阶段给予特殊的照料、抚慰,并避免进行长途转运。

"知之愈明,则行之愈笃;行之愈笃,则知之益明"。所有从事动物实验研究的科研工作者一定要认真研读《实验动物福利伦理审查指南》,在提升理论水平的基础上,不断将理论付诸实践。实验人员应不断优化实验动物的环境,尊重它们的社交和生活需要,尽最大努力减少实验研究对它们的伤害,减轻它们的恐惧和焦虑。同时要求在每项研究中有相关备忘录,确保研究人员对接受实验的动物予以悉心照料。

以下4个案例从不同角度,展现了医学研究中涉及的动物实验伦理问题。通过这些案例的学习讨论,有助于我们加深对本章知识的认识。

案例 14　在动物肿瘤模型中,是否该对肿瘤大小有限制?

2011 年,*Nature* 上有一篇题为 "Selective killing of cancer cells by a small molecule targeting the stress response to ROS" 的研究论文被人质疑违反动物实验伦理原则。因为该文中部分小鼠体内的肿瘤超出了允许的最大直径 15 mm。有科学家认为这篇论文应被撤稿,最终杂志社采取了相对温和的处理方式,即论文作者为此错误行为向公众道歉,同时杂志社于 2015 年 9 月发表勘误,撤销了论文中的部分数据,并要求以后涉及相关动物实验研究时,论文作者需列出动物伦理审查委员会所允许的最大肿瘤尺寸,并承诺在整个实验期间不超过这一尺寸。

为什么要对实验动物的肿瘤大小进行限制呢? 其实道理很简单,当肿瘤体积达到一定程度,已经能满足科学研究的需要,统计学上已有了显著性差异。如果继续任肿瘤生长,只会增加实验动物的痛苦,而对实验结果和(或)结论并没有帮助。所以在动物肿瘤模型中,对肿瘤大小进行限制,正是兼顾了科学研究和实验动物福利的需要。以此类推,当我们进行任何动物实验时,都要适可而止,不要人为增加或延长动物的痛苦。一旦达成研究需要,就应尽早实施"仁慈终点"。除非有特别的研究需要,不应以动物死亡为研究的终点。

案例 15　　**水合氯醛能否用于小鼠麻醉和安乐死?**

水合氯醛是常用的动物麻醉剂之一,也是常用的人类催眠和抗惊厥药物,一度还曾作为人体静脉麻醉的辅助用药。然而,美国兽医协会(American Veterinary Medical Association,AVMA)2013 版的《安乐死指南》中,却禁止将水合氯醛用于小动物麻醉,致使投稿美国某杂志的国内研究者被要求陈述选择水合氯醛进行麻醉的理由。

为何曾经被广泛使用的麻醉药,现在被 AVMA 禁止了呢? 真正的原因是水合氯醛作用于中枢神经,只能产生催眠效应,却不能有效镇痛。哺乳动物的痛觉感受器通常位于游离的神经末梢,一旦遇到刺激,通过释放 5 -羟色胺、前列腺素等化学物质,激活痛觉感受器引发低级神经元的活动。虽然由于实验动物的神经中枢被抑制,感受不到疼痛,但是低级神经元活动引发的躯体运动反应,会激活交感-肾上腺素系统,出现心率和呼吸频率上升、瞳孔变大及汗腺加速分泌等反应。因此,使用水合氯醛麻醉小动物,不仅侵害了实验动物的福利,也不可避免地对实验结果造成影响。水合氯醛是已经被淘汰的小动物麻醉方法,如果采用水合氯醛进行麻醉,需要同时增加镇痛药物。吸入麻醉是目前更被接受的方法,这种麻醉方式诱导和苏醒快,随着小动物麻醉机的推广,吸入麻醉越来越被接受。

水合氯醛也不适合用于小动物的安乐死。无论是腹腔注射,还是静脉注射,注射过程本身会对动物造成一定的痛苦体验。剂量的控制也较麻烦,剂量太小有可能达不到死亡效果,致使动物后续醒来更加痛苦;剂量太大又人为增加了痛苦刺激。

安乐死的方法需结合实验动物品系、年龄及生理状态来选择。对于脊椎动物的安乐死,以下方法都是被禁用的,研究者需特别注意:任何居家用品及有毒试剂,如氯仿、氰化物等都不适宜;低温致死或快速冷冻、窒息(闷死)、打晕、打击头部、烧死、溺毙及直接浸泡于福尔马林等都不被接受;空气注射可导致动物痉挛、角弓反张和哀嚎;神经肌肉阻断剂如尼古丁,单独使用可使动物先出现呼吸抑制,继而才失去意识,会使动物有一段时间的痛苦和窘迫;放血致死会导致动物焦虑、暴躁。因而这些方式都不适合单独使用。此外,特别需要说明的是,学生实验中常用的颈椎脱位法,是小鼠及体重小于 200 g 大鼠的一种可被接受的安乐死方法。从动物伦理角度考虑,要求操作者动作熟练,操作干脆利落,以尽可能减少痛苦。

案例 16　　**研究结束后,实验动物是否可以放生或被领养?**

2015 年 10 月 20 日,北京奥林匹克森林公园曾出现 96 只大白鼠。由于在自然环境中不存在野生大白鼠,故该区域内出现的大白鼠为人为投放的实验动物。

实验结束后,我们是否可将实验动物放生呢? 特别是一些对照组的实验动物,在实验中没有受到影响,很多人觉得以安乐死处死有点残忍,遂萌生了放生或收养的念头。

事实上,研究中使用最多的大鼠和小鼠,由于长期在人工环境下饲养,其对环境的适应性很差。特别是白化鼠,并不是自然界天然存在的物种,不适合野外生活,大量放生还会破坏原有的生态平衡。因而,不允许放生实验动物,也不适合将其收养在学生宿舍或住家环境中。在实验室进行实验操作或饲养过程中,需要严格清点实验鼠的种类和数量,并对鼠笼进行合理固定,以防实验动物逃逸。实验结束后,多余的实验动物,特别是对照组,最合理的方式是转让给有需要的研究团队,经评估合适后用于其他项目研究。这符合动物实验伦理"3R"原则中的"减少原则"。如果是野生动物,只要是实验中没有受影响的,或者经治疗后可以恢复健康的,当不再需要使用时,可经科学的健康检查和严格的评估之后,依法放归相应的栖息地。这也符合动物实验伦理"3R"原则中的"减少原则",更是责任感的体现。

> **案例 17   雌雄小鼠同笼饲养,为何迟迟不孕呢?**
>
> 有研究人员出于研究需要,将雌雄小鼠同笼饲养了很长一段时间,却迟迟不见喜讯,研究被迫处于停顿状态。
>
> 是小鼠出现生理问题,不孕不育了吗?
>
> 显然不是。经专业饲养员仔细地排查分析,最终找到的原因竟然是实验动物房的灯光使用不规范。研究者 24 小时开着动物照明灯,这种照明对人类来说不是很亮,但对小鼠而言,尤其在夜间,非常不适应,很没有安全感。因而也就没有了性活动。

所有从事动物实验研究的实验人员,需要熟悉研究对象的生活习性和作息规律。比如,每晚 8～9 点是小鼠社交活动的高峰,研究者最好避开在这一时间段进行实验,除非有特别的研究需要;小鼠是夜行生物,需要尊重它们自然的生物钟;动物房日常饲养中的照明以自然光为宜,或者根据需要调节光强度,切忌 24 小时照明,否则会严重影响它们的休息和社交活动。

六、动物实验伦理的挑战和机遇

围绕实验动物福利和权利的争论远未得到解决。在可预见的未来,动物实验研究仍将对生物医学科学的发展起至关重要的作用。关注并持续改进实验动物的福利,加强对动物实验研究的监管并提高透明度,大力发展替代动物实验的技术手段,将是科学界坚持不懈的努力方向。

随着越来越多国家对动物实验监管的加强及替代技术的发展,实验动物的使用呈下降态势。如借助计算机技术的虚拟实验在医学教育领域的应用,不仅能弥补实验教学条件的不足,也避免了真实实验操作给实验动物造成的伤害,大大减少了实验动物使用量。有数据显示,用于研究和测试的动物数量在20世纪70年代达到顶峰,在20世纪90年代末、21世纪初约下降到30年前的一半。欧盟委员会已将完全替代动物实验作为终极目标,美国的动物保护协会甚至将完全替换的目标定到了2050年。

近年来,出现了很多动物实验替代技术,其发展让我们看到了动物实验最终被取代的希望。下面简单介绍一些替代技术。

(一) 芯片上的器官

芯片上的器官(organ on chips)最早由美国哈佛大学和宾夕法尼亚大学的教授于2010年率先开发。这是一种微工程仿生系统,包含以人体活细胞为内衬的微流体通道,具备人体活器官的复制单元,可在体外重建完整的人体器官水平的病理生理学。目前,已开发出可呼吸、有弹性的肺片,并通过程序的修改,开发出了可蠕动的肠管等器官用于实验动物的替代品。

(二) 人体来源的3D组织模型

从人体获得最初的细胞,通过体外培养技术,发展出三维组织模型,不仅仅是动物实验的替代,更具有动物实验研究无可比拟的优势。目前,体外皮肤模型已日趋成熟,其他如口腔上皮细胞、胃肠道上皮细胞、阴道上皮细胞、眼部组织、牙龈组织、呼吸道上皮细胞和树突状抗原呈递细胞等模型陆续被开发。这些组织模型在体外环境中生长,高度模拟人体的稳态条件,所获得的研究数据也更有应用价值。

(三) 体外人工模拟技术使用

高科技计算机建模可模拟肠道吸收、蛋白结合、内皮屏障通道等,在体外获得基础药代动力学数据,用于药物的毒性筛选,或者通过模拟分子结构,进行结构动力学分析。计算机建模虽不能替代现有的动物实验,但可以帮助获得初步数据,并通过数据的合并和分析,再进行涉及其他模型(包括动物)更具体的研究,符合动物实验伦理的"减少和替代"原则。

人类与自然界是密不可分的整体,在生态危机日益严重的今天,人类的利益与其他物种乃至地球的利益已相互交织在一起。动物实验研究推动了医学科学不断向前发展,新治疗方案的制订、新药物的研发、新设备的临床使用都是以动物实验研究为基础的。人们在享受这些研究成果时,不要忘记实验动物对人类社会发展的贡献和牺牲,善待它们,用好它们,确保人与自然的可持续发展。

(伍　蓉　吴翠云　邵红霞　曾文姣)

参考文献

[1] 罗晓琼,马喜桃,王艳桥,等. 实验动物福利的发展与伦理审查[J]. 中华医学科研管

理杂志,2019,32(2):139-142.

[2] 李骢,张彩华,王丽,等. 医学实验动物福利伦理现状与虚拟实验[J]. 教育教学论坛,2019(48):273-274.

[3] 韩志刚,潘永全,衣启营,等. 实验动物安乐死的科学应用与伦理思考[J]. 医学与哲学,2019,40(6):36-38.

[4] 中华人民共和国国家质量监督检验检疫总局,中国国家标准化管理委员会. 实验动物福利伦理审查指南(GB/T 35892-2018)[Z].2018.

[5] 雷瑞鹏,邱仁宗. 非人灵长类动物实验的伦理问题[J]. 科学与社会,2018,8(2):74-88.

[6] 李楠,王天奇,何嘉玲,等. 实验动物的安乐死及其实施方法的伦理分析[J]. 中国比较医学杂志,2018,28(10):128-132.

[7] 李丹,郭玉莹,邓昊,等. 实验动物麻醉剂使用的福利伦理问题研究进展[J]. 中国比较医学杂志,2017,27(9):87-91.

[8] 靳溪,刘进,刘恺,等. 实验动物福利与动物实验伦理审查国内外进展[J]. 生物学通报,2017,52(10):1-4.

[9] 孔祥稳. 动物实验伦理规制的法律困境及出路[J]. 科技管理研究,2017,37(5):235-241.

[10] 高虹. 引起动物福利伦理争议的动物实验[J]. 科技导报,2017,35(24):54-56.

[11] 任元鹏,杨鸣,姜柏生. 互利与平衡:实验动物的伦理、福利与法律[J]. 中国医学伦理学,2016,29(6):1015-1017.

[12] 刘剑,魏琴,孟军. 实验动物的权利及在我国的实现[J]. 浙江临床医学,2014(2):318-320.

[13] 马永慧. 动物实验在伦理学上能够得到辩护吗——动物实验与人体实验的比较研究[J]. 中国医学伦理学,2007,20(5):51-52,96.

[14] 白晶. 动物实验"3R"原则的伦理论证[J]. 中国医学伦理学,2007,20(5):48-50.

[15] ROLLIN B E. The regulation of animal research and the emergence of animal ethics: a conceptual history [J]. Theor Med Bioeth,2006,27(4):285-304.

[16] AKHTAR A. The flaws and human harms of animal experimentation [J]. Camb Q Healthc Ethics,2015,24(4):407-419.

[17] FRANCO N H. Animal experiments in biomedical research: a historical perspective [J]. Animals (Basel),2013,3(1):238-273.

[18] CHELUVAPPA R, SCOWEN P, ERI R. Ethics of animal research in human disease remediation, its institutional teaching; and alternatives to animal experimentation [J]. Pharmacol Res Perspect,2017,5(4):e00332.

[19] ROCKLINSBERG H, GJERRIS M, OLSSON I A S. Animal ethics in animal

research [M]. Cambridge：Cambridge University Press，2017.

[20] 国家药品监督管理局，国家卫生健康委员会. 药物临床试验质量管理规范[Z].2020.

[21] 国家食品药品监督管理局. 药物临床试验伦理审查工作指导原则[Z].2010.

[22] 世界医学会. 赫尔辛基宣言[Z].2013.

[23] 国家卫生健康委员会，国家药品监督管理局. 干细胞临床研究管理办法(试行)[Z].2015.

[24] 熊宁宁，刘海涛，李昱，等. 涉及人的生物医学研究伦理审查指南[M]. 北京：科学出版社，2014.

[25] 国际医学科学理事会. 涉及人的健康相关研究国际伦理指南[Z].2016.

[26] 国家药品监督管理局. 医疗器械临床试验治疗管理规范[Z].2016.

[27] 国家卫生健康委员会. 涉及人的生物医学研究伦理审查办法[Z].2016.

[28] ICH. 药物临床试验治疗管理规范[Z].2016.

[29] 上海质量技术监督局. 涉及人的生物医学研究伦理审查规范(DB31/T899－2015)[Z].2015.

[30] 中华人民共和国国务院. 中华人民共和国人类遗传资源管理条例[Z].2019.

第 四 章　儿科人群临床诊疗与医学研究伦理

|第一节|儿科人群临床诊疗中的伦理基本概念

伦理学为伦理问题的解决提供了一系列的方法和途径。儿科人群不是成人的简单缩小版,儿科人群临床诊疗的伦理考量有其自身的特点。

一、儿科人群临床诊疗的特点

(一) 儿科人群的特点

儿科人群不同于成人,他们处于连续不断的生长发育过程中。根据其解剖、生理和心理等功能在不同阶段表现出的与年龄相关的规律性,王卫平等所著的《儿科学》将儿科人群年龄分为 7 期:胎儿期(从母亲末次月经第 1 天算起到出生为止)、新生儿期(自胎儿娩出脐带结扎时开始至第 28 天)、婴儿期(自出生到 1 周岁)、幼儿期(自 1 周岁至满 3 周岁)、学龄前期(自 3 周岁至 6～7 岁入小学前)、学龄期(自入小学至青春期前)及青春期(一般为 10～20 岁)。

不同年龄期的儿科人群在生理、病理、心理方面各有不同。随着年龄的增长,儿科人群身体的各系统、器官逐渐长大,功能日趋成熟,不同年龄期儿科人群的患病种类、病理变化和临床表现等各有差异。与此同时,儿科人群的心智也在不断发展。让·皮亚杰(Jean Piaget,1896—1980)所提出的认知发展理论(cognitive development theory)认为儿科人群心理的发展具有一定的阶段性和规律性,不同年龄期的儿科人群具有不同的认知水平,大龄儿童往往要较低龄儿童更具有耐受性、认知能力。

(二) 儿科人群临床诊疗的工作特点

明代张介宾在《景岳全书·小儿则》中曰:"小儿之病,古人谓之哑科,以其言语不能通,病情不易测。故曰:宁治十男子,莫治一妇人;宁治十妇人,莫治一小儿。此甚言小儿之难也。"

1. 病史采集难　病史采集是疾病诊断的重要步骤。问诊则是病史采集的重要手段,是通过系统询问获取患者病史资料的过程。儿科素有"哑科"之称,通过让患儿自己陈述的方式采集病史显然难度较高。低龄患儿的语言表达能力有限,无法精准表述自己的病史,大龄患儿虽然有一定认知,但可能因害怕医疗诊治而不愿精准表述或故意隐瞒病史。因此,患儿的病史采集主要是通过医师亲自诊查和与家长沟通来完成的。家长的代述可能因焦虑或带有主观推断,从而不能确切表述患儿病情,且低龄患儿也存在体格检查不能配合或"故意"不合作的问题,导致医师采集的病史可能存在不全面的情况,对正确、及时诊断带来难题。

2. 病情预测难　儿科人群疾病变化非常之快,往往难以精准预判。与成人相比,正处于生长发育期的儿科人群自身免疫力较弱,具有起病急、症状不典型、病情变化快、易反复及易发生交叉感染等特点。不同年龄期的儿科人群差异较大,年龄越小,变化越快、越难预测,严重者可能出现病情突然加重,甚至死亡。

3. 诊疗方案选择的要求高　诊疗方案的选择是实施临床诊疗的关键环节。不同年龄期儿科人群的药物代谢、身体耐受力等存在差异。因此,对不同年龄期的儿科人群进行同一种疾病诊断,其辅助检查的选择、治疗方式等也存在不同,且与成人患者差异显著。

以药物治疗为例,成人患者通常遵循药品说明书或医师处方,而儿科人群用药的剂量、剂型等选择有多样性。在用药剂量选择方面,儿科人群用药剂量的常用计算方法有4种:按体重计算、按体表面积计算、按年龄计算,以及从成人剂量折算。目前,在临床中通常采用的儿科人群用药剂量计算方法是按患儿年龄和体重计算。不同年龄期的患儿体重不断变化,同一年龄期的患儿体重也各有差异。因而,患儿的用药剂量很难计算。在用药剂型选择方面,婴幼儿的吞咽能力较差,首选滴剂、颗粒剂、干混悬剂等剂型,但这类剂型的药品如需拆零服用,则剂量较难精准计算。而具有一定吞咽能力的患儿一般选择片剂等剂型。

4. 医患沟通难　儿科人群的身心发育特点决定了儿科人群患者并不是一群好的沟通对象。一方面,如前所述,有限的语言表达能力限制了患儿与医师的沟通。另一方面,儿科人群由于对医院或诊疗的不愉快记忆,对医师的诊疗行为会产生抵触心理,具体表现为哭闹、躲避及"故意"不合作等。

儿科人群就诊以医师与家长沟通为主。诊疗过程中,医师应尽可能以不引起患儿抵触的方式实施检查和治疗,以患儿能够理解的语言、配合肢体动作询问患儿感知,耐心与家长沟通互动。但不可避免的检查或治疗过程中的不适可能导致患儿抵触而无法清晰表达真实的疾病感受,家长对患儿病情的焦虑可能使其夸大或无法精准表述患儿的病情,陪同患儿的家长们可能因养育理念不同而对医师诊疗方案存在不同意见等,上述这些都导致了儿科人群诊治的医患沟通难。

二、儿科人群临床伦理

儿科人群临床伦理探讨的是医师为儿科人群提供常规诊疗过程中处理好各种关系的行为准则,涵盖医患沟通、临床决策、临床治疗及康复等各个方面。其目标在于使医师在诊治儿童这一特殊群体时能够规范诊疗行为,尽可能避免诊疗过程中的不良影响。

从事儿科临床工作的医师不仅要具备医师的基本素质,即仁心仁术,还要具备适合诊疗儿科人群特殊性的技能和素养,包括以下几个方面。

(一) 专注儿科人群医疗服务的使命感

患儿难以精准自述病史,难以很好地配合诊疗,家长心理压力较大、情绪敏感,家庭成员间可能对诊疗方案的意见不一致,家长及患儿在较长时间候诊后易出现焦虑、烦躁情绪等。这些在较长的时间内已成为我国儿科医疗的常态。工作量繁重、精神压力大、相对待遇不均衡等,使得我国优质儿科医疗资源相对不足,医师择业时,对儿科医疗从业选择愿望相对低。践行“为儿童服务就是幸福”的使命,拥有一颗热爱儿童健康事业的责任心,是始终以饱满的热情坚守儿科人群医疗工作的重要源动力。

(二) 良好的共情能力

共情(empathy),又译作同感、同理心等,是临床心理学家卡尔·兰塞姆·罗杰斯(Carl Ransom Rogers,1902—1987)针对医患关系提出的概念,是指医师具有精准的理解患者需求的能力和关怀患者疾苦、体谅患者处境的能力,从而获取患者的理解和支持,以更好地实施诊疗。

一个患儿往往牵动的是一个家庭、几代人。儿科医师所需具备的共情能力,包括了与患儿的共情和与家长的共情。与患儿的共情,一方面,医师要有足够的耐心和关爱,以适合不同年龄期儿科人群的方式与患儿互动、沟通,消除患儿的心理压力和抵触心理,赢得患儿的信任,即使是面对“故意”不配合的患儿;另一方面,面对表达能力有限的患儿,更多的是需要通过观察患儿对查体的反应和细微的表情行为,结合仔细询问家长或抚养人,全面了解患儿的病情。与家长的共情,一方面,医师要善于换位思考,理解家长在孩子生病时的担忧心理,耐心倾听家长的诉求;另一方面,要注重沟通艺术,以家长能接受的表达方式解释家长的疑问。

第二节 儿科人群临床诊疗中的常见伦理问题

一、超药品说明书用药

> **案例 18**　患儿,13 个月,因皮肤病至儿童专科医院就诊,被诊断为白色糠疹。医师开具外涂药物吡美莫司乳膏。家长回家后翻看说明书,发现说明书提示:2 岁以下儿童不建议用。因此,家长提出质疑。
>
> **问题:**吡美莫司乳膏适用于无免疫受损的 2 岁及 2 岁以上轻度至中度异位性皮炎患者。说明书标明:儿童(2～11 岁)和青春期患者(12～17 岁)的用药剂量和方法与成人相同。在有进一步的相关资料支持前,2 岁以下儿童不建议用吡美莫司乳膏治疗。但实际上,临床医师已较多地将其用于 2 岁以下儿科人群。显然,这属于超药品说明书用药。那么这种做法是否合规呢?

药品说明书是载明药品重要信息的法定文件,是选用药品的法定指南。美国药师协会(American Pharmacists Association,APhA)将"超药品说明书用药"定义为:适应证、给药方法或剂量在 FDA 批准的药品说明书之外的用法。广东省药学会于 2010 年 3 月 18 日出台了我国首个《药品未注册用法专家共识》,首次对"药品未注册用法"作出定义。"药品未注册用法"又称"超药品说明书用药",是指药品使用的适应证、给药方法或剂量不在药品监督管理部门批准的说明书之内的用法。"药品未注册用法"的具体含义包括给药剂量、适应人群、适应证或给药途径等与药品说明书不同的用法。

儿科人群由于其特殊的生理特点,药物使用的有效性与安全性与成人具有很大差异。然而在国内外儿科临床实践中,儿科人群超药品说明书用药均普遍存在。吴文文等指出:与世界其他国家相比,我国临床儿科超说明书用药现象更为普遍。超说明书用药的类型主要集中在无儿科人群给药信息、给药频次和适应证等方面。从年龄上看,超说明书用药现象在儿科人群各年龄阶段均普遍存在。而造成儿科人群超说明书用药现象的原因主要是儿科人群专用药品的缺乏。

在儿科人群专用药品缺乏的情况下,儿科人群超说明书用药是不可避免的。想要解决儿科人群合理用药的难题,就需要实施有效的管理。中华医学会儿科学分会临床药理学组经过 2 年的撰写及修改,于 2016 年发布了《中国儿科超说明书用药专家共识》,建议医药行政主管部门、药监部门、医疗机构、儿科医师、制药企业、行业学会和法律部门共同配合,建立多层次的管理体系。在医疗机构层面,应由药事委员会与伦理委员会共同建立、完善的管理程序,规范机构内超说明书用药的流程。而临床医师应避免不必要的超说明书用药,如确需超说明书用药,必须严格遵循所在医疗机构关于超说明书用药的相关管理规定。

二、"知情同意"的临床困境

> **案例 19**　特殊医疗中"知情同意"的临床困境
>
> 　　患儿,8 岁,被考虑诊断为 46XX 卵巢型性发育异常(disorders of sex development,DSD)、先天性肾上腺皮质增生症(congenital adrenal hyperplasia,CAH)。患儿自出生以来一直按男孩抚养,且户籍登记也为男性。关于 46XX CAH 患儿抚养性别的选择,目前有国际指南提出,46XX CAH 患儿 95% 应按照女性抚养;但其中的 5% 病例如果男性化很明显,是否也可按照男性抚养仍存在争议。该患儿血清低钠高钾,17-羟孕酮(17-hydoxy progesterone,17-OHP)升高明显;B 超检查提示子宫并宫腔积液、阴道积液可能,右侧性腺性质不明,卵巢可能,左侧卵巢显示不清;生理上女性化明显。综合评估后,临床医师建议按女性抚养,但家长和患儿均不同意,强烈要求按男性抚养。
>
> 　　**问题**:本案例涉及 DSD 患儿治疗的临床决策。临床医师在综合评估患儿各项检查结果的基础上,结合国际指南的建议,给出了最有利于患儿未来成长的"按女性抚养"的建议,此建议与患儿目前的社会性别是不一致的。患儿及其家长则做出了与医师建议截然不同的选择,即继续"按男性抚养"。那么,当出现"知情不同意"时,临床医师该如何做决策呢?

> **案例 20**　常规医疗中"知情同意"的临床困境
>
> 　　患儿,4 岁,眼部附近外伤,伤口进行了缝合处理。2 天后,伤口出现红肿现象。医师建议口服抗生素,但家长强烈要求静脉滴注抗生素。
>
> 　　**问题**:医师建议与家长选择的不同点在于给药途径。与口服药相比,通过静脉滴注方式使用抗生素具有疗效快、疗程短的优势,但同时也更容易出现药物不良反应。那么在这种情况下,医师该如何选择?

　　根据我国《侵权责任法》《执业医师法》《医疗事故处理条例》等的相关规定,患者享有知情同意权,即患者有权知晓自己的病情及医师计划采取的治疗措施、预后及费用等情况,并自主做出选择。儿科人群是一个特殊的群体,依据我国《民法典》的规定:"18 周岁以上的自然人为成年人,不满 18 周岁的自然人为未成年人;其中,不满 8 周岁的未成年人为无民事行为能力人，由其法定代理人代理实施民事法律行为，8周岁以上的未成年人为限制民事行为能力人，实施民事法律行为由其法定代理人代理或者经其法定代理人同意、追认，但是可以独立实施纯获利益的民事法律行为或者与其年龄、智力相适应的民事法律行为。"

案例19中关于患儿性别的选择，涉及特殊医疗。案例中的患儿年满8周岁，属于限制民事行为能力人，在由其父母代理知情同意的同时，也可以进行与他的年龄、智力相适应的民事活动。因此，当患儿父母在完全了解患儿病情并理解不同选择对患儿预后的利弊，患儿在其认知能力相当的程度了解病情及需要做出的选择时，临床医师应当予以尊重。但是，无论选择何种性别或采取何种治疗方法，患儿均将面临长久、全面的治疗。在患儿的成长过程中，随着生理、心理发育和社会文化环境的改变，这种选择可能存在改变。因此，作为临床医师，应尽可能做到充分告知、合理分析不同选择对患儿目前和未来成长的可能受益与不利，提出最有利于患儿未来成长的临床选择方案、可能伴随的终身诊疗等，具体包括：①不同诊疗方案及可能的预期。②可能出现的其他相关问题。例如，性别畸形可能引发一系列后遗症：青春期后可能无法实现正常性功能和生育能力；为维持第二性征，可能需要长期甚至终身应用激素替代治疗，并且有可能因此引起一系列相关并发症；手术存在的不确定性和风险、手术后的终身随访和治疗；其他目前无法预料的风险。在充分告知的基础上，由患儿的父母全面评估治疗方案，为患儿做出最有利于其生活和成长的性别选择。鉴于性别选择的结果可能是不可逆的，或患儿成年后出现性别选择反转的情况，且诊疗方案选择后可能面临伦理问题及一系列心理及社会问题，因此，临床决策的最终做出须提请伦理委员会讨论，并经相关法律程序确定。

案例20涉及常规医疗。就患儿当时的病情而言，基于对患儿最优原则，口服抗生素是给药途径的最优选择，但与尊重家长的选择存在矛盾。医师有责任与患儿家长充分沟通，分析不同的给药途径对患儿的受益与不利，提出专业的诊疗建议并分析、解释，获取家长对诊疗方案的配合。

综合上述两个案例，在儿科临床上对"知情不同意"的处理，"知情同意"的原则非常关键。尊重患儿的选择，诊疗方案的实施应得到患儿法定代理人的有效同意，在儿科人群认知能力相当的程度上获取患儿的知情同意表达。但知情同意并不意味着医师的单向告知、获取同意，医师应以患儿及家长能理解的语言和表达方式，提出不同选择对患儿可能的受益与不利的分析，为患儿和家长的知情同意选择提供专业性的支持。当涉及类似性别选择等对患儿造成终身影响的特殊医疗时，临床医师应提交伦理委员会讨论。

三、传染病防治中的伦理问题

案例21　患儿，5岁，因发热、手和足部出现斑丘疹至医院就诊。医师诊断疑似手足口病，给予抗病毒治疗，并建议患儿自行在家隔离2周。同时，按照《传染病防治法》的规定,医院向疾控中心进行了传报。3天后,患儿复诊,被确诊为病毒性皮疹,排除手足口病。家长当即提出质疑:医院在未明确诊断的情况下,将患儿病情传报至疾控中心,疾控中心反馈至患儿所在幼儿园,幼儿园要求全班同学自行在家隔离2周,引起了很多家长的不满。家长认为医院在没有确诊的情况下向疾控中心传报的行为侵害了其个人利益及班级其他家庭的利益。

问题:在未确诊的情况下进行传染病传报,造成患儿无法正常上学。临床医师的这种做法是否真的侵害了患儿及其他人员的利益呢?

我国《传染病防治法》规定:任何单位和个人发现传染病患者或疑似传染病患者时,应当及时向附近的疾病预防控制机构或医疗机构报告。手足口病多发生于5岁以下的儿童,重症病例病死率较高,潜伏期多为2～10天,平均3～5天,感染途径包括消化道、呼吸道及接触传播。2008年,卫生部将手足口病纳入法定传染病管理,要求医疗机构应于24小时内进行网络直报,未实行网络直报的医疗机构应于24小时之内寄送出传染病报告卡。

尽管可能存在类似于本案例的情况(疑似病例观察一段时间后排除传染病,继而可能使当事患者及其身边的人遭受一定的损失),但如果不及时传报疑似病例,一旦疑似病例确诊为传染病例,则与当事儿童患者有接触史的班级其他同学,甚至是全幼儿园同学都会面临被传染的风险。此时所造成的伤害和损失无疑是巨大的。

在传染病防治工作中,医师既要维护患者的个体利益,也要保障公众群体利益。当患者的个体利益与公众群体利益发生矛盾时,应严格按照相关法规要求执行。

四、医患沟通中的伦理难题

案例22　患儿,5岁,4天内肾功能持续衰退,肌酐指数迅速飙升至常人的10倍,生命危在旦夕,必须通过肾脏活检确诊病因、体外透析降低肌酐指标。但这对已经严重肾衰竭的患儿来说,又存在着巨大的风险。家长对治疗方案犹豫不决,经沟通后,家长决定放手一搏。活检手术后,确诊患儿原发病是淋巴瘤,并发急性肾衰竭,遂将患儿留在重症监护室内接受治疗。治疗淋巴瘤需要使用化疗药物,但化疗药物会加重肾衰竭,而治疗肾衰竭需要进行透析,透析又会把化疗的药物过滤掉,影响化疗的效果,两个病症的治疗方案相互矛盾。监护室外的家长在焦急等待的同时,也不断地在"病危通知书""化疗通知书"等上签字。面对每张通知书上的风险告知,家长觉得这是医院自我保护、寻求免责的做法。在反复不断地沟通后,家长情绪趋于平稳。在重症监护室治疗 9 天后,患者病情获得初步缓解,并转至普通病房。

　　问题: 医学是一门专业性极强的学科,人体是一个复杂的巨系统。当孩子生病时,如何让焦虑的家长认识并理解医学的复杂性、临床诊疗中的两难选择,给予医师充分的信任,积极配合医师接受诊疗?

　　儿科领域的医患沟通是以与家长的沟通为主。案例中,当原本活泼健康的孩子突发重疾危及生命时,家长无疑是无法接受的。进一步被告知即将采取的诊疗措施有巨大风险、存在两难选择时,又"雪上加霜"。在这种情况下,家长需要一定的时间去认清并接受现实,而能够帮助家长在最短时间内理解诊疗措施、做出有利于患儿选择的是医患间的有效沟通。

　　首先,对于家长的不理解、犹豫、失去信心,甚至对诊疗方案的不信任,医师要予以充分的理解,给予及时与适合的解释、安慰和鼓励。当孩子突发重病危及生命时,患儿家庭在短时间内往往无法接受,不能正视,家长所表现出来的任何负面情绪,甚至质疑,都是可以被理解的。儿科医师应尽可能从家庭角度理解家长,使家长尽早正视病情,理性配合,鼓起信心。其次,针对家长急于了解孩子病况及后续诊疗计划的心理,医师应基于实事求是的原则,以通俗易懂的语言充分告知家长患儿的病况、病因、计划实施的治疗方案、治疗方案存在的风险、诊疗可能存在的并发症及预后等,从而消除家长疑虑,获取家长的支持与配合。最后,则是要依据患儿的病况及治疗方案组建一支精干的医疗团队,让家长看到、感受到医师为之不断付出的努力,从而调动家长战胜病魔的意志和信心。

　　当然,儿科医师的服务对象是儿科人群,与患儿的沟通是不可避免的。如何与儿科人群这一特殊群体进行沟通,以赢得患儿的信任和配合,从而获取精准的病况信息,明确病因,对症处置? 我们将在后面的伦理要求中具体阐述。

第三节 | 儿科人群临床诊疗中的特殊伦理要求

　　在儿科人群临床诊疗中,患儿及其家长对医师的信任,不仅源于医师是否具有精湛的医疗技术,还源于其在为患儿诊治的过程中,是否给予了患儿及其家长足够的尊重,是否为患儿推荐了风险最小而受益最大的诊疗方案。因此,在儿科人群临床诊疗实践中,医师在自觉遵守临床诊疗实践基本伦理原则的同时,还应充分认识儿科人群就医需求的特殊性,遵循相应的特殊伦理要求。

一、儿科人群就医需求的特殊性

树立以患儿为中心的服务理念,医师的一切诊疗行为均应从维护患儿的利益出发,满足患儿及家长的合理需求。按照马斯洛需求理论,儿科人群在就医过程中的需求包括了以下几个方面。

（一）生理需求

生理需求即诊疗康复需求和日常生活需求。诊疗康复需求是患儿来院的首要目的。日常生活需求,则是医师在为患儿提供优质医疗服务的同时,要为患儿营造温馨、舒适的诊疗环境,特别是在软件设施的配套、布局流程的设计等方面要贴合儿科人群的生理特点。

（二）安全需求

"在医学实践和医学研究中,绝大多数干预措施是有风险的,并有可能造成负担。只有在研究目的的重要性高于受试者的风险和负担的情况下,涉及人类受试者的医学研究才可以开展"（《赫尔辛基宣言》,2013 版,第 16 条）。医疗实践也应遵循这一要求,即医师实施的诊疗行为应基于对患儿的风险和受益评估,选择患儿痛苦最小化和风险最小化的诊疗方案,包括应尽可能地减少或降低在诊疗过程中的检查次数、尽可能减少或避免有创操作、尽可能减少采集样本（如血液、组织）量、尽可能寻求灵敏度更高的检测方法等。实施操作的人员应经验丰富,技术娴熟等,如在儿科临床中,常见的静脉抽血和静脉输液应配备经验丰富的高年资护士,力争做到"一针见血"。

（三）爱和归属感的需求

归属感是儿童的一种情感需要、社会需要,儿童归属感得到满足后,能更好地融入新的集体或新的环境中。获得患儿的认可和配合是医师有效实施临床诊疗的前提。因此,医师应注重使用患儿能够接受的语言、肢体动作等与之沟通,给予足够的情感支持,让患儿感受到医师的"善意",继而产生亲近感,更好地配合诊疗。

（四）尊重需求

临床诊疗中对患儿的"尊重"主要是指对患儿在接受诊疗过程中自主表达意愿的尊重,包括对"故意的反对"的尊重。在儿科临床实践中,低龄患儿发育尚不成熟,不能表示有理解力的同意或赞成,很可能会以"哭闹""躲避"等形式表达出"故意的反对"。对此,医师应予以尊重,应避免使用恐吓性的语言、强制性的行为强迫患儿接受诊疗措施,除非患儿的疾病危及生命,且即将采取的诊疗措施是缓解患儿病情、挽救患儿生命的唯一有效措施,但医师应获取家长的理解和支持。

二、儿科人群临床诊疗中的特殊伦理要求

(一)诊断的特殊伦理要求

1. 问诊的特殊伦理要求 医师在对儿科人群实施问诊过程中,应遵循态度和蔼、言语适当、善于倾听及正确引导的特殊伦理要求。

(1)态度和蔼,言语适当。儿科人群是一个敏感、应激性较强的特殊群体。医师在实施诊疗过程中的举止、表情和语言等外在表现直接影响着患儿的心理感受。采用和蔼的态度、亲切且与患儿理解力匹配的语言,容易使患儿产生安全感和依赖感,继而很好地配合诊疗。反之,则容易引发患儿的不安,继而以"哭闹"等形式抗拒诊疗。此外,建立与患儿的良好关系,也能引导患儿准确地表述自己的病情,有利于做出疾病的诊断和治疗。

(2)善于倾听,正确引导。一个患儿往往维系一个家庭,患儿的病情常常牵动几代亲人,家长的焦虑程度可想而知。一方面,家长会因为过度担忧孩子的病情,在代孩子陈述病情时,可能存在描述加重、语无伦次,伴随主观判断、表述情绪化等情况;另一方面,信息时代的家长在就诊前后,可能通过网络搜索对相关疾病预先有了"一知半解",存在以网络信息对医师的诊疗方案进行评判或质疑医师诊疗方案的情况;与此同时,家长又对医师寄予了较高的期望,希望"药到病除"。面对紧张焦虑的家长,医师首先就要善于倾听,从家长可能杂乱的表述中获取关键信息,究其根源,对症处理。其次,面对家长可能的质疑,要通过浅显易懂的语言将深奥、复杂的医学问题解释给家长听,引导家长科学、客观地对待孩子疾病的转归过程,配合诊疗。

2. 体格检查的特殊伦理要求 医师在对儿科人群实施体格检查的过程中,应遵循全面系统、认真仔细、动作轻柔及顺序灵活的特殊伦理要求。

(1)全面系统,认真仔细。相比成人,儿科人群不能很好地、精准地表述自己的病情。因此,体格检查在儿科诊疗中显得尤为重要。但与成人在接受体格检查时能精准做出应答相比,患儿往往较为抗拒,或者无法给出精准的应答。因此,医师在实施体格检查时,既要根据家长的主诉做系统检查,又要通过认真观察患儿的表情及是否有躲避动作等表现来及时获取体征信息。且重点部位要做到反复检查,通过不断与患儿做应答确认、不断观察患儿的表情和动作来明确体征信息。

(2)动作轻柔,顺序灵活。为更好地获取患儿的配合,在实施体格检查时动作要尽可能地轻柔,避免患儿因产生不适而无法提供精准的体征信息。特别要注意的是,在冬天开展体格检查时,要注意患儿的保暖问题,如事先搓热双手后再实施体格检查、保持诊室室温舒适等。此外,一般而言,体格检查会有一定的先后顺序。但在儿科诊疗中,医师应根据患儿的配合情况灵活调整,根据患儿接受配合程度先易后难地进行。如患儿普遍对压舌板比较抗拒,那么,压舌板检查就可以放在最后。

3. 辅助检查的特殊伦理要求　儿科人群临床诊疗中辅助检查的选择和实施应遵循适度够用、充分告知的特殊伦理要求。

（1）适度够用。辅助检查是疾病诊断的重要组成部分，但辅助检查不能滥用。医师应根据疾病诊断的指征，谨慎地、有目的地选择必要的辅助检查项目，且优先选择操作简单、无创伤或创伤小、风险小及费用低的检查项目。如B超和空气灌肠都是诊断肠套叠的辅助检查，但是空气灌肠的风险远大于B超检查，因此，一般先进行B超检查，若B超检查提示包块，再行空气灌肠复位。当然，有时同一类、不同方式的检查对患儿而言都存在一定的风险，会对患儿造成痛苦，如末梢血的采集和静脉血的采集。一般而言，儿科临床实践中，会优先选择末梢血采集。但末梢血采集涉及的项目指标是有限的，若存在根据末梢血的结果需进一步采集静脉血的可能时，医师应谨慎选择末梢血的采集，应在全面评估患儿病情的基础上，做出更为精准的选择，以避免二次采血给患儿造成二次痛苦。

（2）充分告知。患儿的配合是辅助检查结果精准性的有效保证。鉴于低龄患儿的配合度相对较低，部分需要患儿安静配合的辅助检查，如心电图、心超、脑电图、脑彩超及MRI等检查，均要求对低龄患儿使用镇静药物、熟睡后再行检查。镇静药物的使用存在一定的风险，这就需要医师在开具检查单时即对家长充分告知，内容包括：镇静药物的使用方法、注意事项及可能产生的风险等。通过家长的知情、配合，保障患儿能顺利地完成相关检查。

（二）治疗的特殊伦理要求

1. 诊疗方案最优化的特殊伦理要求　诊疗方案最优化是指为患者推荐的诊疗方案应"以最小代价获取最大效果"，这是临床诊疗的通用要求。儿科人群诊疗方案的最优化是基于对患儿生理、心理特点的充分考虑和风险受益的全面评估做出的。具体而言，在患儿方面，应充分评估患儿的生理和心理耐受力，选择其能够承受的诊疗措施，做到患儿痛苦和风险最小化、受益最大化；在医疗技术方面，如存在多个可选诊疗方案，应从疗效、风险、疼痛、不适、费用和成长的影响等多方面对各个诊疗方案进行充分的综合评估，做到患儿受益最大化。

2. 药物治疗的特殊伦理要求　儿科人群用药应尽量选择合适的品规，即根据儿科人群的年龄、疾病及病情选择合适的药物及剂量、给药途径、剂型。药物的给药途径多样，常见的有口服、静脉滴注、皮下注射及涂抹等。药物的剂型种类也较多，常见的有滴剂、颗粒剂、糖浆剂、片剂、胶囊剂、软膏剂及注射剂等。同种药物，可以有不同的剂型和给药途径，满足患儿的个性化诊疗需求。关于儿科人群用药剂量的选择，如使用了儿科人群专用药品或具有儿科人群使用药物说明的药品，则按药品说明书结合疾病诊治的实际情况使用即可；如使用了非儿科人群专用药品、药物说明书缺乏儿科人群或特定儿科人群年龄描述的，则一般应严格参照诊疗常规、文献依据等，以患儿的年龄、体重和体表面积等计算用药。因此，儿科人群药物治疗须注意以下几点：①优先选择儿科人群专用药品,或具有儿科人群使用药物说明的药品;②优先选择儿科人群易于接受的滴剂、颗粒剂及糖浆剂等,减少喂药的困难,避免因药物剂量分割造成的不良后果;③优先选择口感好、给药间隔时间长的药物,提高儿科人群及家长的依从性;④优先选择口服类药物,尽量避免静脉滴注、注射类药物,减少患儿的痛苦;⑤充分考虑儿科人群的药物代谢特点和对药物的特殊反应,在保证药效的同时,尽量减少不良反应,防止药源性疾病。

3. **手术治疗的特殊伦理要求** 儿科人群手术治疗除手术诊疗技术的风险外,需特别关注患儿因离开家长,在相对独立、陌生的医疗环境中而产生的恐惧、焦虑心理。在手术室这样一个陌生的环境中,面对冷色的环境、"全副武装"的医护人员、对手术与麻醉过程的未知,以及术前准备的不适等,很多患儿会哭吵、不配合,继而可能增加麻醉和手术的安全隐患。很多儿科专科医院已经关注到了这一点,推进"无哭声手术室"的建设,包括打造充满童趣的环境,避免冷色环境,改善手术患儿体验,吸引或分散患儿注意力;优化传统的医疗流程,允许家长更衣后陪伴患儿护送至手术室等。在优化环境布置和医疗流程的同时,麻醉师、护士等手术室医务人员也应给予离开家人、独自在手术室等候的患儿足够的关注和充分的情感支持,包括采用和蔼的语气和温柔的目光与患儿交流;适时地以轻柔抚触患者的额头、手部及肩部等方式鼓励和赞赏患儿,让患儿产生亲切感等。通过语言和非语言的交流,赢得患儿的信任,提高患儿的安全感,从而稳定患儿的情绪。

(三)知情同意的特殊伦理要求

知情同意是患者权利的集中体现,是指患者了解自己的病情,了解并认可医师据此所做出的诊疗方案。儿科人群临床诊疗中的知情同意,原则上获得患儿家长或法定代理人的知情同意即可,但我们鼓励在患儿适当的认知范围内获得患儿的赞同。因此,儿科人群临床诊疗的知情同意须注意以下几点。

1. **遵循完全告知、充分理解、自主选择的知情同意原则** 医师应就患儿的病情、诊断结论、治疗决策、预期的愈后、可能的并发症、不可预见情况、成长伴随的诊疗、可替代的诊疗方案和诊治费用等完整信息详细且明确地向家长或法定代理人解释,并给予其充分的考虑时间。家长或法定代理人在充分知情的基础上,自主地做出选择。根据我国医政相关管理规定需要签署书面同意书的,如"手术同意书""特殊检查同意书""特殊治疗同意书"等,则应书面签署。

2. **保障儿童患者利益最大化** 医师在获取家长或法定代理人知情同意时,应注意观察家长或法定代理人的理解力、自主选择能力,应辨析家长或法定代理人的选择是否有利于患儿未来成长。必要时,医师应汇报医院的相关行政职能部门,组织专家论证、行政谈话。如有需要,可进一步提交医院伦理委员会伦理审查。

3. **鼓励获得儿童患者的赞同** 在儿科人群临床实践中,尽管患儿的赞同并不是临床诊疗活动开展的必要条件,但获得患儿的赞同有助于患儿更好地配合诊疗,保证临床诊疗活动的高效开展。特别是涉及可能对患儿造成长远影响的治疗决策时,患儿的赞同尤为重要。鉴于不同年龄段儿童存在心理成熟度的差异,患儿的赞同仅是其认知范围内的赞同。因此,医师在获取患儿的赞同时,除遵循知情同意的一般原则,以患儿能够理解的表达方式做到完全告知外,还须注意:①对患儿的认知水平有充分的评估,可由心理咨询师出具专业的评估报告作为依据;②充分考虑患儿的成长性,在获取患儿关于某项可能对其造成长远影响的治疗决策赞同时,可邀请律师见证。

第四节 | 儿科人群医学研究中的特殊伦理要求

本教材第三章第一节"涉及人的生物医学研究伦理"包含了所有涉及人的生物医学研究伦理的起源与发展、应遵循的基本伦理原则。并根据我国法规指南要求,逐条讲解了研究中需考虑的伦理基本要点,包括研究的设计与实施、风险获益评估等,涵盖范围也包括了儿科人群,但因篇幅限制,对于儿科人群医学研究的基本特点和伦理特殊要求未做具体讲解。本节重点介绍儿科人群医学研究的特殊伦理要求,其他与第三章第一节重复的内容不再赘述。

儿科人群正处于生长发育中,其身心发育的不成熟使其较成人而言,参加医学研究时更具脆弱性。因此,儿科人群医学研究的开展在遵循通常伦理原则的基础上,还须遵循以下特殊伦理原则。

一、前期研究充分原则

2013 版《赫尔辛基宣言》指出,涉及人体受试者的研究必须符合公认的科学原则,并以对科学文献、其他相关资料、充分的实验室研究、适当的动物实验充分了解为基础。2016 版《涉及人的健康相关研究国际伦理指南》指出,涉及人的健康相关研究的伦理合理性在于其具有科学和社会价值,研究是科学可靠的,建立在充分先验知识的基础上,并可能产生有价值的信息。

一项涉及人的生物医学研究必须建立在前期研究充分的基础上,儿科人群医学研究也不例外。儿科人群医学研究应建立在对科学文献和其他相关信息全面了解的基础上,包括研究相关的既往成人或儿科文献资料和儿科临床经验等,必要时应有充分的实验室研究和恰当的动物实验支撑。前期研究应能证明研究开展的必要性和可行性,提供充分的儿科人群参与研究风险或潜在风险评估的数据。

二、适当原则

为了获得更充分的儿科人群相关信息,使研究产品更适用于儿科人群,儿科人群应被纳入健康相关的研究,除非有充分的科学理由证明儿科人群应被排除在外。儿科人群医学研究的适当原则具体包括研究目的适当、受试者选择适当两方面。

（一）研究目的适当

开展儿科人群医学研究必须有足够的证据证明研究只能以儿科人群作为受试者的科学价值，即：①研究目的是针对儿科人群特有的疾病或健康问题，且为儿科人群需要优先关注的健康问题，旨在获得具有儿科人群特殊性的健康知识，且儿科人群能从中受益或未来预期获益；②研究不能以成年人或其他更能表达知情同意意愿的人群代替，唯有以儿科人群作为受试者，研究才能很好地进行；③研究为非已证实的假设，避免纳入儿科人群参与重复、类似的研究。

（二）受试者选择适当

儿科人群受试者不同于其他群体受试者，他们正经历生长发育的过程，在不同的年龄阶段有不同的特征。广义的儿科人群疾病或健康问题并不简单等同于所选年龄段儿科人群受试者的疾病或健康问题。大龄的儿科人群相对更有耐受力，更能理解和表达知情同意。因此，在选择儿科人群受试者时，其年龄分层选择应从大龄到低龄循序进行，青少年、儿童应优先于婴幼儿或新生儿，除非能充分证明研究目的是针对该低龄分层儿童特有的疾病，对该年龄分层疾病诊治有益，且研究以高于该年龄分层儿童为受试者时无法得到有效结果。

三、控制风险原则

根据国际指南要求，受试者在健康相关研究中承担研究风险的合理性在于研究具有科学和社会价值。在邀请受试者加入研究之前，必须确保受试者的风险最小化，并且风险与潜在的个人获益、研究的社会和科学价值相平衡。优先选择儿科人群直接受益且研究风险不高于最小风险的研究是国际指南的基本原则。国家食品药品监督管理总局2016年颁布的《儿科人群药物临床试验技术指导原则》指出，伦理委员会批准儿科人群药物临床试验的条件包括：①不超过最小风险；②虽超过最小风险，但是对受试者具有可预见的直接获益，或者可能揭示该疾病人群的重要知识，或者可以通过该试验揭示预防或消除严重影响儿科人群健康的医学问题的方法。

因此，儿科人群医学研究应基于下述风险控制程序开展：①研究风险没有超过最小风险，则研究可以开展；②研究风险虽然超过最小风险，但儿科人群受试者具有可预见的直接受益，且该研究风险与儿科人群受试者的受益平衡，该受益至少与可替代的医疗风险相当，则研究可以开展；③研究风险超过最小风险，儿科人群受试者没有直接受益，但研究有助于获得该儿科人群受试者疾病相关的重要健康信息，儿科人群受试者未来预期可能从研究中受益，且风险略有增加，研究的干预与儿科人群受试者所接受或即将接受的医疗措施相当，则研究可以开展。

四、知情同意原则

尊重和保障受试者是否参加研究的自主决定权,必须严格履行知情同意程序。在开展儿科人群医学研究之前,研究人员必须确认儿科人群的父母或法定监护人已自愿签署了"知情同意书",且儿科人群在获得足够的与其年龄、理解力相适应的研究信息后,给予了与其能力相一致的赞同。

（一）知情同意书

我国《民法典》规定,8周岁以上的未成年人为限制民事行为能力人;国际指南也要求对于有读写能力的儿科人群应以书面形式进行知情告知。因此,儿科人群医学研究的"知情同意书"应面向儿科人群及其父母或法定监护人设计多个版本:①"家长版知情同意书";②"儿科人群书面版知情同意书",针对8周岁及以上的儿科人群受试者;③"儿科人群口头版知情同意书",针对6～8周岁的儿科人群受试者。不同版本"知情同意书"的告知内容在做到全面的同时,应兼顾可阅读性,即语言表述应符合征询对象的阅读特点和理解能力,应尽量采取简短的语句,通俗易懂,避免使用专业术语。"儿科人群版知情同意书"可采用图文结合的形式。

（二）知情同意的获取

儿科人群参与医学研究必须获得其父母或法定监护人的知情同意,并在儿科人群的年龄和智力程度允许范围内取得儿科人群的赞同。

1. 父母或法定监护人的知情同意　父母或法定监护人应以研究对象的不可替代性和儿科人群受试者"最大利益、最小损害"的最佳利益为标准,判断参加研究与否。

2. 儿科人群的赞同　为保障儿科人群受试者的权益,建议:6～8周岁的受试者,须取得本人口头同意及父母或法定监护人的书面同意,并注明日期;年龄≥8周岁的受试者,须取得本人及父母或法定监护人的书面同意,并注明日期。儿科人群没有表示反对,但是也没有给予肯定性同意,不应该被解释为赞同。

3. 儿科人群的"故意反对"　邀请儿科人群参与医学研究难以避免其"故意反对"的情形,这种现象也应该得到尊重。除非该干预措施或程序在研究范围之外无法获得,对该儿童有明确的临床获益前景,并且研究人员及其父母或法定监护人均认为是该儿童的最佳医疗选择,在上述情况下,父母或法定监护人可以违背儿科人群的意愿,坚持要求研究人员继续实施研究干预措施或程序。研究人员可以同意这样做,但应事先寻求伦理委员会的特别批准或许可。

（奚益群　唐　燕）

参考文献

［１］王卫平,孙锟,常立文. 儿科学［Ｍ］.9 版. 北京:人民卫生出版社,2018.

［２］黄露,屈云东. 基于认知发展理论的儿童媒体素养教育［Ｊ］. 艺海,2019(12):116－117.

［３］温暖,金瑜. 儿童心理行为及其发育障碍:第 16 讲　当代儿童心理发展理论简介(一)［Ｊ］. 中国实用儿科杂志,2003,18(4):253－255.

［４］黄瀛舟. 共情的临床应用与实践［Ｊ］. 健康之友,2018(16):89－90.

［５］吴文文,王珊珊,李曼,等. 儿科超说明书用药现状与对策分析［Ｊ］. 药物流行病学杂志,2019,28(6):418－422.

［６］中华医学会儿科学分会临床药理学组,《中华儿科杂志》编辑委员会. 中国儿科超说明书用药专家共识［Ｊ］. 中华儿科杂志,2016,54(2):101－103.

［７］于冬青,韩蕊. 儿童期归属感发展的特点及适宜性教育［Ｊ］. 东北师大学报(哲学社会科学版),2014(2):162－165.

［８］陈飔. 医学伦理学［Ｍ］.2 版. 南京:江苏凤凰科学技术出版社,2018.

［９］边林. 医学伦理学理论与实践［Ｍ］. 石家庄:河北人民出版社,2014.

［10］世界医学会. 赫尔辛基宣言［Ｚ］.2013.

［11］国际医学科学理事会. 涉及人的健康相关研究国际伦理指南［Ｚ］.2016.

第 五 章　精神医学临床诊疗与临床研究伦理

第一节 精神医学临床诊疗伦理概述

随着社会经济的发展与医学的进步,人类疾病谱发生了明显的变化,精神卫生问题已成为当今社会重大公共卫生问题和日益严重的社会问题。中国精神障碍疾病负担及卫生服务相关研究结果提示:我国任何一种精神障碍(不含阿尔茨海默病)的终身患病率为16.57%,12个月患病率为9.32%。精神障碍疾病的负担日益增长。目前多数精神障碍疾病的病因尚未得到明确的揭示,诊断还处于以症状学依据为主的主观判断阶段,尚无明确的客观生物学指标。因此,在司法实践中经常受到挑战。在治疗上,到目前为止,主要是控制症状的对症治疗。基于精神医学诊疗的发展阶段及服务对象的特殊性,精神科医师承担高度专业的受托义务,呈现出较其他专业更为广泛的伦理问题。本节将从精神医学服务的人群特点出发,简要叙述其临床诊疗中的伦理。

一、不同生命阶段的精神健康特点

(一) 儿童期

儿童期(0~12岁)是个体生长变化最快的时期,个体的心理活动随着年龄的增长而逐渐丰富,处于动态发育过程,但尚未达到成熟。该阶段的个体往往缺乏控制自己行为和情绪的能力,对各种事物较为敏感,心理发展特征具有迅速性、协调性、开放性和可逆性的特点。神经发育障碍等精神疾病患者往往在儿童期表现出相应的症状特征。

(二) 青少年期

青少年期(12~18岁)的生理改变突出,个体心理活动活跃而波动,容易受家庭、学校和社会的影响,从而出现一些典型的矛盾心理,如独立与依赖的矛盾、理想与现实的矛盾、性意识与性道德的矛盾等。青少年期的个体常因不愿上学、物质滥用,甚至自伤等行为表现而被家长带至精神科就诊。

（三）青年期

青年期（18～35 岁）的心理活动和生理发育相对稳定，该阶段的个体认知、语言能力成熟，情绪感情丰富、强烈，但不稳定，意志发展迅速，人格逐渐成熟。该阶段的个体心理状态相对趋于稳定，但是往往也是重性精神障碍首次出现症状的时期。

（四）中年期

中年期（35～60 岁）的个体身体功能在达到全盛状态后逐渐开始减退，心理功能继续发展。在认知方面，晶体智力继续上升，流体智力缓慢下降，情绪趋于稳定。该阶段的个体日常工作和生活往往处于紧张状态，在心理上或思想上可出现焦虑、抑郁等状态。心身疾病在该阶段较为多见。

（五）老年期

个体进入老年期（60 岁以上）后，随着年龄的增长，在形态、功能上均出现进行性、衰退性变化，在心理特征上出现感知觉衰退、认知功能下降，以及情绪和人格的改变。老年期的个体容易出现抑郁情绪，失智及失智伴发的精神行为症状是该阶段个体到精神科就诊的常见原因。

二、精神障碍患者的特殊性

根据《国际疾病分类》（第 11 次修订本）（*International Classification of Diseases 11th Revision*，ICD-11），精神障碍的诊断有 170 余种。相关流行病学调查显示：中国精神障碍发病率最高的是焦虑障碍（7.6%），公众所熟知的精神分裂症患病率约为 0.7%，心境障碍约为 7.4%。重性精神障碍急性期可能导致患者思维紊乱、自知力不完整等临床症状，影响患者逻辑分析、自我意愿表达的能力，从而导致患者行为能力受限、知情同意能力受损。该类患者是数量多、负担重的弱势群体。

三、精神医学临床诊疗的工作特点

相较于其他医学专业，精神医学临床诊疗工作有相对特殊之处。例如：住院患者往往处于封闭式管理状态；治疗过程相对长；由于患者自身症状的影响而需要家属共同参与诊疗过程等。其中，诊断过程和治疗联盟对于伦理决策非常重要，以下稍加讨论。

（一）诊断过程的复杂性

医学发展至今，精神疾病的诊断仍缺乏客观的生物学指标，由精神科执业医师根据病史特点和症状特征进行诊断。为使诊断更精准，在病史收集的过程中需要多方晤谈和多项检查，包括与患者晤谈、与知情者晤谈、精神状态检查、体格检查、心理功能评估及自伤等风险评估。精神障碍的诊断还需要考虑文化因素。因此，在诊断文化相关的精神障碍时,还需要与相关文化群体进行晤谈。

(二) 治疗联盟的重要性

不同学术流派对治疗联盟给予了稍有差异的定义,本章所采用的治疗联盟定义是广义的,是指在精神医学服务过程中,医师、患者和家属基于治疗目标和任务的共识形成的合作关系。良好的治疗联盟可以改善患者的依从性,增加家属的参与度。在采用心理治疗为主要手段的治疗中,它是进行有效干预的先决条件,是产生疗效的最基本决定因素。

四、精神医学诊疗伦理指南和规范

基于精神医学服务对象的特殊性及其工作特点,诸多国际机构制定了相关国际伦理原则、准则、规范来规范精神医学的工作和保护精神障碍患者的权利,包括《精神发育迟滞者权利宣言》(联合国,1971 年)、《残疾人权利宣言》(联合国,1975 年)、《夏威夷宣言》(世界精神病学协会,1977 年)、《精神患者人权宣言》(世界精神卫生联盟,1989 年)、《关于保护精神疾病患者和改善精神卫生保健的原则》(世界卫生组织,1991 年)、《马德里宣言》(世界精神病学协会,1996 年)和《精神卫生保健法:十项基本原则》(世界卫生组织,1996 年)等。其中《夏威夷宣言》和《马德里宣言》是精神医学最重要的伦理学指南。

《夏威夷宣言》针对"由于精神病学概念、知识和技术可能被滥用而违反人道主义原则",提出了精神科医师应遵循的 10 条道德标准。除了规定应具备一般医师遵循的医学伦理道德准则外,还作出了一些特殊要求。例如,精神科医师不应对没有精神病的人采用强迫的精神治疗;如患者或第三者要求违反科学或道德原则,精神科医师应拒绝合作等。1996 年 8 月 25 日通过的《马德里宣言》强调了《夏威夷宣言》中对非自愿入院问题的规定,是《夏威夷宣言》的进一步发展。

《精神病工作常规制度》(卫生部,1958 年)是我国首个针对精神医学的工作规范,制定于第一次全国精神病防治工作会议。此后,我国多次召开全国精神病防治会议和医学伦理学大会,对精神病防治工作中的有关伦理问题进行探讨。2013 年,《中华人民共和国精神卫生法》的出台是精神医学发展过程中的里程碑。该法实施 5 年后进行了修正,并再次强调,精神障碍患者的人格尊严、人身和财产安全不受侵犯。

以上国际和国内的诊疗规范都旨在明确:当精神科医师给患者提供医疗服务时,其决策的依据往往包含着伦理学、医学、社会学、心理学及社会心理学等复杂的内容。深入学习并掌握精神医学的伦理原则将有助于精神科医师履行这种复杂、多重性的责任。下文将对一些常见的伦理问题作进一步阐述。

第二节｜精神医学临床诊疗中的常见伦理问题

一、常见伦理问题

精神医学涉及的伦理问题广泛,以下列举诊疗实践过程中常见的伦理问题以供讨论和思考。

（一）精神障碍诊断滥用

案例 23　患者,男性,30 岁,因"反复赌博 3 年"首次来院就诊。患者情感反应适切,目前已欠债 30 万元,因为欠债而导致患者产生焦虑的心理状况,来精神卫生机构要求开具"病理性赌博"的诊断证明。

问题:本案例涉及诚信原则,患者客观存在焦虑情绪和赌博行为,如果诊断"病理性赌博"可能会给患者减轻一些心理压力,甚至经济压力。此时,医师该做出怎样的诊断?

案例 24　患者,女性,24 岁,因"耳闻人语、行为异常 1 年余"在某精神卫生机构被确诊为"精神分裂症"。经过治疗,病情较为稳定,考虑重新就业。再次就诊时请求医师予以更改为其他诊断。

问题:该案例涉及诚信原则和无伤害原则,医师有如实记录的义务,患者担心因为某种疾病诊断在就业和生活中受到伤害。遇到这种情况,医师应当如何考虑?

正如本章概述中所言,精神障碍的诊断依靠精神科执业医师在全面评估和收集病史后做出。为了规范管理和防止诊断滥用,根据《中华人民共和国精神卫生法》《医疗机构管理条例》和《执业医师法》,精神障碍的疾病诊断证明需要两名及以上的精神科执业医师复核后方可做出,其中一名应有高级职称。在案例 23 中,该患者为首次就诊。医师当如实记录病情经过和目前状况,对照诊断标准进行诊断,并告知患者开具诊断证明的相关规定。

前述案例 24 涉及已确诊的患者,出于担心社会歧视患有该疾病的患者,要求更改诊断。该案例中,患者已经被确诊为"精神分裂症",属于《严重精神障碍管理治疗工作规范》所述的 6 种重性精神障碍(精神分裂症、分裂情感性障碍、偏执性精神病、双相情感障碍、癫痫所致精神障碍及精神发育迟滞伴发精神障碍)之一,其诊断和管理甚为慎重和严格。从案例 24 的病情发展来看,不仅诊断已明确,并且患者在按照"精神分裂症"进行治疗后病情稳定。医师接下来更重要的是需要和患者及其家属一起讨论康复计划,促进患者及家属对该疾病的认识,减少因诊断该疾病而造成的心理负担。

（二）隐私保护和保密

案例 25　患者,女性,14 岁,因"情绪不稳 6 月余,加重伴出走行为 3 天"被家长带至精神卫生机构就诊。近半年来,家长反映患者脾气暴躁,成绩大幅下滑。患者有恋爱史,但不愿意与家人分享具体细节。家人认为患者的情绪状况与其男友有关。每次父母追问时,患者便与父母争吵。3 天前,患者再次与父母发生强烈冲突后离家出走,3 晚未归家。患者就诊时要求父母离开诊室,并在多次就诊后与医师建立了良好的治疗关系,经治疗后情绪明显好转。患者父母仍然对患者的恋爱过程担忧,要求医师告知女儿的恋爱经过及性行为状况。

问题:该案例涉及保密原则和有利原则,医师有保护患者隐私的义务,家长对孩子有养育和教育的义务。在该案例的情境中,医师该如何抉择?

案例 26　患者,男性,因"猜疑被害、耳闻人语伴冲动行为 7 月余"在某精神卫生机构被诊断为"精神分裂症"。治疗方案确立后,转入社区医院进一步治疗和随访。某次随访过程中其对医师说,他觉得他的女朋友外面有人,他最恨这种背叛行为,一定要给女朋友血的教训,并叮嘱医师一定不要告诉他的女朋友。

问题:该案例涉及保密原则和无伤害原则,医师有保护患者隐私的义务。在这样的案例中,医师该如何抉择?

案例 27　患者,男性,72 岁,因"罹患肺癌后情绪低落 4 周"来院就诊。在问诊过程中对医师说,自己的病治不好了,这个病自己痛苦不说,还拖累家人,他不想活了。但他对医师说,不希望家人担心他,希望医师能为其保密。

问题:该案例也涉及保密原则和无伤害原则。本案例中,医师该如何抉择?

希波克拉底誓言这样表述:"……无论如何,无论是否与我的职业行为有关,我看见或听见的有关患者的所不应该说出去的东西,当认为需要保密时,我不会泄露它。"《日内瓦宣言》(1948 年)写道:"我尊重那些由于信任我而告诉我的秘密,甚至在患者死亡以后。"

　　精神医学收集的信息有关个人隐私,有时是特别敏感的资料,所以保密成为精神病学中一个基本原则。在多数情况下,没有患者的同意,精神科医师不得披露患者的信息。案例25的患者为青少年,医师同样应该依法对其隐私进行保护。与此同时,为了治疗进展更顺利,患者的父母也扮演了重要的支持角色。这种情况下,如果能与患者反复讨论,在征得其同意后再与其父母分享相关信息,不失为适宜的方式。

　　尽管医师有遵循保密原则的义务,但为了公众利益,精神科医师也有义务向第三方披露信息,例如涉及传染性疾病、可疑虐待儿童现象或重大犯罪证据等情况。案例26涉及伤害他人的可能,案例27涉及自伤可能,两者都可能需要运用保密的例外,可以在具体情境中进一步讨论。

　　(三) 非自愿治疗

案例 28　　患者,女性,24岁,情绪低落、兴趣减退伴自伤行为3月余。本次自伤行为发生时,由其家属带至某精神卫生机构就诊,进行相关检查和评估后,诊断其为"抑郁发作"。患者存在消极观念,且伴有自伤行为。医师建议其住院治疗,家属表示想听听患者本人的意见。患者坚决反对住院,并以死相逼。

　　问题:该案例涉及自主原则和无伤害原则。本案例中,医师、家属和患者均对是否住院有自己的考虑和选择,医师此刻该如何抉择?

案例 29　　患者,男性,35岁,猜疑被害3周,加重伴冲动伤人1天,总病程2年。本次冲动伤人行为发生时,警察将其送至某精神卫生机构,要求对其进行住院治疗,患者表示不愿意住院,并即刻冲动外跑。该患者无固定收入,无家属照顾,2年前被诊断为"精神分裂症",服药欠规律。

　　问题:该案例涉及自主原则和无伤害原则。该患者无固定收入、无家属照顾,有明确的精神障碍疾病史和发作,由警察送诊。这种情况下,医师应如何建议?

　　非自愿治疗在精神医学领域常被提及,《精神卫生法》用将近10条的篇幅来规范非自愿治疗问题。其中第三十条强调精神障碍患者住院实行自愿原则,但是如果就诊者为严重精神障碍患者,且已经发生伤害自身的行为或有伤害自身危险的,或者已经发生危害他人安全的行为或有危害他人安全危险的,应对其实施住院治疗。

　　案例28涉及患者发生伤害自身的行为,根据《精神卫生法》第三十二条:"经其监护人同意,医疗机构应当对患者实施住院治疗。"如果监护人不同意,医疗机构不得对患者实施住院治疗,监护人应当对在家居住的患者做好看护管理。该案例中,家属的态度变得至关重要,医师应如实告知,并与家属充分讨论患者目前的病情和可能风险,并尊重家属和患者讨论后的决定。

非自愿治疗需与强制医疗加以区分。《刑事诉讼法》规定,强制医疗程序是指司法机关对实施犯罪行为但无辨认和控制能力的精神病患者做出将其移送至精神医疗机构强制管治的一系列措施。从该规定可见,强制医疗程序是非自愿治疗的下位概念,并不相同。案例29则可能涉及强制医疗程序,在讨论的过程中,应提醒读者注意,在我国,刑事强制医疗程序是一个独立完整的特别程序,医师在此程序中只提供专业建议。

（四）医患关系

> **案例 30**   患者,男性,36 岁,既往无任何精神科相关就诊记录。近 1 周来因家庭琐事难以入睡,且心情烦躁,打电话给好友(精神科医师)要求处方安眠药。
>
> **问题:**如果您是这位精神科医师,如何处理?

> **案例 31**   患者,女性,42 岁,因"情绪低落、兴奋交替出现 2 年余"于某精神卫生机构就诊,被诊断为"双相情感障碍"。目前治疗方案以药物治疗为主,心理治疗为辅。近半年来,在张医师处进行药物治疗,在李医师处进行每周 1 次的心理治疗。随着治疗的进行,李医师认为该患者的心理治疗并没有进展,遂将其转诊给王医师,遭到患者的投诉。
>
> **问题:**李医师的处理是否妥当? 如果您是李医师,会如何处理这个问题?

医师应有尊重患者意愿和维护其最大利益的义务,但是医师不能在未建立治疗关系时实施诊疗行为。案例30中医患关系尚未建立,应先建立医患关系。在建立医患关系的过程中,应考虑精神医学的特殊性,避免利益冲突,不与亲友建立医患关系。

案例31涉及诚信原则、无伤害原则和有利原则。医师有义务忠于治疗目标,尤其是在心理治疗过程中,要避免患者因感受到被抛弃而受到伤害。《中国心理学会临床与咨询心理学工作伦理守则(第二版)》在专业关系第 1.11 条中规定:"不得随意中断心理咨询与治疗工作,出差、休假或临时离开工作地点外出时,要尽早向寻求专业服务者说明,并适当安排已经开始的心理咨询或治疗工作。"另一方面,医师也有义务本着维护患者利益的原则,从临床需要出发,将自己不胜任的案例转给更合适的医师。正如《中国心理学会临床与咨询心理学工作伦理守则(第二版)》在专业关系第 1.12 条的规定:"心理师认为自己的专业能力不能胜任为寻求专业服务者提供专业服务,或不适合与后者维持专业关系时,应与督导或同行讨论后,向寻求专业服务者明确说明,并本着负责的态度将其转介给合适的专业人士或机构,同时书面记录转介情况。"因此,在案例31

中,李医师感受到自己在心理治疗中的胜任问题是很好的现象,更为合适的做法是:寻找自己认为不合适的原因,与督导和患者都进行必要的讨论之后,再做出是否转诊患者的决定。

二、临床决策模型

在涉及伦理问题的具体诊疗实践过程中,精神科医师需考虑所有利益相关方及其影响,方可做出适当的临床决策。在精神卫生医疗机构中,美国伦理学专家劳拉·韦斯·罗伯茨(Laura Weiss Roberts)等提出的伦理决策模型(图 5-1)适用于精神医学领域。

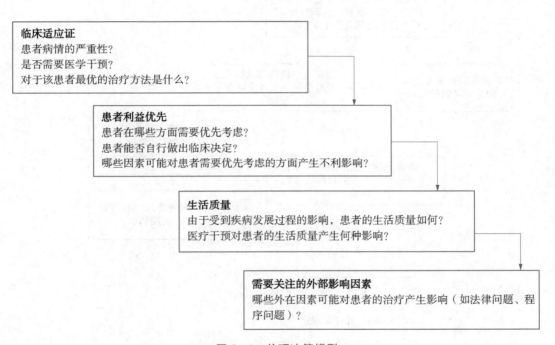

图 5-1 伦理决策模型

引自:ROBERTS L W, DYER A R. Concise guide to ethics in mental health care[M]. Washington DC: American Psychiatric Publishing,2004:307. (Used with permission)

由于精神科医患关系的复杂性,一方面,精神科医师需要在为精神障碍患者提供治疗的过程中对伦理问题保持谨慎的态度,另一方面,又拥有使用非自愿治疗和住院的权利。因此,导致精神科领域中的伦理决策十分艰难。影响伦理抉择的因素错综复杂,抉择时的环境千差万别,只运用一个具体的参考标准来指导实践相对困难。而且在精神卫生领域,伦理抉择必须考虑社会心理相关因素。故而根据伦理抉择的原则,形成了社会工作的伦理抉择模型(图 5-2),供读者参考。

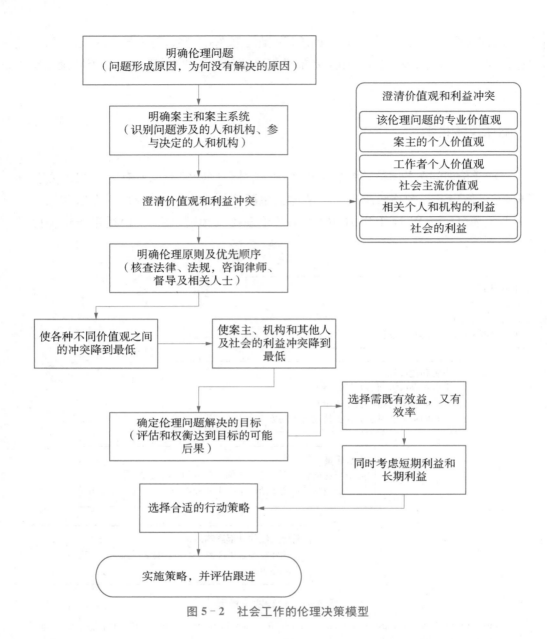

图 5-2 社会工作的伦理决策模型

第三节 | 伦理原则在精神医学中的应用

精神医学的发展总是伴随着伦理问题的提出。医学伦理的"四大基本原则"在精神医学诊疗过程中同样适用。与此同时,美国学者阿尔伯特·R·琼森(Albert R Jonsen)等根据精神医学的特点提出以"医疗适应性""患者偏好""生活品质"和"情境特征"等4个象限为基准的分析框架,对临床实践中的伦理问题进行系统性分析。这种分析对伦理决策提出了更高的要求,须考虑生活品质和患者偏好及其选择中的伦理要求。精神医学的诊疗过程应遵循基本的伦理要求,并充分考虑精神障碍患者的特殊性,对具体问题进行系统分析。

一、患者至上原则在精神医学中的应用

医务人员在诊疗过程中始终要以患者为中心,把患者的利益放在首位。精神障碍患者的特殊性使"患者至上"包括了更多的要求。

（一）尊重患者

一方面,对于精神障碍患者来说,病耻感使他们在治疗、家庭生活、工作及学习中面临多重困境。诊疗过程中,一方面,医务人员应该注意自己的语言、肢体动作等,帮助精神障碍患者减轻或摆脱自身的羞辱感,更好地配合诊疗。例如,面对孤独症儿童或抑郁症患者时,更加耐心的沟通有助于患者产生亲近感、安全感。另一方面,精神障碍患者由于其自身特殊性,诊疗过程中可能出现反对、躲避,甚至辱骂等行为。对此,医务人员应予以理解,可以尝试与患者家属或监护人沟通。一般情况下,针对精神障碍患者的检查和治疗需要患者同意后才能开展。即便在某些情况下,对精神障碍患者采取非自愿治疗时,也应该获取法定监护人的理解和同意。

（二）患者的自主权利

一般的诊疗活动中,患者有询问病情,接受、拒绝或选择诊疗方案的自主权。正确对待患者的拒绝,医务人员要对患者的自主选择能力进行判断,而这种判断是确定患者的拒绝是否有效及医务人员选择对策的重要依据。精神障碍患者作为普通公民,其基本权利同样应该得到保护。《中华人民共和国精神卫生法》明确:精神障碍患者的住院治疗实行自愿原则,仅有两种情况可对患者进行非自愿治疗:①发生伤害自身的行为,或有伤害自身危险的情况,需经其监护人同意;监护人不同意的,医疗机构不得对患者实施住院治疗。②对于已经发生危害他人安全的行为,或有危害他人安全危险的,患者或其监护人对需要住院治疗的诊断结论有异议的,不同意对患者实施住院治疗的,可以要求再次启动诊断和鉴定等一系列程序。

二、最优化原则在精神医学中的应用

最优化原则是指医务人员在选择诊疗方案时,应选择最小的代价获得最大效果的决策。在有限的诊疗条件下,采取的诊疗措施应使患者的痛苦最小、费用最少、不良反应最小、效果最好及安全度最高。某些治疗精神障碍的医疗药物和技术可能存在一定的风险和不良反应,医务人员应该充分了解患者的病史,对患者的生理、心理情况做出充分评估后,再制订诊疗方案。同时,根据治疗过程中患者的病情变化及时调整、优化治疗方案。

精神障碍患者的治疗通常比较漫长,基于此考虑,医务人员应以"最小代价获取最大效果"为原则向患者及其家属或监护人推荐诊疗方案,避免某些患者因为经济问题得不到治疗,或者对治疗产生巨大的心理负担。当出现新技术、新药物时,医务人员应衡量风险-受益比,对患者提供帮助。除此之外,临床试验、试验性治疗或药物不得施用于未经知情同意的患者。

三、保密原则在精神医学中应用

医务人员在对患者的诊疗过程中及以后,要保守患者的秘密和隐私,并遵守诚信的伦理准则。对不宜透露给患者的不良诊断等信息,应对患者保密。精神障碍的诊疗中,经常需要询问患者个人及其家庭的秘密和隐私,保密守信原则在诊疗涉及有病耻感的疾病时格外重要。除此之外,随着就诊过程的信息化、病例记录的电子化及各种健康管理设备终端的普及,隐私保密操作的内涵较以前更为复杂。大数据时代的隐私保密不仅与临床医务人员直接相关,还涉及相关企业、科研人员、医院及政府相关管理部门等。作为临床医务人员和医院管理人员,应该对此保持高度敏感性,即便在使用一些去标签化信息的科研行为中,也必须严格遵守医院和国家的相关法律法规,避免患者的隐私受到威胁,必要时申请医院伦理委员会的审查。

精神科的临床诊疗中,存在一类打破保密原则的特殊情况,即患者可能对他人或社会公共安全产生威胁时。医师应综合考虑患者的实际情况,选择是否需要打破隐私原则。如涉及该类事件,应及时向上级报告,最终决定是否向有关部门如实透露受试者的信息。

在保密的例外中,被广泛引用的一个里程碑式的案例是 1976 年发生于美国的帕特里夏·塔拉索夫(Patricia Tarasoff)案例。一位在加利福尼亚大学接受精神卫生服务的男生,在治疗过程中表达了要谋杀帕特里夏·塔拉索夫的意图。治疗者通知了该学生的监护人和警察局,但却没有通知帕特里夏·塔拉索夫本人。最后,这位学生对帕特里夏·塔拉索夫实施了杀害。该案例充分说明了慎重处理保密例外的重要性。

四、知情同意原则在精神医学中的应用

知情同意体现了患者的知情同意权和与之相对应的医师义务。具体而言,患者的知情同意权涵盖了了解权、被告知权、选择权、拒绝权和同意权。对应的,医师有告知的义务,包括告知的内容、对象、形式和程序。在不同的医疗专业实践中,知情同意的具体内涵和程序不尽相同。在精神医学领域,一般认为知情同意包括告知(information)、自愿(voluntarism)和决策能力(decisional capacity)3 个基本要素。在充分告知和足够自愿的情况下,决策能力体现了个体的知情同意能力(capacity to consent)。

（一）告知主体的规定

多项法律规定医疗机构及其医务人员是履行告知义务的主体。在我国的医疗机制下，医疗机构主要通过两个途径履行其告知义务：一方面通过公告等形式告知关于医疗机构的一般情况，如开展治疗项目、正在招募的临床研究及诊疗收费标准等；另外一个重要的途径则是通过医务人员向具体的患者进行具体的告知，也就是说，在实际医疗实践过程中，履行告知义务的主体是医务人员。目前，我国精神卫生领域诊疗过程中，门诊接诊医师为中级（主治医师）以上职称人员；在收治住院及治疗过程中，也由主治医师承担主要告知义务；在科研实践过程中，则由被授权的研究者（一般为主治医师）履行主要的告知义务。由上述可知，在我国精神卫生科研和诊疗实践过程中，最主要的告知主体为高年资的精神科医师（主要为主治医师）。

（二）告知对象的特殊性

告知的对象即为知情同意权的权利主体，只有患者本人才是知情权的绝对主体，患者的家属在知情同意时具有的是基于患者委托的代理权限或法律赋予的监护权限，并非知情同意权。联合国在《保护精神病患者和改善精神卫生的原则》中规定"未经患者知情同意，不得对其施行任何治疗"。因此，患者的知情同意权并不能因为患者罹患精神疾病而被削减。若因为疾病而导致决定能力受损，则应当建立完善可行的程序来进一步保护患者的自主权。

（三）告知内容的全面性

原则上，可能影响患者做合理决定的重要信息均需要告知，有以下3种主要的告知范围标准：①合理医师标准，即告知内容可以由医师参照当时的医疗水准来加以把握；②合理患者标准，即医师应当从患者出发，告知普通患者均希望能了解的关于该诊疗行为的情况；③具体患者标准，该标准强调告知内容的个体化，要求医师根据患者的具体情况，重点告知希望患者关注的内容。无论哪种告知标准，都是力求确保患者得到足够的信息，以做出最正确的决定。我国《精神卫生法》第三十九条规定："医疗机构及其医务人员应当遵循精神障碍诊断标准和治疗规范，制订治疗方案，并向精神障碍患者或者其监护人告知治疗方案和治疗方法、目的，以及可能产生的后果。"该规定明确了临床诊疗过程中最低限度的具体告知内容。

（四）拒绝治疗权

精神障碍患者原则上与其他疾病患者一样，在充分知情的情况下，根据意愿自行决定是否进行治疗，这是知情同意权的体现。《精神卫生法》第三十条规定"精神障碍的住院治疗实行自愿原则"。因此，患者具有拒绝治疗的权利，包括拒绝住院治疗的权利。

（五）知情同意能力

精神障碍患者的知情同意能力在知情同意过程中占重要地位，成为最困扰临床实践的重要因素。在美国，知情同意能力评估已成为精神科联络会诊中被申请的3个最主要原因之一，也越来越受到我国医学专家、法学专家和伦理学专家的关注。法律所言的能力（competence）是指进行某种行为的普遍资格，是一般能力，如民事行为能力。而知情同意能力（capacity）是一种心理能力，是一种与心理状态相关的特定情境下的行为能力。在信息充分、足够自愿的情况下，知情同意能力主要体现为个体的决策能力。这种能力具有任务指向性的特点，不能套用我国民法中关于民事行为能力的概念。法学专家认为应当建立一种不同于民事行为能力的医疗同意能力制度，更有学者呼吁设立对患者知情同意能力进行鉴定的专门机构，并制定相应的程序性规定。目前为止，尚未有标准程序来限定判断知情同意能力的过程。我国对精神障碍患者知情同意能力的判断主要靠精神科医师的临床判断，尚缺乏客观的指标和规范化的程序。

以上为基本伦理原则在精神医学中的应用。在具体实践过程中，需遵循基本原则，参考决策模型，充分考虑利益相关方，在具体情境中做出最优的决策。

第四节 | 涉及精神障碍患者的临床研究的特殊伦理要求

本书第三章对涉及人的生物医学研究相关伦理原则已经作了详尽的讨论。但是，尚未单独分析涉及精神障碍患者的临床研究相关伦理问题。因此，本节将对此类问题进行阐述。生物医学临床试验的共性伦理问题请参考本书第三章的内容，本节不再赘述。

本节主要从研究方案的科学性，研究者及其研究团队，风险和利益，保密性，入选、排除及招募，知情同意和做决定的能力，激励，数据发表，以及涉及儿童、青少年和老年人等特殊人群的研究等方面进行阐述。

一、研究方案的科学性

精神卫生领域的临床研究主要包括药物临床试验、生物学检测研究、与临床症状相关的神经心理评估，以及精神卫生服务相关的评估等方面，也会涉及医疗器械、临床路径等方面的研究。研究者在设计方案时就应考虑两个问题：①该研究方案是否可行，是否旨在回答亟待解决的问题；②该方案是否值得在精神卫生领域进行研究。精神卫生临床研究的伦理性长期以来都备受关注，尤其是涉及"安慰剂对照"和"用药间隔期"的临床研究，即使是最小风险的研究，也应该考虑开展此项研究的必要性。若非必须以精神疾病患者为受试者，不建议这些研究在精神卫生领域进行。

二、研究者和研究团队

研究方案在伦理框架下的顺利进行依赖于研究者的业务水平和整合能力。因此，纳入任何一个研究项目的研究者都应该接受科学研究的培训，并熟知研究伦理的概念和相关规定。

除科学研究能力外，对研究者的临床业务素养也有一定要求。在此强调研究者的业务素养，是因为有研究表明，对研究者的信任是精神疾病患者决定参与临床研究的重要、显著因素之一。应该让研究者认识到，受试者入组研究是基于受试者对研究者的信任。因此，研究者应当确保尊重受试者，并真正保证受试者的权益。

三、风险和利益

研究风险的评定相当复杂，且颇受争议。目前，伦理学界在某些基础问题上已经达成共识，例如，评估风险时应该考虑受试者生理状态、社会状态和心理状态的影响；最好的设计是对各组受试者潜在伤害最小化，而对社区和社会的利益最大化；不能将受试者暴露于未知且持续的风险中。一般而言，最小风险是指试验中预期风险的可能性和程度不大于日常生活、进行常规体格检查或心理测试的风险；而试验的最大风险应不大于受试者目前疾病或症状的严重程度。大于最小风险的研究都应该被谨慎对待。

精神疾病患者因为种种原因会很愿意参加一些可能会带来症状显著改善的试验用药研究项目，但是这种项目结束后对受试者的后续医疗处理是特别应被关注的问题。例如，某位患者参与了某种尚未上市的抗精神病新药的研究，在此过程中，该受试者的症状有了明显改善，开始正常工作和生活。但是，一旦研究项目结束，受试者将无法得到该未上市的试验用药，患者可能因此而出现症状波动明显，严重影响其社会功能。这种可能发生的情况都应该清楚地列在研究方案和"知情同意书"中，不能含糊其辞，影响受试者的判断。

对涉及儿童、青少年和老年人等特殊人群受试者的研究，要更严格地进行风险和利益的评估，此部分将在后文单独重点讲述。

四、保密

保密是指未经受试者本人许可不能透露受试者的个人信息。但也有例外，如遇到以下情况，需要向有关部分如实透露受试者的信息：①受试者威胁、将要伤害某人；②受试者虐待或漠视儿童青少年，或者虐待生活无法自理的人群；③发现任何可能触犯法律的情况存在。在科学研究的过程中，研究者应确保受试者个人信息在研究的数据收集、处理和发表阶段都不被披露。保密在涉及有病耻感的疾病研究和小型社区研究时格外重要。因此，在涉及精神障碍患者的临床研究中，切实可行的数据保密制度非常重要。随着病例记录的电子化，数据保密的操作更为复杂，尤其值得关注。

五、入选、排除及招募

根据以往的医学研究经验,犯人、制度下的儿童、生活无法自理的成人及残障人士等往往被视为弱势群体而加以保护,较少纳入医学研究,但同时也使他们失去了从医学研究中获益的机会。在某些医学研究中,因为忽视这些特殊人群的疾病,研究结果会倾向于来自更健康的人群。这种两难的境地使研究者在考虑是否纳入弱势群体时左右为难。目前,在伦理学界达成的共识是,在以下两种情况下可以纳入弱势群体:①特殊群体的纳入是本项研究不可或缺的科学目的。②特殊人群的纳入将会使其所在的人群获益。例如,一项抗精神病药物的研发项目,以治疗精神分裂症患者为研究目的,药物研发的成功将使精神分裂症患者群体获益。在此种情况下,选择纳入精神分裂症患者。无论何时因何目的将弱势群体纳入医学研究,都应该特别注意尽量减少受试者的经济负担和心理压力。

六、知情同意和做决定的能力

理论上而言,精神障碍患者可能有注意力、记忆力、自知力和思维能力等方面的损害,正确理解信息的能力和正确判断自己状况的能力受损,甚至可能丧失做决定的能力。因此,在实际操作中,判断精神障碍患者是否具有充分的理解能力是一个具有重要现实意义的课题。目前,在科研实践中评估的方法有所不同,有些研究者使用评估工具,而有些研究者则依据精神科医师的临床判断来评估。评估认为患者仍具有或部分具有理解能力时,研究者应该充分尊重精神障碍患者的知情同意权,在"知情同意书"的获取过程中要帮助受试者充分理解信息。如果患者完全丧失理解能力(如重度阿尔茨海默病患者),则需要让患者的法定监护人充分理解相关信息。需要特别注意的是:由于疾病的原因,其知情同意的能力具有波动性。在受试者的知情同意能力受限或丧失时,由其法定监护人代为行使知情同意权;但随着患者病情好转,知情同意能力恢复,应由其本人来行使权利,此时,研究者需向其本人重新获取知情同意,并让本人签字确认。

当研究涉及身体或精神上不具备知情同意能力的受试者时(如精神分裂症急性发作期、谵妄或昏迷状态下的患者),只有在其身体或精神状况正是研究目标人群的一个必要特点的情况下,研究方可开展。在这种情况下,医师必须设法征得法定监护人的知情同意。如果缺少该类法定监护人,并且研究不能被延误,那么该研究在没有获得知情同意的情况下仍有可能开展,前提是参与研究的受试者无法给予知情同意的具体原因已在研究方案中清楚描述,并且该研究已获得伦理委员会批准。即便如此,仍应尽早从受试者或其法定监护人那里获得继续参与研究的知情同意。伦理委员会的审查决定在该类特殊研究中显得格外重要。因此,伦理委员会在考虑批准该类研究时应格外慎重,一旦批准该类研究,一定要有后续的审查措施跟进。

对涉及儿童、青少年和老年人等特殊人群受试者的知情同意将在后文中单独阐述。

七、激励

为了激励受试者参与研究,研究者会提供一定数额的资金予以受试者,以表达对受试者所付出的时间、精力和不便的补偿。激励应该与受试者的付出相当,并尽量使受试者更便利地参与研究,如应当提供交通补贴和餐费。不恰当的激励也会造成一定的风险,当激励金额巨大或非恰当定时性给予时,风险会增加。例如,在某项需要进行 5 次随访的临床试验中,研究设计表明受试者要完成 5 次随访之后才能一次性拿到补偿。如果这种一次性补偿的金额巨大,很可能会对受试者产生诱导,并为了拿到最终的补偿,不得不完成 5 次随访。除考虑激励的金额和形式是否会扭曲受试者参与试验的决策外,也要考虑潜在受试者的人口特征是否会影响参与试验的决定,如潜在受试者的社会经济地位、可能的治疗选择等。

八、数据发表

在投稿时,杂志社会要求提供伦理安全证明文件,这在某种程度上推进了中国医药研究者的伦理意识。作为研究者,应该从研究设计时就考虑相关问题,尤其是涉及精神卫生领域和其他弱势群体的研究时。在数据发表时,须申明与医药公司的关系,并将伦理委员会批准函、"知情同意书"、激励及项目基金文件等一并提供给杂志社。

在某些项目中,研究者可能发表受试者的病案分析。尽管研究者已经从受试者那里获取了知情同意,并将可辨识的个人信息进行加工处理,但仍然需要特别注意,在保证科学的精确和有效的同时,最大限度保护受试者的利益。

九、涉及儿童、青少年和老年人等特殊人群的研究

(一) 涉及儿童、青少年的研究

对涉及儿童的研究要特别关注,特别是对涉及患有精神疾病的儿童的研究。儿童处于生理和心理的发育过程中,很难说清楚某种行为或药物将会对儿童造成什么样的影响。即使是公认的最小风险的操作,如静脉穿刺,也可能会对儿童造成很大的困扰。因此,要审慎评估研究过程可能带给儿童受试者的生理和精神的风险和不适,并特别关注研究方案在科学性、风险和利益及知情同意部分的描述。

如果在儿童、青少年人群中进行大于最小风险或受试者无法直接获益的研究,其科学价值必须是相当伟大的。这种伟大的科学价值被描述为"可以产生对受试者疾病或状态的理解或改善有至关重要意义的认识"。就儿童精神病学领域来说,如此描述并不足

以显示出其"伟大的科学性",因为在该领域有太多至关重要的科学问题有待研究。相当多的研究方案,甚至有些研究者自发的研究项目都可能在现阶段与这条标准相吻合。在某些针对儿童、青少年的长程研究中,其科学性可能需要进行再评估,现阶段认为至关重要的问题也许在不久的将来被视为不相关的问题。例如,现阶段认为某种基因可能在儿童孤独症的发病机制中起至关重要的作用,假设在第二年,该基因被证实与儿童孤独症不相关,就应该再评估这些项目的科学性。

知情同意在患有精神疾病的患者中获取的过程本身就相当复杂,在涉及儿童、青少年精神疾病患者的研究中则更为复杂。儿童(法定成人年龄以下的个体)被认为不能对参加临床研究做出知情同意。因此,儿童往往会赞同监护人的意见。根据儿童身心的发展规律,认为7岁左右的儿童能够简单地赞同或拒绝是否参加某项研究,14岁左右的儿童有基本的知情同意能力。但是这个简单的年龄划分在患有精神疾病的儿童中会变得更为复杂,因为患病可能会使这些儿童的智力水平、语言理解水平及社会功能等能力发展有不同程度的受阻或受损。在实际操作过程中,无论在什么情况下,取得儿童受试者本人的赞同都是可取的。在获取同意的过程中也要考虑儿童与其监护人之间的关系,以及儿童自身的发育阶段。对于青少年受试者,应当尽量给机会让受试者本人做决定,可以在监护人不在场的情况下与其充分讨论研究过程,以获取其赞同。当然,在中国的法律框架下,即使获取了儿童、青少年受试者本人的赞同,仍然需要取得其法定监护人的知情同意,并留下签字的文本。

(二) 涉及老年人的研究

老年人一般指年龄大于65周岁的个体。因为年龄的原因,老年人常有多种疾病共同存在,因而合并用药也就比较多。同时,老年人处于衰老阶段,罹患精神疾病的老年人的生活质量相对更差。但是世界精神病学协会也提出,目前很多针对老年人的精神科治疗方法都缺乏证据基础,因此,很多临床研究项目需要在患有精神疾病的老年人中进行。他们有权利参加这些临床研究,也应该给他们机会参加。涉及老年人的临床研究应该注意以下几点。

(1) 研究方案设计应该是满足统计学要求的最小受试者人数,从而避免更多老年人暴露于研究。使用安慰剂必须有充分的理由,应满足以下指征:无目标适应证的上市药;安慰剂短期使用不会导致病情恶化,且试验时间不宜过长;如果研究设计必须设置安慰剂组,应尽量减少安慰剂组的比例。

(2) 在老年人群中进行的临床研究须遵循风险最小化原则。如果涉及试验用药,在研究方案中须全面描述试验药物的药理学、毒理学和临床研究信息,确定是否有相关的措施来减少已知的风险。老年人的肝肾功能、中枢神经系统和内分泌系统等功能往往有不同程度的损害;药物在其体内的药代动力学和药效动力学与普通成人差别较大;老年人对药物的代谢、排泄和耐受性较差,不良反应发生较多。因此,应该有完善的急救设备和应急措施,并将严重不良事件的应急预案和预防措施在方案中详细描述。

（3）纳入老年受试者的临床研究须先取得受试者本人的知情同意，即使受试者因为精神疾病原因导致做决定的能力受损，也应该确保老年受试者的知情同意。如果老年受试者因为精神疾病原因完全无法做出是否参加临床研究的决定，则应向其法定监护人取得知情同意。如果受试者做决定的能力在研究过程中得到提高或恢复，则须再向受试者本人取得知情同意。在知情同意过程中须考虑：是否有充足的时间让老年受试者做决定；是否有专人对"知情同意书"的内容给予通俗易懂的解释；受试者无法做决定时如何处理等。

本节主要阐述了精神卫生临床研究相关的特殊伦理考虑，现将需要考虑的主要问题集中于表5-1，附于本章节末，以供参考。

表 5-1　涉及精神障碍患者临床研究的伦理考虑

考虑的方面	具 体 内 容
科学性	该项目是否具有科学价值？ 研究假设检验是否恰当？ 研究设计是否能得到有意义的数据？ 研究方法是否适当？
研究者及研究团队	研究团队中是否有足够的专家和工作人员来支持该项目的顺利完成？ 方案中是否列出研究伦理的相关问题？ 研究团队在科学研究和专业领域是否有良好的信誉？ 在该方案中是否有角色冲突或利益冲突？如果有，研究团队如何处理？ 方案的相关文件是否可以体现对研究过程的监管，并对研究团队有合适的职责分工？
风险和利益	研究方案是否已经将风险最小化？是否有其他可替代的风险更小的研究设计？ 方案对个体、社区或社会是否有过多的风险？ 如果受试者可能从研究方案中获益，如症状好转，是否列出了退出的标准，并提供了有效的可选治疗方案？ 对受试者而言有哪些获益？方案是否正确地描述了这些获益？ 该方案中的预期获益是否适用于所研究对象的特定人群？（如以精神疾病患者为受试者进行的研究，研究结果是否适用于精神疾病患者？）
保密	方案中是否说明如何有效保证在数据收集、存储和分析阶段的数据安全？ 是否告知受试者哪些情况下数据可能被查看？ 研究者将研究记录与临床记录分开保存了吗？如果没有，实际是如何操作的？ 研究者和受试者之间是否有重要的"重叠关系"？研究者如何处理？
入选、排除及招募	是否只在以下两种情况下纳入弱势群体：①特殊群体的纳入是本项研究不可或缺的科学目的；②特殊人群的纳入将会使其所在的人群获益。 入选标准是否不恰当地排除了某些应该纳入研究的群体？ 招募过程是否有偏倚？ 招募过程是否是强制性的？
知情同意和做决定的能力	知情同意书是否简洁、可读、准确及易懂？ 知情同意书是否包含了以下信息：①研究目的，所研究疾病或现象的性质；②谁负责该项目科学且符合伦理地开展？③入选标准；④预期的干预，相关的风险和利益；⑤其他可选的治疗；⑥主要研究设计信息（如安慰剂设计、随机、药物间隔期、随访频率、保密及数据使用计划）

（续　表）

考虑的方面	具 体 内 容
	是否能保证受试者有足够的做决定的能力？
	如果在研究过程中，受试者出现做决定能力的降低，研究者是否能辨别并随访这种情况？
	研究方案中是否提及如何提高或保持受试者做决定的能力？
	方案中是否写明受试者将来的决策，或者指定将来的决策者？这位决策者是否能代表受试者的意愿？
	是否保证受试者不会被强制参与该项研究，或被强制继续参与该项研究？
激励	激励是否足够和及时，并不带有强制性？
	如果卫生保健也是激励的内容，如何满足受试者退出试验后仍需要该项卫生保健的需求？
数据发表	方案中是否描述了数据发表安全的相关信息？
	数据发表是否与目前伦理标准相符？
	在数据发表时，受试者的身份辨识信息是否得到充分的保护？

注：获 Laura W. Roberts, M. D. , M. A. 授权，经翻译和修正后使用

（杨卫敏　黄晶晶）

参考文献

［１］唐宏宇，方贻儒. 精神病学［M］. 北京：人民卫生出版社，2014.

［２］江开达，郑毅，李恒芬. 精神病学基础［M］. 北京：人民卫生出版社，2009.

［３］黄晶晶，李华芳. 精神障碍患者知情同意能力的评定方法［J］. 中国心理卫生杂志，2015，29(6)：437－441.

［４］马华舰，邵阳，谢斌，等. 精神科医师对患者非自愿住院决定的影响因素研究进展［J］. 中国卫生资源，2017，20(5)：432－436.

［５］ROBERT L W, GEPPERT, BAILEY R. Ethics in psychiatric practice：essential ethics skills, informed consent, the therapeutic relationship, and confidentiality［J］. J of Psych Prac, 2002，8(5)：290－305.

［６］ROBERT L W, WARNER T D, ANDERSON C T, et al. Schizophrenia research participants' responses to protocol safeguards：recruitment, consent, and debriefing［J］. Schizophr Res, 2004，67(2－3)：283－91.

［７］王茹，王兆良. 我国精神卫生法知情同意规则的价值分析及完善研究［J］. 价值工程，2015，29(4)：234－236.

［８］全国人民代表大会常务委员会. 中华人民共和国精神卫生法［Z］. 2018.

［９］谢斌. 心理治疗的法律与伦理［J］. 四川精神卫生，2016，29(6)：556－560.

［10］LAMONT S, JEON Y H, CHIARELLA M. Assessing patient capacity to consent to treatment：an integrative review of instruments and tools［J］. J Clin Nurs, 2013，22(17－18)：2387－2403.

［11］赵芳.社会工作伦理：理论与实务［M］.北京：社会科学文献出版社,2016.

［12］JONSEN A R，SIEGLER M，WINSLADE W. Clinical ethics［M］. 8th edi. New York：McGraw-Hill，2015.

［13］HUANG Y Q，WANG Y，WANG H，et al. Prevalence of mental disorders in China：a cross-sectional epidemiological study［J］. Lancet Psychiatry，2019,6（3）：211－224.

［14］教育部临床医学专业认证工作委员会.中国本科医学教育标准临床医学专业（2016版）［Z］.2017.

［15］American Psychiatric Association. The Principles of medical ethics with annotations especially applicable to psychiatry［Z］. 2013.

［16］徐一峰.精神卫生伦理审查操作指南［M］.北京：人民卫生出版社,2017.

第 六 章 　人类辅助生殖技术伦理

第一节 人类辅助生殖技术概论

一、定义

生殖医学是一门涵盖生物学、生理学、胚胎学、遗传学、解剖学、药理学、妇产科学和男性科学等多门基础和临床学科的综合性医学学科,主要研究正常与异常的生殖活动,分析正常生殖和异常生殖发生的原因、机制,提出预防、诊断和治疗的措施。人类辅助生殖技术是生殖领域的一项重要技术,为部分不孕不育患者带来为人父母的希望,是维系家庭稳定、社会和谐的重要基石。

人类辅助生殖技术是指运用医学技术和方法对配子、合子和胚胎进行人工操作,以达到受孕目的的技术,分为人工授精(artificial insemination,AI)和体外受精(*in vitro* fertilization,IVF)、胚胎移植、精液冷冻、胚胎冷冻、配子输卵管移植、代孕、卵胞浆内单精子注射(intracytoplasm sperm injection,ICSI)、胚胎植入前遗传学诊断(preimplantation genetic diagnosis,PGD)等。无论是哪种辅助生殖技术,都在一定程度上改变了自然妊娠的方式及过程,在伦理方面也面临着新的挑战。

二、分类

(一)人工授精和体外受精

根据授精的地点不同,辅助生殖技术主要包括 AI 和 IVF 技术。

AI 是指人为让精液或精子进入阴道或宫腔内以促进受精的方式。根据具体授精部位的不同,AI 可分为阴道内、宫颈管内、宫腔内和输卵管内 AI,主要适用于男方少精、免疫不育及丈夫精液质量正常而有难以矫正的性交障碍等情况。

体外受精是指在体外人工控制的环境中完成精子和卵母细胞的结合,形成受精卵的过程。IVF过程包括:卵母细胞采集、精子采集和体外受精。受精卵在人工孵育的条件下,经过体外培养2～5天发育成卵裂期胚胎或囊胚后,再用人工方法移入患者的子宫腔内,使胚胎着床获得妊娠。IVF和胚胎移植技术的结合俗称"试管婴儿"技术。

（二）自精和供精

根据精液来源不同,可分为自精或供精,两者的主要区别是精液是否来源于丈夫。

来源于丈夫的精液为自精。如果因为丈夫无法提供符合要求的精液,由他人提供,则为供精。精液来源于丈夫的人工授精技术为夫精人工授精(artificial insemination by husband,AIH)。精液来源于供精者的人工授精技术为供精(非配偶)人工授精(artificial insemination by donor,AID)。AIH主要用于治疗性交障碍或精子在女性生殖道运行障碍者。AID主要用于治疗男子无精症或患有遗传性疾病无法提供精子者,解决男性自身供精困难的情况,精液主要由精子库提供。自精和供精两者中的伦理问题主要集中在供精方面,包括捐精者资质、新生儿父母法律身份划定及抚养义务等方面。这些伦理争议在后续的精子库论述中会进行详细的介绍。

（三）自体供卵和赠卵

根据卵子来源不同,可分为自体供卵和第三方赠卵。两者的主要区别是卵子是否来源于妻子。自体供卵是指受精卵中的卵子来源于妻子,赠卵是指受精卵中的卵子来源于卵子捐赠者。自体供卵中存在特殊方式——代孕,与赠卵、捐精一样因为涉及第三方,也会产生新生儿身份、抚养等伦理问题,这些将会在后面的赠卵和代孕的章节中进行阐述。

第二节 | 辅助生殖技术的伦理问题

一、赠卵

（一）定义

赠卵即卵子捐赠,是指为了解决因卵巢早衰、遗传性疾病或排卵障碍等引起的女性无卵子问题,采用捐赠者(第三方)的卵子与受捐赠方丈夫的精子,利用体外受精方式辅助生殖。捐赠卵子的一方为赠卵者,是指有正常生育能力且自愿将卵子捐赠给不孕不育症患者,以帮助对方获得成功生育机会的健康女性。接受他人赠予卵子的一方为受卵者,指已经丧失产生卵子能力的女性,或严重遗传性疾病的携带者或患者。

（二）方式

目前,全球范围内赠卵主要有3种卵子供应方式:商业化供卵、卵子捐赠和卵子共享。商业化供卵是指以盈利为目的的供卵。卵子捐赠是指有正常生育能力的女性出于利他动机将自身卵子无偿赠送给不孕妇女,帮助其达到怀孕的目的。卵子共享是指赠卵来自人类辅助生殖治疗周期中剩余的卵子,捐赠者可在保留一定数量卵子自用的基础上捐献部分卵子,并且获得自身治疗费用的减免。

(三) 现状

1. 卵源短缺   正常状态下女性一个月可以排出一个卵子,在辅助生殖过程中往往应用促排卵药物,以便一次获得较多的卵子。但促排卵药物会引起一定的不良反应,严重者可出现卵巢过激,甚至死亡。正因为卵子获得具有风险性,我国赠卵采取的是匿名卵子分享方式。运用辅助生殖技术的不孕不育女性在采集卵子的过程中,在保证自身妊娠的前提下捐献多余的卵子。此时,赠卵的提供方来源于本身就需要进行促排卵的患者。因此,捐献的过程并不额外增加其诊疗的风险,同时又可以帮助那些由于卵巢早衰等疾病而无法怀孕的女性。为了满足上述机制,需要在形成胚胎前获取多余的卵子。为了保障捐献者的自身利益,对捐献剩余卵子的数量进行了规定。捐献者应当在其每周期获取 20 个以上成熟卵子,保留大于 15 个自用的基础上才可以将剩余卵子捐献。由于妊娠结局的不确定性,即使在保留大于一定数量卵子的情况下,也无法保证捐献者自身保留的卵子数量可以满足妊娠需求。

单一的来源和女性排卵的特殊性导致临床上卵源短缺,建立卵子库是解决途径之一。卵子库是利用生殖细胞冷冻技术储存卵子,以便后期用作体外受精。辅助生殖过程中产生的多余卵子、捐献卵子,或者为了保存生育能力从自身卵巢中取出的卵子,通过卵子冷冻技术保存在低温液氮罐中,在需要的时间提供给需要进行辅助生殖的女性。目前,我国法规尚未允许健康单身女性通过卵子冷冻来保留生育能力,加上卵子冷冻和复苏技术的成功率较胚胎冷冻和复苏技术差,因此,我国卵子库主要用于辅助生殖过程中未及时形成胚胎的多余卵子和赠卵需求的保存。

2. 商业化倾向   大量的需求与卵源短缺之间的矛盾导致商业化运作的产生。曾有报道大学女生因经济原因出售自己的卵子,无规范的行为不仅伤害捐献者的身体,而且没有经过规范检查而获得的卵子,也会给受赠者带来潜在疾病和身心伤害,甚至由于多次捐献而增加后代近亲结婚等风险。

(四) 伦理争议

1. 谁可以成为捐献者和受赠者

(1) 受赠者的要求:

1) 身体条件符合指征,严重疾病导致不能承受妊娠状态的患者不能成为受赠者。受赠者需满足以下条件:①丧失产生卵子的能力(包括卵巢早衰、卵巢功能减退、因手术或放疗后丧失卵巢功能者);②女方是严重遗传性疾病基因携带者或患者;③具有明显的影响卵子数量和质量的因素;④疾病状态能够承担妊娠所带来的身体变化;⑤没有严重的精神疾病、泌尿生殖系统急性感染或性传播疾病;⑥无吸毒等严重不良嗜好。

2) 除了身体方面的指征和医学指征外,在匹配的过程中,还需要尽量人性化地考虑赠方和受方的生物遗传学特征,尽量使后代与接受方父母具有一定的血型关系,如同样是 B 型血的父母,尽量不匹配 A 型血捐赠者的卵子,避免以后为受赠方家庭带来不必要的矛盾。

3)婚姻状态符合各国、各地区的法律法规。美国、英国的法律同意同性恋人士应用辅助生殖技术生育。我国要求受赠者夫妇需要提供合法的身份证明材料、结婚证明材料和生育证明材料,单身女性和同性恋人士在我国尚无法作为受赠者。

4)公平获赠。对于受赠者获得卵子的方式,考虑到卵源的缺乏,一般需要根据病情和就诊时间进行排队。

5)具备抚养条件。高龄孕、产妇会给自身和子代带来潜在风险,年龄超过 45 岁的女性一般不建议进行辅助生殖。因此,受赠者的年龄一般控制在 45 岁以内。

(2)捐献者的要求:对于捐献者,也有一定的要求。①身体健康。无遗传病史和遗传病家族史,染色体常规核型分析正常。②知情。在捐献前对所赠卵子的用途、权利和义务充分知情,并签署"知情同意书"。③捐献数量有限。每位赠卵者最多只能使 5 名妇女妊娠。④生育力强的育龄期女性。35 岁开始卵子的质量明显开始下降,一般选择 35 岁以内的成年育龄期女性。

2. 是否给予补偿　各国对于卵子捐献过程中的补偿尚无统一的标准。总体分为有限补偿和无偿。有限补偿一般按照捐献者损失的时间、精力和不适给予补偿,并享受一定的实施辅助生殖技术费用的减免政策。无偿捐献则是不支付任何费用给捐献者。

我国《人类辅助生殖技术规范》中有明文规定:"赠卵是人道主义行为,禁止任何组织和个人以任何形式募集供卵者进行商业化供卵行为。"规范强调了禁止商业化的情况。但在赠卵过程中,是否给予捐献者适当的补偿,我国尚无具体的标准。

3. 是否需要匿名捐献　对于是否采用匿名捐献,不同国家和地区有不同的规定,而且捐献和受赠方也有不同的考虑。支持公开捐献的,则希望能够更好地了解捐献者的遗传和医疗信息;支持匿名捐献的,认为匿名捐献可以维系家庭的稳定性。英国采用公开制,赠受卵双方均享有知情的权利。通过供精或赠卵而出生的子代,18 岁成年时,有权知道生物学父亲或母亲的身份。美国采取选择制,捐献者既可向子代公开自己的真实身份,也可保持匿名,但总体倾向于公开披露捐献者的身份。

我国对于捐献者明确规定实施匿名互盲原则,捐献者的子代无法获其身份。由于我国采取的是匿名捐献,为了减少后代近亲结婚的风险,规定每位赠卵者最多可以使 5 名妇女妊娠。同时要求接受该类辅助生殖技术的夫妇必须接受相应的随访,医疗机构和医务人员也要为接受方做好咨询、随访工作。

二、代孕

(一)定义

关于代孕的概念,目前学术界尚没有统一的界定。代孕是指在需求女方完全丧失生育能力的前提下,将其卵子(或代孕志愿方卵子)与丈夫(或其他供精者)的精子结合成受精卵,在代孕志愿方子宫内完成整个孕育过程并顺利生产的行为。为他人生育的女性通常被称为代孕妈妈,委托他人生育子女的人被称为委托方或委托父母。目前,对于代孕的观点主要分两大类,相互悖反。支持者认为代孕仅仅是辅助生殖技术的一种,该技术能维系家庭的稳定、社会的和谐,以及对当事人的自主意愿都给予了尊重。反对者认为代孕是对人类传统生殖方式的挑战,违背自然规律,在代孕的过程中对孕母进行剥削,践踏其人格尊严。

（二）代孕的分类

1. 有偿代孕和无偿代孕　根据代孕妈妈是否收取费用,分为有偿代孕和无偿代孕。有偿代孕又分为商业性代孕和合理补偿代孕。在商业性代孕中,委托方与代孕妈妈通常会签订代孕协议,并在协议中对代孕事项涉及的各项费用明码标价。商业性代孕的实质是以盈利为目的和前提的。合理补偿代孕是指代孕妈妈在代孕过程中会向委托父母收取代孕可能发生的必要、合理的费用(如怀孕、分娩所产生的医疗费用,代孕期间所损失的收入,以及因怀孕而产生的身体或精神损害补偿)。无偿代孕是指代孕妈妈不向委托父母收取任何费用,完全出于人道主义精神,帮助委托父母完成为人父母的愿望。

2. 完全代孕和部分代孕　根据卵子的来源情况,将代孕分为完全代孕和部分代孕。完全代孕是指孕母仅提供宫腔环境以完成胚胎成长的过程,并不提供自身的卵子。部分代孕是指孕母除了提供宫腔环境外,还提供自身的卵子,也就是说孕母是未来孩子的生物学母亲。

根据卵子和精子来源的不同,完全代孕又分为 4 种类型:①精子和卵子均来源于委托方,经过体外受精实施孕母代孕。②精子来源于委托方的男方,卵子来源于第三方(非孕母),经过体外受精实施孕母代孕。③精子来源于第三方,卵子来源于委托方的女方,经过体外受精实施孕母代孕。④精子来源于第三方,卵子也来源于第三方(非孕母),经过体外受精实施孕母代孕。

部分代孕根据精子来源的不同分为 2 个类型:①精子来源于委托方的男方,卵子来源于孕母,经人工受精方式实施代孕。②精子来源于第三方,卵子来源于孕母,经人工受精方式实施代孕。

3. 疾病所需和非疾病所需　根据代孕的原因可以分为疾病原因引起的代孕和非疾病原因引起的代孕。疾病原因引起的代孕是指委托方的男方或女方因为疾病原因无法成为父母。非疾病原因引起的代孕是指委托方身体正常,但由于其他原因而提出的代孕需求。

4. 合法性代孕和非法性代孕　根据代孕是否合法,分为合法性代孕和非法性代孕。合法性代孕是指依据相关法律、规范对于代孕的规定而开展的代孕行为,其行为结果也获得相应的承认,如亲子关系等。非法性代孕是指代孕行为并不符合相关法律规定。

（三）代孕的特点

1. 代孕属于人类辅助生殖技术的一种　现有的辅助生殖技术已有较长的历史。第一位出生的试管婴儿到现在已经有 40 岁。随着辅助生殖技术突飞猛进的发展,"第一代试管婴儿技术"主要解决女方输卵管因素引起的不孕问题。"第二代试管婴儿技术"即 ICSI 技术,可以解决男性精子少、弱方面的问题。"第三代试管婴儿技术"即 PGD 技术,可以解决男女双方存在的染色体问题。无论如何发展,人工授精、体外受精等技术均无法完全解决女性由于宫腔粘连造成子宫环境差,或者由于疾病、遗传因素导致的无子宫而出现的无生育能力问题。利用第三方的子宫环境协助完成妊娠过程是唯一能解决该类问题的方法。

2. 代孕不涉及男女双方的性关系　代孕是借助人工授精、体外受精等人类辅助生殖技术完成的,并不涉及男女双方的性关系和性行为。因此,是非传统意义上的妊娠过程。

3. 代孕涉及委托方、受托方及第三方等多方　代孕涉及的关系较复杂,包括需要提供自身精子、卵子的夫妻双方,还包括为他人生育的孕母,甚至包括由于委托方无法提供卵子或精子,需要他人提供卵子或精子的提供方。由于涉及的关系比较复杂,各国对代孕行为的态度不同。

4. 代孕行为出于自愿　无论代孕是否涉及有偿服务,即无论代孕妈妈是出于帮助委托方完成成为父母心愿的目的,还是将代孕作为一项工作,代孕妈妈均需要出于自愿。

(四) 代孕与相关概念的区别

1. 代孕与借腹生子　①目的不同:代孕的目的是为了解决女方因子宫环境问题而丧失生育能力的情况,并在辅助生殖技术的帮助下使需求方拥有自己的孩子。借腹生子则依赖与第三方发生性行为而达成生育需求。这也是代孕与借腹生子最根本的区别。②方法不同:代孕过程需要运用人工授精、体外受精与胚胎移植等复杂的辅助生殖技术,借腹生子则依靠传统的生育方式。

2. 代孕与人工授精、体外受精技术　人工授精、体外受精等技术为代孕的实现提供了技术基础。在我国,无论是人工授精,还是体外受精技术,胚胎均需植入有合法婚姻关系的女性子宫内。也就是意味着在我国,开展辅助生殖技术需要夫和(或)妻方具有开展该类技术的医学指征和符合国家法律规定的结婚证明、准生证明等资料。代孕除了需要上述技术作为支撑外,还需要寻找同意为他人代孕的孕母。同时需要获得国家对于该行为的允许。

3. 代孕与赠卵、捐精的区别　赠卵和捐精这两种行为均是为了使合法夫妻中的女方受孕。而代孕行为则是将胚胎移植入委托方外的第三方即孕母的子宫内。

(五) 代孕的伦理问题

1. 是否符合法律规定　各国对于代孕的行为因国情、信仰等原因而态度不同,总体来说可以分为 3 类:①认为代孕行为合法;②有条件地承认代孕;③坚决反对代孕行为。认为代孕合法的国家和地区主要是东南亚国家(如印度)和美国的部分州。有条件地承认代孕是对代孕的条件进行一定限制,如允许合理合法的代孕,但对商业性代孕持否定态度。对代孕行为持否定态度的主要是欧洲部分国家(如法国、德国)及亚洲部分国家(如中国、日本)。法国以法律的形式禁止代孕。德国规定了对于代孕及相关产业的处罚措施。我国完全禁止医疗机构和医务人员实施代孕行为,对实施代孕技术的医疗机构,由省级卫生行政管理部门给予警告、罚款,并追究责任人行政责任和刑事责任。

2. 孩子归属的问题　代孕使孩子的归属成为问题,如母亲为女儿代孕生下孩子,孩子与其女儿之间的关系是姐妹还是母女? 代孕给出生的子代带来复杂的亲情关系,因代孕而出生的子代归属成为争论的焦点。

目前,确定归属问题中被采纳的主要是 4 种标准。

第一种标准是"子宫分娩说"。孩子由谁分娩,谁就是孩子的母亲。无论孩子是否与分娩的母亲有血缘关系,其都是法律上认可的母亲。在这种情况下,亲子关系可能出现两种情况:一种是生物学上的母亲和法律上认可的母亲是同一人;另一种是生物学上的母亲和法律上认可的母亲不是同一人。英国承认"子宫分娩说",认为孕母是代孕出生子女的母亲,获得亲权,其血缘父母可以通过领养关系成为子女的养父母,在签署代孕协议的同时签署领养协议。法国也承认"子宫分娩说",且由于其禁止代孕,孕母需要承担起抚养子女的责任,否则需要承担相应的惩罚。

第二种标准是"血缘说"。这种判定标准与第一种正好相反——谁与孩子具有生物学关系,谁就是孩子的父母。这种情况的亲子关系以生物学关系为依据。我国台湾地区采纳"血缘说"作为人工生殖亲子关系认定的理论学说。

第三种标准是"子女最佳利益说",即把孩子当作社会的公益事物,国家以公权介入私权的方式来确定孩子的最佳归属。以色列采用本学说。一般来说,该学说为辅助性学说,主要应用于其他 3 个学说仍无法解决亲子关系认定的时候。

第四种标准是"契约说"。依据双方当事人签订的合同来确定父母的身份地位,父母与子女的关系可以通过合同来确定。美国为判例法国家,1993 年美国加利福尼亚州依据"契约说"对认定代孕亲子关系的纠纷进行了判决,在一定程度上承认了"契约说"的效力。

3. 是否侵犯了代孕妈妈的权利　目前认为,侵犯代孕妈妈权利的主要是代孕妈妈面对的生理风险和心理痛苦,以及在代孕过程中是否将孕母看成生育的工具,侵犯了其人格尊严。在生理方面,孕母无疑需要承担十月怀胎过程中妊娠失败、流产等风险;在心理方面,孕母需要面对妊娠成功后与新生儿分离的痛苦。部分学者认为代孕妈妈是弱势群体,多数因为经济原因而出卖自己的子宫,因此否定代孕。还有一部分学者认为如果代孕的行为出自本人的真实意愿,也应该尊重其自主意识。

4. 是否允许商业性代孕　虽然有部分国家承认商业性代孕,但目前多数国家对于商业性代孕还是持反对意见,即便是一些允许代孕的国家,也将商业性代孕行为视为违反伦理道德的行为。

三、精子库

（一）定义

人类精子库是指以治疗不育症及预防遗传病等为目的，利用超低温冷冻技术，采集、检测、保存和提供精子的机构。精子库的主要业务包括供精志愿者招募、初筛、精液冷冻与储存、冷冻精液外供与反馈，以及档案管理等。

（二）分类

1. 自精保存与供精保存　根据精液保存的目的不同分为自精保存和供精保存。自精保存是指供精者为了保存自身生育能力而对自身精液的保存，保存精液的用途是供精者未来进行人工授精或试管婴儿。供精保存是指供精者为了帮助不孕不育夫妇解决因男方精子质量问题而无法妊娠，出于人道主义提供精液的保存。

2. 实名捐精与匿名捐精　根据是否公布捐精者的信息，分为实名捐精与匿名捐精。实名捐精是指供精者公开自己的身份信息，其精液的受赠者、所产生的后代有权获知供精者的身份信息。需要注意的是，血型、身高、宗教信仰等并非需要匿名的身份信息。匿名捐精是指供精者在捐精时，精子库始终匿名化供精者的身份信息，辅助生殖机构及其医务人员也不能获知供精者的个人身份信息，供精者也无权利获知由自己的精子所产生的后代信息。我国采用此种方式。

（三）精子库可能存在的伦理问题

1. 家庭关系复杂　采用供精成功分娩的家庭将面临非血缘关系的父子或父女关系，这在一定程度上对家庭的稳定带来冲击。通过供精进行辅助生殖的家庭，因无法解决前面提到的关系而导致家庭破裂的悲剧曾有被报道。

2. 查重困难　国家卫生计生委《关于印发人类辅助生殖技术配置规划指导原则（2015 版）的通知》要求每省（市、自治区）设置人类精子库原则上不超过 1 家，直辖市和常住人口 1 亿人以上的省份，在数据库信息共享的前提下，可设置 2 家人类精子库。截至目前，我国现有 24 家合法的精子库，23 家正式运行，1 家试运行。所有运行的精子库数据均保存在各自的中心，尚没有形成全国的信息共享数据库，导致难以对"执业"捐精人，或者在多省捐精的同一人进行查询。因此，无法对此类人群进行全国性监管。

3. 供精精液储备不足　在人们的思想误区中，认为捐精属于隐私行为，不像献血行为、器官捐献行为等可以公开宣传，这导致获取捐献信息途径缺乏。目前，捐精行为的主要人群是在校的大学生，往往因为其学业繁忙、交通不便或有思想顾虑等因素导致捐献人群所占比例较低。同时，因不健康的生活方式、习惯等致体检合格的精液数量减少。多方面原因导致供精精液储备不足。

4. 商业化　借助人们希望子代优秀的美好愿望，以利益为主导的精液买卖市场通过设置"诺贝尔"精子库、"名人"精子库、"博士"精子库等方式，将精液视为商品出售，只要出高价,就能按照申请者的要求提供精液。

四、胚胎植入前遗传学诊断

(一) 定义

胚胎植入前遗传学诊断(PGD)是在人类辅助生殖技术的基础上筛选无染色体异常的胚胎,诊断并选择未见遗传缺陷的胚胎植入子宫,帮助妊娠成功、减少出生缺陷的一种技术。PGD 技术是辅助生殖技术与遗传学诊断技术相结合而形成的一种孕前诊断技术,俗称"第三代试管婴儿"。

(二) 胚胎植入前遗传学诊断与相关概念的区别

1. PGD 技术与产前诊断技术　PGD 技术和产前诊断技术均是为了保障母婴健康、提升人口素质而开展的技术。这两类技术的开展过程中均可能涉及伦理委员会的介入,但两者有一定的区别。

(1) 方法不同:PGD 技术通过筛选正常胚胎进行移植,从根源上避免某类遗传疾病的发生。产前诊断是对胎儿进行先天性缺陷和遗传性疾病的诊断,包括遗传咨询、医学影像、生化免疫、细胞遗传和分子遗传等技术项目,通过这些技术及时发现胎儿的缺陷,及时选择相应的医疗处理措施。

(2) 干预时机不同:PGD 技术应用于胚胎移植入子宫前,产前诊断技术应用于胚胎移植之后的孕期。植入后的胚胎在发育过程中受宫内、外环境的影响,仍然有胎儿发育异常的风险,接受 PGD 的患者依然需要在孕期接受产前诊断,未接受 PGD 的患者无法在接受产前诊断时再次选择 PGD。

(3) 风险不同:PGD 技术的风险主要来源于医源性技术本身及对于该技术应用的伦理风险,但可避免某类遗传性疾病的发生。产前诊断技术的风险主要来源于孕期发现出生缺陷后的孕妇、胎儿及新生儿的治疗风险,包括大孕周终止妊娠的风险、分娩后出生缺陷新生儿的手术风险等。

(4) 费用不同:PGD 花费较大,一个周期约 3 万元,不能被纳入医保。整个产前诊断的费用在万元左右,部分可以被纳入医保。

2. PGD 与基因编辑

(1) 方法不同:PGD 不改变基因序列,仅通过筛选正常胚胎来避免出生缺陷。基因编辑是对基因组细胞进行修饰、修改、改造,使胚胎发育成无突变的后代。

(2) 态度不同:各国对 PGD 普遍持支持、宽容态度。各国同时达成共识,在基因编辑的安全性和有效性方面被证实之前,明确禁止对人类胚胎进行基因编辑,其属于伦理禁区。

(三) 伦理问题

1. PGD 技术是否会造成伤害　PGD 是一项有创技术,需要在显微操作下进行胚胎活检，并通过聚合酶链式反应或荧光原位杂交分析，进行快速遗传学诊断，选择染色体核型正常的胚胎植入子宫内。一系列的人为技术可能妨害胚胎正常的发育，虽然可以筛选出不携带某类遗传性疾病的"正常胚胎"，但同时会增加医源性损伤的概率。除此之外，该项技术还存在 5% 左右的误诊率。因此，是否采用该项技术，应该在权衡遗传性疾病的严重程度与应用技术所面临的风险后再做出决定。

2. 基于医学需要选择胚胎或性别是否合法

基于医学需要而选择胚胎或子代性别的行为是否合法？这个问题可以通过以下 3 个案例来说明。

(1) 案例 32：染色体平衡易位的夫妇可以应用 PGD 技术选择胚胎吗？

> **案例 32**　一对结婚多年的夫妇，怀孕 3 次，均流产。3 次流产物的病理学诊断均为染色体异常。女方因为多次流产导致子宫内膜薄，再次妊娠难度大，心理也受到了极大的打击。夫妇双方进行染色体检查，发现女方为染色体平衡易位患者。

案例分析：染色体平衡易位是指两条不同源的染色体各发生断裂后，互相变位重接而形成两条结构上重排的染色体，一条染色体上有一段"搬"到另一段染色体上。因为遗传物质总量并没有改变，因此染色体平衡易位携带者通常外貌、智力和发育等都是正常的，但由于胎儿核型异常，多数发生流产或畸形。染色体平衡易位的夫妇，如果自然妊娠，1/18 的概率是正常胎儿，1/18 的概率是平衡易位，16/18 的概率为核型异常。遇到核型异常的胎儿，会反复流产或发育异常。本案例的夫妇如果不选择 PGD 技术，意味着他们只能碰运气似地自然妊娠，理论上需要妊娠 18 次，接受多次流产，才可能受孕 1 次正常的胎儿。因此，用 PGD 技术可帮助夫妇二人获得健康的胎儿，避免了反复流产或生出畸形儿的可能性，在这种情况下应用 PGD 是符合伦理的。

(2) 案例 33：血友病患者可以采用 PGD 技术移植健康女性胚胎吗？

> **案例 33**　某夫妇二人，因男方少弱精子症因素而采用辅助生殖技术。女方为血友病携带者，希望通过 PGD 技术能够选出健康的胚胎移植，从根源上杜绝发生血友病的风险。

案例分析：血友病是一组因凝血因子缺乏引起的隐性遗传性凝血功能障碍疾病。轻者有轻微凝血功能障碍，重者自发性出血，甚至出血不止，导致死亡。血友病患者没有治愈药物，只能通过定期输注凝血因子维持生命。因维持生命的成本高，血友病又被称为"皇帝病"。血友病的致病基因在 X 染色体上，因此，血友病家族中携带致病基因的男性往往表现为发病，携带一条致病基因的女性终身携带基因，但并不发病，其携带的基因会遗传给子代。本案例中如果不进行 PGD 技术干预，第一代子代中女性有 50％的概率为携带者，50％的概率为正常，男性有 50％概率为患者，50％概率为正常，也就是说子代仍有患血友病的风险。如果应用 PGD 技术，可以筛选出正常的胚胎进行移植，阻断致病基因的遗传。

如果患病夫妇的疾病状态变更，女方为正常人，男方为血友病患者，则第一代子代中女性全部为携带者，男性全部正常，意味着第一代子代中无人发病。这个时候需要慎重考虑应用 PGD 技术的必要性。因为患病夫妇对子代是否携带血友病基因的接受程度和治疗疾病的意愿有所不同，即便子代为女性携带者，她的生活质量并不受影响，后代仍可以进一步通过 PGD 技术进行干预从而阻断疾病。因此针对血友病的家庭，根据夫妇疾病情况不同，医生采取的措施不同，需要慎重对待每一种情况。

（3）案例 34：喜好男性子代的夫妇可以选择男性胚胎吗？

> **案例 34**　某夫妇二人，染色体正常，因女方输卵管不通而准备采用辅助生殖技术。夫妇俩得知目前已经有 PGD 技术，可以根据需要筛选胚胎的性别。迫于家乡的习俗压力，向医师提出希望通过 PGD 技术选择出健康的男性胚胎植入。
>
> 伦理问题：选择性别和胚胎是否合法？是否剥夺了其他胚胎存活的权利？

案例解析：目前，我国的辅助生殖机构经过批准后可以开展 PGD 技术，考虑到疾病对于女性和家庭造成的生理、心理等方面的影响，允许应用技术对医学需要的胚胎进行性别鉴定和选择、移植。但考虑是否应用 PGD 技术时，需要注意：①疾病诊断明确。PGD 技术主要应用于染色体异常、单基因遗传病等情况。对于基因诊断或基因定位不明的遗传性疾病，或者非疾病原因，如需进行性别、容貌、身高及肤色的选择，则明确禁止运用 PGD 技术。②疾病的严重程度。严重影响生命和生活的疾病可以考虑应用 PGD 技术，红绿色盲类等不影响生活和生命的非严重遗传性疾病禁止应用 PGD 技术。③充分的知情告知。在开展 PGD 之前，至少进行一次遗传咨询，使接受 PGD 的夫妇充分了解自身生育和遗传风险，明白目前的干预措施及利弊，并签署相应的"知情同意书"。④生殖伦理委员会讨论。实施过程中，如需进行性别选择或胚胎选择等涉及伦理问题的，需提交伦理委员会讨论。本案例中涉及的性别选择并非出于医学需要。为了贯彻计划生育基本国策，维持出生人口性别结构平衡，促进人口均衡发展，国家卫生计生委于 2016 年出台了《关于禁止非医学需要的胎儿性别鉴定和选择性别人工终止妊娠的规定》，明确指出除经医学诊断胎儿可能为伴性遗传病等需要进行胎儿性别鉴定和选择性别人工终止妊娠的情况以外，禁止任何单位或者个人实施非医学需要的胎儿性别鉴定和选择性别人工终止妊娠。

第三节 | 辅助生殖技术和精子库的伦理基本要求和原则

一、有益原则

运用辅助生殖技术的方式由患方的疾病需求决定。如果是因为女方输卵管不通而引起的不孕，可以考虑采用体外受精。如果是因为男方少弱精子症引起的不育，可以考虑采用经睾丸穿刺技术获得精子。如果男方为无精症患者，考虑通过供精的方式辅助妊娠。应用哪种辅助生殖技术，应根据患者的疾病来决定，而不是根据其意愿来决定。医师根据自己的医学背景，综合考虑患者的情况，提出对患者最有利的治疗方案，并充分告知各种可供选择的诊疗方案及其利弊和风险。

为了保证受赠者的身心健康，在赠卵或捐精过程中，捐精者和赠卵者均需进行相关身体、遗传学、单基因和多基因等多方面的检查。

除了保障受赠者的权益，在捐赠过程中，对捐赠者也应给予相应的尊重，应充分理解捐赠者在采集过程中可能遇到的困难，提供人性化服务，最大限度给予帮助。考虑到精液采集的私密性，可以设置专门的采集室，保护精液提供者的隐私。热情、温暖地接待和答疑也可以缓解捐赠者紧张、焦虑的心情。

二、自主原则

（一）知情同意权利

知情同意过程中，医务人员需要详细向不孕不育夫妇告知辅助生殖技术的相关信息，告知实施技术的过程（包括用药的过程、具体检查的情况等）、成功率、费用等信息和需要承担相应的随访义务和重要性。不孕不育夫妇在获得全部信息的基础上，做出自己的选择，不受其他人员的干预。除此之外，辅助生殖技术与其他医疗技术有一定的区别，辅助生殖技术需要夫妇双方签署"知情同意书"。

（二）有随时中止、退出的权利

在辅助生殖过程中，接受技术方在任何阶段随时都可以中止、退出辅助生殖技术，并不影响日后的诊疗。选择辅助生殖技术是夫妇的权利，退出该项技术也是夫妇的权利。

三、保护后代的原则

（一）承认经过辅助生殖技术出生孩子的合法地位

我们国家的法律承认生物学关系的子女和父母关系，也承认符合法定领养关系的养子女和养父母之间的法律关系,还承认由于婚姻关系存在而出现的继子女和继父母之间的关系。法定婚生子女、婚外子女、养子女和继子女具有法定的继承权利。

通过人类辅助生殖技术出生的后代与自然受孕分娩的后代享有同样的法律权利和义务,包括后代的继承权、受教育权、赡养父母的义务及父母离异时对孩子监护权等。对于赠卵或捐精的情况,在捐赠前,辅助生殖机构、精子库、医务人员需要告知捐献者,如果捐赠成功且妊娠成功,虽然其是出生孩子的生物学父亲或母亲,但不需要对该种情况出生的子女承担父亲或母亲的责任和义务,当然也不享有父亲或母亲的权利。

在辅助生殖技术为不孕不育夫妇带来希望的同时,为了保障通过该技术出生孩子的权利,接受治疗的夫妇应该明白辅助生殖技术并非是"完美婴儿"的制造者,并不能按照其意愿定制孩子。该技术出生的婴儿与正常妊娠出生的孩子一样,有一定概率的畸形率。如果有出生缺陷的孩子出生,开展辅助生殖技术的父母一样具有为人父母相应的伦理、道德及法律权利和义务。

(二)减少近亲结婚风险

虽然有研究显示,通过群体遗传学理论及统计遗传学方法论证了供精子代血缘婚配的总体风险是微不足道的,但为了减少成年子女出现近亲结婚的悲剧,各国还是对供精精液允许受孕的人数进行了规定,并需要为子代提供有关医学信息的婚姻咨询服务。丹麦允许同一位供精者的精液最多让 25 名妇女成功受孕;英国则允许同一位供精者的精液最多可以使 10 个孩子出生。我们国家规定,无论是捐精者,还是赠卵者,均只能使 5 名妇女受孕。因此,辅助生殖技术需要建立完善的使用管理体系,需要与其他区域的辅助生殖机构和精子库管理人员密切沟通,形成内部网络系统,建立全国性的子代查询系统,避免出现重复情况。

四、社会公益原则

(一)已婚、合法的婚姻状态

申请开展辅助生殖技术的夫妻需向开展辅助生殖技术的机构提供结婚证、准生证和身份证明资料,以证明婚姻关系的合法性。单身、同性恋人士或不符合我国计划生育政策的夫妇暂时不能实施辅助生殖技术。

(二)拒绝非医学需要的性别选择

现在部分地区还存在重男轻女思想,或者对胎儿性别有特别偏好的情况。为了避免人为干预出生子女的性别,医务人员不能进行非医学的性别鉴定和筛选。但对于某些性连锁的染色体疾病,常常表现为某一性别易感和发病,以前在无基因检测技术的时候,医务人员为了避免此种情况,减少出生缺陷,常常会考虑避免易感性别的子女出生。但目前,随着基因检测技术和辅助生殖技术的发展,医务人员可以预先针对疾病的基因情况进行筛选,而不再进行医学的性别鉴定和筛选。

五、减少伤害原则

人类辅助生殖技术在不断地发展，如果根据已经掌握的证据，证明该技术会对后代产生生理、心理的影响，或者对社会产生不良影响，医务人员有义务中止该技术的实施。目前，尚不允许克隆人；不允许将非人类的配子和胚胎用于人类，更不可以开展此类相关研究和临床工作；不允许实施代孕技术。

六、保密原则

为了保证受方和供方后代的正常生活，捐精和赠卵的提供方与接受方夫妇相互之间，实施人类辅助生殖技术的医务人员与提供方、精子库之间，提供方与其后代之间，均采取匿名的、保持互盲的状态。提供方在捐赠前签署书面"知情同意书"时，即需要被告知放弃查询接受方及其后代相关信息的权利。开展辅助生殖技术机构和精子库的医务人员需要建立严格的保密制度，比如，冷冻精液使用时一律采用代码，对相关的档案资料设置密码，保证精液志愿提供者的身份信息与实施辅助生殖技术的医疗机构和医务人员之间的信息隔绝；精子库的医务人员也须签订保密协议，保证不泄露因为工作原因所知道的精液提供者信息；接受精液的夫妇方及实施辅助生殖技术的医务人员无权查询供精者的身份信息。采取一系列的措施才能做到互盲的原则。精子库可以提供供精者除了身份信息以外的其他基本信息，如年龄、身高、血型及毛发特征等，尽量保证出生子代与受赠夫妇之间遗传信息的一致性。

七、严防商业化原则

我国禁止商业化目的的辅助生殖技术，要求只能以人道主义精神帮助他人达到辅助生育的目的，不允许买卖卵子、精子、胚胎等遗传物质。产生的受精卵或胚胎的去向可能是进入了移植周期，也可能成为妊娠成功后多余的受精卵。不孕不育夫妇拥有自主选择、处理这些遗传物质的权利，可以选择放弃移植、销毁或支持科学研究。无论采用哪种方式，也无论是医疗机构、医务人员还是当事人，均不可以进行买卖。如果临床研究需要采集废弃的卵泡液或精液，研究者需获得不孕不育夫妇同意后才可以采集相关标本。开展研究后多余的废弃标本需要销毁，并进行详细的记录。

八、伦理监督原则

在开展辅助生殖技术和精子库项目过程中，可能涉及生殖医学、心理学、社会学和法学等方面的问题。因此,需邀请医学伦理学、心理学、社会学、法学、生殖医学和护理学等相关专家以及群众代表组成生殖伦理委员会或专门的精子库伦理委员会,对运行过程中遇到的伦理问题进行指导、监督和审查。伦理委员会制定规范的标准操作规程,定期组织伦理查房,抽查知情同意的告知情况,组织伦理委员和医务人员学习生殖伦理的知识和最新进展,对开展的每项科学研究和特殊病例进行细致的讨论。在销毁遗传物质时,可以邀请本人、伦理委员进行监督。

（姜　桦　鞠丹丹）

参考文献

[1] 中华医学会生殖医学分会. 生殖医学词条(一)[J]. 生殖医学杂志,2020,29(2):280-281.

[2] 中华医学会生殖医学分会. 生殖医学词条(三)[J]. 生殖医学杂志,2020,29(5):700-701.

[3] 陆小溦,冯云. 植入前遗传学诊断及筛查技术相关伦理问题[J]. 中国实用妇科与产科杂志,2016,32(3):255-259.

[4] 中华人民共和国卫生部. 人类辅助生殖技术管理办法[Z]. 2001.

[5] 中华人民共和国卫生部. 人类辅助生殖技术和人类精子库伦理原则[Z]. 2003.

[6] 史潇,全松. 赠卵 IVF-ET 技术相关伦理问题的再思考[J]. 国际生殖健康/计划生育杂志,2016,35(2):93-95.

[7] 徐海静,孙赟. 中国赠卵现状及中、外赠卵政策比较[J]. 生殖与避孕,2014,34(2):93-96.

[8] 苏洁. 我国建立卵子库的道德合理性研究[D]. 云南:昆明理工大学,2018.

[9] 周从容. 赠卵 IVF 中的伦理问题思考[J]. 生殖医学杂志,2017,26(3):203-206.

[10] 冯云. 配子捐赠指征界定与伦理思考[J]. 国际生殖健康/计划生育杂志,2012,31:6-8.

[11] 史潇,陈雷宁. 赠卵相关伦理问题的思考[J]. 现代妇产科进展,2012,21(1):70-72.

[12] 席欣然. 代孕法律规制的伦理研究[D]. 天津:天津医科大学,2012.

[13] 吴玉梅. "代孕"的伦理挑战与法律规约研究[D]. 安徽:合肥工业大学,2017.

[14] 熊勉. 浙江省人类精子库管理及伦理问题研究[D]. 浙江:浙江大学,2009.

[15] 郑健. 我国人类精子库面临的伦理问题与对策建议[J]. 中国医学伦理学,2016,29(6):999-1004.

[16] 白符,陈振文,樊延军. 我国人类精子库管理现况及建议[J]. 医学与哲学,2018,39(5A):28-30.

[17] 中华人民共和国卫生部. 产前诊断技术管理办法[Z]. 2003.

[18] 刘娟,程琳,冯春等. 产前诊断中的伦理问题[J]. 中国医学伦理学,2018,31(12)：
1523 – 1527.

[19] 张婷,韩蓁,原婷等. 无创产前诊断技术临床应用中的伦理学问题[J]. 中国医学伦理学,2019.32(6):744 – 747.

第 七 章

人体器官移植伦理

自 1954 年全球第一例肾移植取得成功以来,医学技术在器官移植方面取得了长足的进步,人体器官移植(organ transplantation)已经成为一种有效的治疗方案,在拯救了无数患者生命的同时,极大地提高了患者的生活质量。

目前,全球 112 个国家开展了人体器官移植的临床实践,但是移植器官来源短缺、移植费用昂贵等问题严重限制了人体移植技术的发展,许多患者在等待移植的过程中逝去。这是全世界面临的共同难题。与此同时,伴随着移植医学技术的发展,人体器官移植中的伦理问题也成为摆在医务人员面前需要讨论的问题。

第一节 人体器官移植伦理基本概念

一、人体器官移植的概念与分类

器官移植是指将一个器官整体或局部从供体获取,并用手术方式转移到另一个受体的过程,其目的是替代因疾病而丧失功能的器官。

器官移植可分为以下几类:①同种自体移植:即器官供体和受体是同一个人。②同种异体移植:即人与人之间的移植。③异种移植:不同种动物间的移植。

广义的人体器官移植包括:实体器官移植(如心脏、肺、肾脏、肝脏、胰和小肠等)、组织移植(如皮肤、角膜等)和细胞移植(如干细胞、骨髓等)。狭义的人体器官移植主要指心脏、肺、肾脏和肝脏等实体器官移植,不包括组织移植和细胞移植。本章节中所指的是狭义的人体器官移植。

二、人体器官移植的发展

人体器官移植首次成功的案例是 1954 年莫里(Merrill)在一对孪生儿之间进行的肾

脏移植,移植后肾脏发挥其功能。这是人体器官移植的里程碑式事件。随后,1963年哈代(Hardy)完成的肺移植,1963年斯塔兹奥(Starzl)完成的肝移植和1967年巴纳德(Barnard)完成的心脏移植都取得了成功。

　　人体器官移植技术得到发展的关键因素是器官来源,即克服组织配型的障碍、突破"脑死亡"概念,以及研制出新的免疫抑制剂。1986年法国科学家多塞(Dausset)发现每个人的器官组织表面都有不同的蛋白抗原,称之为"组织相容性抗原"。事实证明,移植结果与直接由组织配型确定的供体和受体组织抗原的相似度密切相关。组织配型不符的人体器官移植会引起严重的排斥反应,导致移植失败。随着医学技术的发展,新的免疫抑制药物被不断研发出来,比如,环孢霉素在临床上的应用强有力地推动了人体器官移植技术的发展,使得移植外科开始摆脱仅能开展肾移植的局面,心脏移植、心肺移植、肝移植、胰腺移植等陆续应用于临床。1968年,哈佛大学医学院特设委员会提出了"脑死亡即人死亡"的新概念,并从医学角度确认了"脑死亡"的诊断标准。随后,美国法律协会和美国50多个州的立法机构通过和承认了"脑死亡"的法律和实施程序,制定出统一的"死亡确定法案",把"脑死亡"以法律的形式固化下来。英国、法国、加拿大、意大利、西班牙和日本等国家及我国香港和台湾地区也相继接受了"脑死亡"的概念,使之与传统的"心脏死亡"概念并存。这也从一定程度上缓解了器官来源问题。

　　人体器官移植是20世纪人类医学史上最重要的进步标志之一。人体器官的成功移植挽救了成千上万患者的生命,同时也带来了一系列伦理问题:移植器官来源的合法性;在器官供给远小于需求的情况下,如何保障器官分配的公平、公正;如何保障器官捐献人的合法权益;在器官获取和移植过程的利益冲突中,如何落实回避原则等。这些伦理问题都给相关医务工作者的工作实践带来了挑战。

第二节 | 人体器官移植的主要伦理问题

一、器官的来源问题

　　人体器官移植的器官来源主要为活体器官捐献与尸体器官捐献。长久以来,器官捐献的数量远不能满足需求,这是摆在各国政府、卫生行政管理部门面前的一道难题。尸体器官移植是将死者的遗体作为供体,摘除其器官从而进行移植。活体器官移植是配偶、血亲、父母与子女之间基于亲情关系而自愿捐献器官进行的移植。

　　(一) 尸体器官捐献

　　案例35　吴某某是韶关医学院的一名中专生。2012年11月9日深夜,17岁的她乘坐同学的摩托车回家,在英德大桥被一辆农用车撞飞。经过几天的抢救,吴某某虽然血压稳定,但脑损伤一直没有好转。直到 2012 年 11 月 20 日下午 4 时,吴某某被认定为"脑死亡"。为了达成女儿器官捐献的心愿,其父亲在 2012 年 11 月 20 日下午签署"器官遗体捐献同意书",同意女儿若不幸离世,希望捐献可用的器官以救治他人。

2012 年 11 月 22 日晚 9 时 30 分,肝移植专家黄洁夫教授为其主刀器官捐献手术。吴某某的肝脏捐给了一名 41 岁的普通物管员,两个肾脏捐给了两名晚期尿毒症患者,眼角膜捐给了两名亟待角膜移植的患者。不久之后,中国人体器官分配与共享计算机系统(China organ transplant response system,COTRS)正式上线,标志着我国器官捐献事业一个新的开端。

美国、英国、荷兰等发达国家规定,汽车驾驶人需在驾驶执照上注明是否愿意死后捐献器官。一旦发生车祸,驾驶员被宣告死亡或"脑死亡"后,相关机构有权利直接获取死者器官进行器官移植。这一做法在一定程度上缓解了器官来源紧缺的现状。

在我国,器官移植的供给端(器官捐献者)与需求端(器官需求者)一直存在巨大的供需矛盾。每年都有约 150 万庞大的移植等待人群亟需肝脏、肾脏等器官挽救生命,器官需求与供给的比例一度达到 150∶1。极度匮乏的器官供体使移植手术开展数量有限,大量患者在器官等待的过程中走向生命的尽头。我国以往的移植器官供体来源广受国际社会质疑,使中国的器官移植事业一直游离于国际移植界之外。自 2014 年起,我国各省(市)逐步探索开展公民器官捐献工作,先后试点成立了器官获取组织(Organ Procurement Organizaton,OPO),开展器官自愿捐献工作。2014 年 12 月 3 日,中国 OPO 联盟昆明研讨会召开,中国人体器官捐献与移植委员会主任黄洁夫代表国家器官捐献与移植委员会宣布:从 2015 年 1 月 1 日起,公民逝世后自愿捐献器官成为我国尸体器官移植来源的唯一渠道。自此,中国器官移植事业进入了新的历史发展阶段。截至 2018 年 7 月 1 日,我国已累计完成公民去世后器官捐献 1.87 万例,其中捐献器官 5 万个(1 例成功的捐献可能包括 1 个肝脏、1 个心脏及 2 个肾脏等多个器官),年捐献与移植数量位居世界第 2 位。

国务院颁布的《人体器官移植条例》第七条规定:公民生前表示不同意捐献其人体器官的,任何组织或个人不得摘取和捐献该公民的人体器官;公民生前未表示不同意捐献其人体器官的,该公民死亡后,其配偶、成年子女和父母可以以书面形式共同表示同意捐献该公民人体器官的意愿。

（二）活体器官捐献

随着医疗技术的不断发展,器官移植的适应证不断扩大。由于尸体器官的捐献远远无法满足需求,活体器官捐献作为尸体器官捐献的补充,也是目前器官来源的重要组成部分。

目前,世界范围内对尸体捐献的管理已无太大争议,但关于活体器官捐献,情形依旧相对复杂。以我国为例,卫生部 2009 年颁布的《关于规范活体器官移植的若干规定》中明确,活体器官捐献人(器官供体)与接受人(器官受体)仅限于以下关系:①配偶,仅限于结婚 3 年以上或婚后已育有子女的;②直系血亲或三代以内旁系血亲;③因帮扶等形成的亲情关系,仅限于养父母和养子女之间的关系、继父母与继子女之间的关系。

虽然我国将活体器官移植捐献的范围严格控制在亲属与亲属之间,也可称为"亲体移植",但依旧存在重要的伦理问题。在大家庭中,合适的捐献人会承受巨大的压力,而接受人想要拒绝捐献,同样可能要面对其他家族成员的质疑和反对。对于医师和伦理委员会专家来说,想要辨别家庭成员的器官捐献意愿是完全自愿、自我强迫还是被强迫,是非常困难的。

二、潜在的器官交易问题

人体器官作为稀缺资源,其得到公平分配体现的是整个社会的公平正义,每个社会成员都应该平等地享受这一社会权利。器官移植的公平性应包括:不同的患者、不同经济条件的患者在其他医学条件一致的情况下,应被给予平等的对待、拥有平等获得器官的权利,即给了他们平等选择生命的权利。潜在的器官交易反映的是人们拥有金钱的不平等导致选择生命权利的不平等。

生命的唯一性决定了生命的至高无上,人体器官作为维系人生命续存的基础,也是人生命尊严和人格尊严的载体。器官交易则将人降低为物,把人体的一部分降低为可以贴上价格标签的商品,不仅有损供体个人的生命尊严和人格尊严,而且生命的物化也是对整个人类尊严的亵渎。此外,器官交易除了加剧社会不平等、极易引发相关犯罪行为之外,也容易造成社会道德滑坡,削弱政府和社会对整体社会公义所做出的努力。

在器官供需极度不平衡的状态下,催生了地下器官交易行为。由于地下器官交易不受监督,产生了各类恶性事件。需要器官移植的患者往往不惜一切代价获得可利用器官。由于器官交易的"黑市效应",不法人员可以从中获取巨额"利润",极易驱使其进行诱骗他人器官、盗窃器官、强迫摘取他人器官及走私器官等人体器官相关犯罪。

案例 36　2010 年 8 月,河北邢台市警方破获一起买卖人体器官案。29 岁的李某于 2009 年月因家中急需用钱,通过网络中介利用伪造的亲属关系证明,以 18 万的报酬将自己的一个健康肾脏"卖出"。经过此次"卖肾"经历后,李某也开始在网络上发布信息,在全国范围内招募器官供体以牟取利益。截至事件败露,他先后共介绍了 20 余人进行肾脏买卖,为 30 多名"供体"建立体检档案,其中最小的"供体"杨某仅 21 岁,其在李某的安排下卖掉了自己的一个肾脏,拿到了 4 万元酬金,而他不知道的是,受体支付的金额却是 12 万元。

禁止人体器官交易是国际共同遵循的伦理规则。《人权和生物医学公约》明确规定：人体及各个部分器官不得产生经济利益。《欧洲委员会打击人体器官贩卖公约》中明确指出：构成"人体器官买卖"的各类活动，所在国家有义务将其定为刑事犯罪。我国《刑法》第二百三十四条规定：组织他人出卖人体器官的，处5年以下有期徒刑，并处罚金；情节严重的，处5年以上有期徒刑，并处罚金或没收财产。

器官移植鼓励个人自愿捐献，自愿无偿原则必须在任何人体器官捐献的过程中发挥重要作用。对活体捐献人的补偿应该严格限制在与捐献相关的费用和收入方面的损失，而且不应以奖励或诱导的形式劝捐。

禁止以经济利益为原则，防止捐献者在获得经济利益或类似利益的情况下移除器官，但并不包括因移植产生的以下相关费用：①对活体捐献人因器官摘除手术进行相关体检产生的费用、收入损失及其他合理费用进行经济补偿。②支付与移植有关的合法医疗或相关技术服务的合理费用。③由于获取器官而造成不当损害的赔偿。

我国《人体器官移植条例》规定，从事人体器官移植的医疗机构实施人体器官移植手术，除向接受人收取下列费用外，不得收取或变相收取移植人体器官的费用：①摘取和植入人体器官的手术费；②保存和运送人体器官的费用；③摘取、植入人体器官所发生的药费、检验费和医用耗材费。

三、知情同意问题

《人权和生物医学公约》规定，只有在获得个人自主意愿表达的知情同意后，才可以进行医疗干预措施。在人体器官移植的过程中，知情同意的原则必须贯彻始终。其中知情同意不仅指器官捐献人的知情同意，还包括了器官接受人的知情同意。

（一）器官捐献方知情同意

器官捐献人的知情同意对于建立和保持公众对医务人员和整个医疗卫生系统的信任十分重要。不信任可能与公众对知情同意制度的担忧有关，他们担心同意条款可能被滥用。诚实和信用是维系器官移植工作的核心。因此，必须要明确规定知情同意的限度，内容清晰、明了，并应严格遵守。

器官捐献人必须在没有任何不当影响的情况下做出自主选择，必须事先知晓相关信息，包括器官的用途、干预的性质及捐献的后果和风险等。

1. 自愿同意与推定同意　自愿同意指捐献人明确表示（书面形式）同意捐献器官。如美国、荷兰、英国等许多国家为促进器官自愿捐献工作，在驾驶执照上注明是否愿意死后捐献器官。推定同意指捐献人由国家推定所有公民都会同意在死后捐献器官。这种推定必须由立法机构通过法律形式予以确认。《人权和生物医学公约》规定，公民去世后是否捐献器官，可以根据其生前的意思表示，其中包括3类情况：①捐献人明确表示愿意捐献器官；②捐献人未明确表示是否愿意捐献器官，此时，家属可以根据自己的判断给予同意；③捐献人生前明确表示反对捐献器官。如果捐献人生前反对，则不得进行器官获取。

在我国，器官捐献实行自愿同意原则，即器官捐献必须得到捐献人本人同意。这种意思表示必须由书面形式表示，如生前书面意愿或遗嘱、公证文书等形式。假如捐献人生前未明确表示反对捐献器官，捐献人去世后，其近亲属可决定是否同意捐献器官。

2. 知情内容与同意撤回　器官捐献方知情同意的主要内容包括：器官捐献的目的、移植手术的风险（包括手术本身的风险、麻醉风险及并发症风险等）、将来可能发生的健康问题、替代方案，以及有权随时退出捐献等。

《人权和生物医学公约》规定，器官捐献人可以随时、无条件地撤回同意意愿。捐献人在实施器官获取手术前，有权利在任何时间、以任何形式撤回"同意"的意思表示。这种撤回形式可以有书面形式，也可以有口头形式表示。器官捐献"同意"与"撤回"实现了"严进宽出"的原则，旨在最大程度上尊重捐献人的个人意思表示，也保护了捐献人的合法权益。

（二）器官接受方知情同意

器官捐献的接受方除了应被告知移植手术的相关情况（包括诊断、手术目的、麻醉方式、手术并发症、围手术期治疗费用、出院后免疫制剂和抗病毒治疗等费用，以及移植术后存活率等）外，也有权利知晓供体器官的基本情况，包括器官来源、捐献人的基本情况（年龄、性别、血型等）、传染病及肿瘤相关检测结果等，从而决定是否接受捐献人的器官。

四、死亡判定问题

器官捐献分为活体器官捐献与尸体器官捐献。尸体器官获取必须严格遵守"先死亡后捐献"的原则。尸体器官移植面临最重要的伦理问题便是对于死亡标准的界定，即以何种标准认定已经可以摘除其器官为现世的其他人所用。现有的宣告捐献人死亡的标准主要有心脏死亡（简称"心死亡"）及脑死亡等。

在我国，一般社会接受的死亡概念是：一个人只要心跳完全停止，自主呼吸消失，就算死亡，即"心死亡"。这一概念一直指导着我国的医疗和法律。在我国，脑死亡尚未得到法律层面的认可，脑死亡的立法面临着传统观念的挑战。因此，我国有限的器官移植手术的器官都是来源于心死亡的尸体捐献和亲属间的活体捐献。死者尸体供体的主要缺陷是血液循环停止时间太久，器官因缺血时间过长而容易受到严重损伤，移植成功的概率较小。通过脑死亡立法并采用脑死亡作为死亡标准将有利于提高人体器官移植的数量和质量。

（一）心脏死亡标准

在医学实践中，心跳与脉搏的停止早已被作为判断死亡的方式。1819 年，心脏听诊技术被采用后，心跳停止被正式作为死亡的象征。长期以来，心跳、脉搏及呼吸的停止几乎成为所有国家的死亡判断标准。随着医学、科学技术的不断发展,随着人工呼吸机、心脏起搏器的广泛应用,心跳、呼吸停止的患者有可能重新苏醒,并较长时间地维持生命,给单纯将心肺功能停止作为死亡标准的主张带来了挑战。即使如此,在器官移植技术出现前,将心肺功能停止作为死亡标准的主张一直没有改变。

20 世纪 60 年代,伴随着器官移植技术的快速发展,出现了对器官的巨大需求。根据传统的心肺功能停止标准认定遗体,意味着遗体的大部分器官均已坏死或功能衰竭,失去了移植的价值,仅有一小部分如眼角膜等还可以利用。因此,对于死亡判断的标准又再次引起了人们的思考。

(二) 脑死亡标准

脑死亡的标准最早于 1968 年由美国哈佛大学医学院提出。根据当时的界定,脑死亡的标准即整个中枢神经系统的全部死亡,包括脑干在内的全部脑部功能不可逆地丧失。在之后的不断发展中,逐步出现了将脑干死亡作为死亡标准的主张等。对于是否采用及采用何种标准的脑死亡方式,直到目前依旧有着激烈的伦理争论。

脑死亡标准的支持者认为:具备生命的人类同时具备着生物学与社会学的属性,脑功能丧失后无法逆转,此时已无社会学功能,认可脑死亡标准是对逝者尊严的尊重。同时,传统的心肺功能停止死亡标准已经随着现代医疗技术,如维持技术、低温麻醉术的不断发展而受到挑战,但脑死亡不可逆,也无法进行大脑移植,即便进行全力抢救也无法生还。因此,脑死亡标准相比传统的心肺功能停止标准更加科学。

脑死亡标准的反对者则认为:脑死亡的标准是一种基于仍然活着的健康人群利益为出发点的纯功利主义做法。因为被宣告脑死亡的人事实上并没有走完其生命的全部,仅仅是被当时的医学技术所宣判。同时,脑死亡的标准是一种单纯的医学判断,是否脑死亡完全由医师来判断,即便拥有标准限制,原有的以救治为目的的医学技术也变成了测定死亡的手段。

在我国,医学上宣告患者死亡的主要标准有脑死亡、心脏死亡或脑心双死亡。为了充分尊重捐献人及其家属的知情同意权与选择权,医师将向捐献人直系亲属详细解释器官获取方式及脑死亡、心脏死亡或脑心双死亡对器官功能的影响,以征询直系亲属或委托人同意在何种情况下获取捐献人的器官。

五、利益冲突及回避问题

器官移植的相关医务人员,如从事器官获取的医护人员、从事器官移植的医护人员等在移植相关工作中承担着重要角色。其为了学科发展、临床救治等目的,势必全力促成器官的成功获取。在这个过程中,就存在了利益冲突问题。例如,从事器官移植的相关医务人员参与了捐献人的死亡(脑死亡)判定,可能存在放宽死亡(脑死亡)判定标准的伦理风险;相关医务人员参与了器官分配过程,可能存在分配不公的伦理风险;相关医务人员参与伦理审核的过程,可能存在审核不严的伦理风险等。

为了避免任何潜在的利益冲突,医务人员(包括医师与护士等角色)必须遵循 3 个重要环节回避原则:判定捐献人死亡的医务人员不得参与器官分配及伦理审核过程,不得直接参与器官的获取过程,也不得参与移植手术及患者的临床诊疗过程。

六、公平、公正分配器官问题

在供体器官数量与等待移植患者数量相差极大的情况之下,如何对有限的供体器官进行公平的分配,以及如何保障器官的公平分配,是人体器官移植体系建设的重要问题。

2013 年前,我国移植器官的获得、分配及手术实施均由医疗机构完成,导致医师在器官的获得、分配中起到主导作用。由此,医师自然会面临因患者、自身或其他社会因素的利益冲突而导致的困境。在实际的医疗实践中,患者及家属为早日得到合适的器官而向相关人员赠送金钱,由此出现的"医疗贿赂",不仅严重影响器官的合理使用,同时阻碍了器官移植技术的发展,更是对医学人道主义的亵渎。

人们的生命权、健康权是平等的,每位器官移植的潜在受体(器官移植等待者)都有平等的权利,以公平、公正、公开的方式等待移植机会。在这个过程中,器官移植的潜在受体不应受到其经济能力、社会地位等方面因素的影响。卫生行政部门应建立一套人体器官移植等待预约系统,登记人体器官受体的基本情况,包括临床信息、医学紧急状态评分等信息。一旦有潜在的捐献器官,必须录入供体临床基本信息,根据受体的病情"轻重缓急""先来后到"的原则进行分配,并确保器官的相容性。任何组织、个人都不得干预器官分配的过程,以确保整个器官分配过程的公开、公平、公平且可追溯。

我国借鉴国外的实践经验,规定了人体器官移植预约者名单制度及按照公正、公平、公开原则确定申请人体器官移植手术患者的排序制度。建立了由卫生主管部门、医疗机构和其他社会组织组成的人体器官移植工作体系。该体系除了开展人体器官捐献的宣传、推动工作外,还应当确定人体器官移植预约者名单,组织协调人体器官的使用,使捐献的人体器官能够移植给最合适的接受人。尸体捐献器官来源必须通过统一网上登记平台进行信息录入、登记,保证器官分配的公开、公平和公正。

为此,2013 年 8 月,国家卫生计生委出台的《人体器官获取与分配管理规定(试行)》强制要求全国各家器官获取组织和具有移植资质的移植中心使用 COTRS 系统来分配器官,以保证我国人体器官获取与分配的公平性及可溯性。

七、保密问题

医务人员对器官捐献者、接受人和申请人体器官移植的等待接受人的个人信息和病情资料实行保密,不得随意对媒体、社会大众、保险公司及医药厂商等泄露个人隐私,除非事先征得捐献者、接受人和等待接受人的同意。

第三节　器官移植伦理审查的基本要求

一、世界卫生组织关于器官移植指导原则

世界卫生组织于 2010 年制定了《人体细胞、组织和器官移植指导原则》，其中包括以下 11 条指导原则。

指导原则 1　器官可以从死者或活体身上摘取用于移植，前提是：①已得到符合法律规定的任何同意意见；②没有理由相信死者生前反对这种摘取。

指导原则 2　确定潜在捐献人死亡的医师不应直接参与从捐献人身上摘取细胞、组织或器官，或者参与随后的移植步骤；这些医师也不应负责照料该捐献人的细胞、组织和器官的任何预期接受人。

指导原则 3　死者的捐献应显现出其最大的治疗潜力，但成年活人可在国内法律允许的范围内捐献器官。活体捐献人一般应与接受人在基因、法律或情感上有关系。活体捐献在以下情况下才可接受：捐献人知情并获得其自愿同意，已保证对捐献人的专业照料和完善组织后续步骤，并已审慎执行和监督捐献人选择标准。应以完整及可理解的方式告知活体捐献人，其捐献可能存在的风险、捐献的益处和后果；捐献人应在法律上有资格和能力权衡这些信息；捐献人应自愿行动，不受任何不正当的影响或强迫。

指导原则 4　除了在国家法律允许范围内的少数例外情况，不可出于移植目的从未成年活人身上摘取任何细胞、组织或器官。应当具备保护未成年人的具体措施，在任何可能的情况下都应在捐献前获得未成年人的同意。对未成年人适用的内容同样适用于没有法定能力者。

指导原则 5　细胞、组织和器官应仅可自由捐献，不得伴有任何金钱支付或其他货币价值的报酬。购买或提出购买供移植的细胞、组织或器官，或者由活人或死者近亲出售，都应予以禁止。禁止出售或购买细胞、组织和器官不排除补偿捐献人产生的合理和可证实的费用，包括收入损失，支付获取、处理、保存和提供用于移植的人体细胞、组织或器官的费用。

指导原则 6　可依据国内法规，通过广告或公开呼吁的方法鼓励人体细胞、组织或器官的无私捐献。应禁止刊登广告征求细胞、组织或器官，并禁止企图为捐献细胞、组织或器官的个人提供或寻求付款，或者在个人死亡的情况下，为其近亲提供或寻求付款。参与对此类个人或第三方付款的中间行为也应予以禁止。

指导原则 7　如果用于移植的细胞、组织或器官是通过剥削、强迫或向捐献人及死

者近亲付款获得的,医师和其他卫生专业人员应不履行移植程序,健康保险机构和其他支付者应不承担这一程序的费用。

指导原则 8　应禁止所有参与细胞、组织或器官获取和移植程序的卫生保健机构及专业人员接受超过所提供服务的正当费用额度的任何额外款项。

指导原则 9　器官、细胞和组织的分配应在临床标准和伦理准则的指导下进行,而不是出于钱财或其他考虑。由适当人员组成的委员会规定分配原则,该原则应该公平、对外有正当理由且透明。

指导原则 10　高质量、安全和功效好的操作程序对捐献人和接受人同样极为重要。对活体捐献人和接受人双方都应进行细胞、组织和器官捐献和移植的长期效果评估,以记录带来的好处和造成的伤害。移植用人体细胞、组织和器官属于具有特殊性质的卫生产品,其安全、功效和质量水平必须不断加以维护并做到最大化。这需要有高质量的系统加以实施,包括可追踪机制和防范机制,对不良事件和不良反应予以报告,对国内和输出的人体产品都应如此。

指导原则 11　捐献、移植活动的组织和实施,以及捐献和移植的临床后果,必须透明并可随时接受调查,同时保证始终保护捐献人和接受人的匿名身份及隐私。

二、我国人体器官移植伦理指导原则

人体器官移植事关人体健康,涉及器官捐献、摘取及植入过程中当事人的合法权益,社会各界对此高度关注。因此,需要通过制定专门条例来规范人体器官移植活动,维护公民的合法权益,保证医疗质量,保障人体健康。同时,制定条例对进一步完善社会主义法制也具有重要意义。国务院于 2007 年 3 月 21 日颁布了《人体器官移植条例》(以下简称《条例》),自同年 5 月 1 日起施行。

在《条例》的制定过程中,国务院法制办会同卫生部对世界卫生组织人体器官移植指导原则及 11 个国家、地区人体器官移植的法律和法规进行了研究,并总结了我国 8 个地方实施遗体(器官)捐献法规的经验,多次听取医学、法学、伦理学、社会学和人权等方面专家的意见,还专门征求了世界卫生组织的意见。《条例》的制定过程遵循了公开、透明的原则。

《条例》在总体思路上把握了以下 4 点:①符合世界卫生组织提出的人体器官移植指导原则,尊重人体器官捐献人的意愿,严禁人体器官买卖,按照公正、公平、公开的要求确定申请人体器官移植手术患者的排序,做到与国际通行做法保持一致。②主要对涉及人体器官移植过程的行政管理事项做出规定;涉及有关民事法律关系的事项,适用民法通则和其他有关民事法律的相关规定。③着重规范医疗机构和医务人员在人体器官摘取、植入等环节的行为,维护人体器官捐献人的合法权益,提高人体器官移植的临床疗效,保障人体器官移植接受人的安全。④界定合法与非法摘取人体器官的界限,防止不法分子违法摘取人体器官。

（一）自愿无偿原则

捐献人体器官是每个公民都享有的权利，对这种权利的行使，《条例》不能加以限制。因此，《条例》中不能规定哪些公民可以捐献其人体器官，哪些公民不能捐献其人体器官，关键是要严格遵循自愿的原则。为此，《条例》做了5个方面的规定：①公民有权捐献或不捐献其人体器官；任何组织或个人不得强迫、欺骗或利诱他人捐献人体器官。②捐献人体器官的公民应当具有完全民事行为能力，并应当以书面形式表示。③公民已经表示捐献其人体器官意愿的，有权随时予以撤销。④公民生前表示不同意捐献其人体器官的，任何组织或者个人不得捐献、摘取该公民的人体器官；公民生前未表示不同意捐献其人体器官的，该公民死亡后，其配偶、成年子女、父母可以以书面形式共同表示同意捐献该公民人体器官的意愿。⑤任何组织或个人不得摘取未满18周岁公民的活体器官用于移植。

对于未经公民本人同意摘取其活体器官的，或者摘取未满18周岁公民活体器官的，依照《刑法》第二百三十四条有关故意伤害罪的规定或第二百三十二条有关故意杀人罪的规定追究刑事责任；对于公民生前表示不同意捐献其人体器官而摘取其尸体器官的，依照《刑法》第三百零二条有关侮辱尸体罪的规定追究刑事责任。

（二）禁止人体器官商业交易原则

禁止人体器官买卖是国际共同遵循的规则。为了防止可能发生的买卖或变相买卖人体器官的情形，《条例》明确规定任何组织或个人不得以任何形式买卖人体器官，不得从事与买卖人体器官有关的活动。同时，对人体器官移植手术收取费用的范围做了界定：医疗机构实施人体器官移植手术，只能依照《条例》的规定收取摘取和植入人体器官的手术费、药费、检验费、医用耗材费，以及保存和运送人体器官的费用，不得收取或变相收取所移植人体器官的费用。为了防止变相买卖人体器官，《条例》对活体器官接受人的范围做了严格的限制：活体器官的接受人限于活体器官捐献人的配偶、直系血亲或三代以内旁系血亲，或者有证据证明与活体器官捐献人存在因帮扶等形成亲情关系的人员。

为了保证禁止人体器官商业交易原则得以落实，《条例》对买卖人体器官或从事与买卖人体器官有关活动的单位和个人规定了严格的法律责任。《条例》规定：对买卖人体器官或从事与买卖人体器官有关活动的，由卫生主管部门没收违法所得，并处以交易额8倍以上10倍以下的罚款；医疗机构参与上述活动的，还应当对负有责任的主管人员和其他直接责任人员依法给予处分，并由原登记部门撤销该医疗机构人体器官移植诊疗科目登记，该医疗机构3年内不得再申请人体器官移植诊疗科目登记；医务人员参与上述活动的，由原发证部门吊销其执业证书；国家工作人员参与上述活动的，由有关部门依据职权，依法给予撤职、开除的处分。

（三）公平、公正原则

《条例》借鉴国外的实践经验，规定了人体器官移植预约者名单制度，以及按照公正、公平、公开原则确定申请人体器官移植手术患者的排序制度。《条例》要求建立的人体器官移植工作体系，是由卫生主管部门、医疗机构和其他社会组织组成的。该体系除了开展人体器官捐献的宣传、推动工作外，还应当确定人体器官移植预约者名单，组织协调人体器官的使用，使捐献的人体器官能够移植给最合适的接受者。

（四）知情同意原则

《条例》规定：摘取活体器官，应当查验活体器官捐献人同意捐献其器官的书面意愿、活体器官捐献人与接受人之间存在《条例》规定关系的证明材料；应当向活体器官捐献人说明器官摘取手术的风险、术后注意事项、可能发生的并发症及预防措施等有关情况；并确认除摘取器官产生的直接后果外，不会损害活体器官捐献人的其他生理功能，确保捐献人的生命安全。

（五）伦理审查原则

为了保障公民自愿捐献人体器官的权利，防止非法摘取人体器官，提高人体器官移植的临床疗效，需要重点对人体器官的摘取和植入两个环节加以规范。对此，《条例》做了以下规定：①医疗机构从事人体器官移植，应当有与从事人体器官移植相适应的执业医师和其他医务人员、设备和设施，有由医学、法学、伦理学等方面专家组成的人体器官移植技术临床应用与伦理委员会；②摘取活体器官前或尸体器官捐献人死亡前，应当经所在医疗机构的人体器官移植技术临床应用与伦理委员会审查，并经 2/3 以上委员同意。人体器官移植技术临床应用与伦理委员会不同意摘取人体器官的，医疗机构不得做出摘取人体器官的决定，医务人员不得摘取人体器官。

（六）保密原则

《条例》规定：从事人体器官移植的医务人员应当对人体器官捐献人、接受人和申请人体器官移植手术的患者的个人资料保密。

（七）保护供者原则

《条例》针对尸体器官捐献规定：从事人体器官移植的医疗机构及其医务人员应当尊重死者的尊严；对摘取器官完毕的尸体，应当进行符合伦理原则的医学处理，除用于移植的器官以外，应当恢复尸体原貌。

《条例》针对活体器官捐献规定：实施人体器官移植手术的医疗机构及其医务人员应当对人体器官捐献人进行医学检查，对接受人因人体器官移植感染疾病的风险进行评估，并采取措施，降低风险。同时规定以下内容。

（1）向活体器官捐献人说明器官摘取手术的风险、术后注意事项、可能发生的并发症及其预防措施等，并与活体器官捐献人签署"知情同意书"。

（2）查验活体器官捐献人同意捐献其器官的书面意愿、活体器官捐献人与接受人存在本《条例》第十条规定关系（活体器官接受人限于活体器官捐献人的配偶、直系血亲或三代内旁系血亲，或有证据证明与活体器官捐献人存在因帮扶等形成亲情关系的成员）的证明材料。

（3）确认除摘取器官产生的直接后果外，不会损害活体器官捐献人其他正常的生理功能。

（4）从事人体器官移植的医疗机构应当保存活体器官捐献人的医学资料，并进行随访。

（八）回避原则

《条例》规定：摘取尸体器官，应当在依法判定尸体器官捐献人死亡后进行。从事人体器官移植的医务人员不得参与捐献人的死亡判定。

三、伦理委员会的组成

根据国务院《条例》规定，开展人体器官移植的医疗机构应成立人体器官移植技术临床应用与伦理委员会。伦理委员会应当由管理学、医学、护理学、药学、法学及伦理学等方面的专家组成，从事人体器官移植的医务人员人数不得超过委员会委员总数的1/4。对人体器官移植个体案例论证的人数应当为单数，参加论证的委员应当与本例次人体器官移植无利害关系，且从事人体器官移植的委员人数不得超过该论证总人数的1/4。

四、伦理委员会审核内容与要求

（一）活体器官捐献伦理审核内容与要求

在摘取活体器官前或尸体器官捐献人死亡前，负责人体器官移植的执业医师应当向所在医疗机构的人体器官移植技术临床应用与伦理委员会提出摘取人体器官审查申请。

伦理委员会在收到摘取活体器官审查申请后，应当召开由伦理委员会全体成员参加的专门会议，对下列事项进行审查和讨论。在全体委员一致同意并签名确认后，伦理委员会方可出具同意摘取活体器官的书面意见。

1. 捐献者是否符合准入标准　在我国，活体器官的接受人限于活体器官捐献人的配偶、直系血亲或三代以内旁系血亲，或有证据证明与活体器官捐献人存在因帮扶等形成亲情关系的人员。捐献人必须年满18岁，且具有完全民事行为能力。

2. 捐献者知情同意意愿是否真实　伦理委员会必须确保活体器官捐献人必须在没有任何社会压力、工作压力、道德压力及受到胁迫等情况下，出于自愿捐献全部或部分的器官。医疗机构在摘取活体器官捐献人所同意捐献的器官前，应当充分告知捐献人及其家属以下内容：①摘取器官手术风险；②术后注意事项；③可能发生的并发症及预防措施；④可能产生的短期、长期医疗和心理风险等。

必须保证捐献人充分知情、自由决定并签署"知情同意书"。从事活体器官移植的医疗机构应当要求申请活体器官移植的捐献人与接受人提交以下相关材料：由活体器官捐献人及其具有完全民事行为能力的父母、成年子女(已结婚的捐献人还应当包括其配偶)共同签署的捐献人自愿、无偿捐献器官的书面意愿和活体器官接受人同意接受捐献人捐献器官的书面意愿。

捐献人能够在器官获取前的任何时间撤销同意,且无须具体的正式程序,书面或口头撤销均可。只有在确保活体器官捐献者本人真实意愿、无买卖人体器官或变相买卖人体器官后,方可进行活体器官移植。

3. 器官的配型和接受人的适应证是否符合伦理原则和移植技术管理规范 在开展活体器官移植前,必须对捐献人与接受人器官配型、适应证等进行医学及伦理学评估,内容包括:捐献人的性别、年龄、健康状况、既往史、家族史、精神病史、发育情况、血压、身高、体重、血型、肝肾功能、血糖、血脂、凝血指标、传染病指标、捐献器官基本情况、智力状况和民事行为能力等情况进行评估,以确保捐献人是否适合捐献器官,是否会因捐献器官而损害其正常的生理功能。

4. 所需准备的书面材料

(1) 由活体器官捐献人及其具有完全民事行为能力的父母、成年子女(已结婚的捐献人还应当包括其配偶)共同签署的捐献人自愿、无偿捐献器官的书面意愿和活体器官接受人同意接受捐献人捐献器官的书面意愿。

(2) 由户籍所在地公安机关出具的活体器官捐献人与接受人的身份证明及双方第二代居民身份证、户口本原件。

(3) 由户籍所在地公安机关出具的能反映活体器官捐献人与接受人亲属关系的户籍证明。

(4) 活体器官捐献人与接受人属于配偶关系的,应当提交结婚证原件或已有生育子女的证明。

(5) 活体器官捐献人、接受人身份验证记录(身份证、户口本与照片等验证)。

(6) 活体器官捐献人、接受人关系证明材料验证记录。

(7) 器官供体与受体相容性评估表。

(8) 活体器官捐献人术前医学、伦理学评估单。

(9) 伦理委员会审核表等。

在综合判定捐献人是否具有完全民事行为能力、与接受人关系是否明确、捐献意愿是否真实、术前评估结论是否符合相关技术规范、有无买卖人体器官的情形、器官的配型与接受人的适应证是否符合移植技术管理规范、捐献人的身体和心理状况是否适宜捐献器官,以及捐献是否符合医学和伦理原则等情况后,伦理委员会才能投票决定是否能进行手术。所有伦理专家一致投票同意后,由伦理委员会主任及专家签字,方能开展器官获取和移植工作。从事人体器官移植的医疗机构应当保存活体器官捐献人的医学资料,并进行随访。

案例 37　　2011 年在某医院,患者古某某身患尿毒症已经到了终末期,对其最有效的治疗方式是进行肾脏移植手术。为此,古某某家中专门召开家庭会议,考虑古某的其他两个兄弟为各自家庭的经济支柱,母亲提议由四弟古小某进行肾脏捐献,并且弟弟也表示同意。在随后的各项配型检查中,兄弟俩肾脏的 6 项配型指标也全部合格。然而在医务人员与古小某的交流中,发现其反应能力较一般人迟缓,认知行为能力有待评估。

　　该医院伦理委员会认为由于暂时不能评估古某某的四弟古小某的认知能力,也不能确定古小某捐肾是否出自个人意愿,更不能确定他是否理解失去一个肾脏对他本身造成的影响,为了保护古小某的权益,伦理委员会经过审查,没有批准此例移植。

（二）尸体器官捐献伦理审核内容与要求

医疗机构摘取尸体器官,应当在依法判定尸体器官捐献人死亡后进行。根据利益冲突及回避原则,从事人体器官移植的医务人员不得参与捐献人的死亡判定。

1. 人体器官来源合法性审查　　公民逝世后捐献器官和亲属间活体器官捐献是我国人体器官移植的主要器官来源。由尸体器官捐献渠道获得的器官,伦理委员会必须对其来源合法性进行审查,确保不存在买卖人体器官、私下分配等非法情况。

2. 器官的配型和接受人的适应证是否符合伦理原则和移植技术管理规范　　在开展尸体器官移植前,必须对供体与接受人器官配型、适应证等进行医学及伦理学评估,内容包括:器官供体的性别、年龄、健康状况、既往史、家族史、精神病史、发育情况、血压、身高、体重、血型、肝肾功能、血糖、血脂、凝血指标、传染病指标和捐献器官基本情况等情况进行评估,以确保供体器官与受体是否相容。

3. 器官接受者的知情同意审查　　为了保证器官接受人的健康权、知情权与选择权,必须告知器官接受人关于器官移植手术本身的风险,包括:手术风险、麻醉风险、手术替代方案、手术并发症及未来可能出现的心理风险等。还应向移植候选人告知移植中心观察到的与预期的 1 年存活率、免疫抑制药物及相关的费用等。除此之外,还应向器官接受者告知供体器官的相关情况,包括:供体的年龄、性别、血型、既往史、家族史、器官的基本状况及是否存在传染病等。

以上内容必须由书面形式告知器官接受人,以便于器官接受人决定是否接受供体器官,充分保证其知情权与选择权。

4. 所需准备的书面材料　　主要有:①尸体器官合法性来源确认书;②器官接受人"知情同意书";③器官接受人术前医学、伦理学评估单;④器官供体与受体相容性评估表;⑤伦理委员会审核表等。

在综合判断尸体器官来源是否合法、接受人术前评估结论是否符合相关技术规范、有无买卖人体器官的情形、器官的配型与接受人的适应证是否符合移植技术管理规范，以及是否符合医学和伦理原则等情况后，伦理委员会才能投票决定是否能进行手术。所有伦理学专家一致投票同意后，由伦理委员会主任及专家签字，方能开展器官获取和移植工作。从事人体器官移植的医疗机构应当保存尸体器官捐献者的医学资料，并进行随访。

（邱智渊）

参考文献

［1］中华人民共和国卫生部. 人体器官移植技术临床应用管理暂行规定［J］. 司法业务文选，2006，(14)：3－6.

［2］中华人民共和国国务院. 人体器官移植条例［EB/OL］.（2007－04－06）［2021－05－10］. http://www. gov. cn/zwgk/2007-04/06/content_574120. htm.

［3］美国医疗机构评审国际联合委员会. 美国医疗机构评审国际联合委员会医院评审标准(第6版)［M］. 北京：中国协和医科大学出版社，2017.

［4］欧洲理事会. 在生物学和医学应用领域保护人权和人类尊严的公约［Z］. 1997.

［5］欧洲联盟. 人权和生物医学公约有关人体器官和组织移植的附加议定书［Z］. 2002.

［6］世界卫生组织. 世界卫生组织人体细胞、组织和器官移植指导原则（草案）［Z］. 2008.

近年来,随着新发传染病的暴发,性传播疾病、慢性病与肿瘤防治任务的加重,新技术的引入与信息技术的发展及应用等,公共卫生领域面临新的挑战,医学伦理学也从临床医学伦理、医学研究伦理向公共卫生伦理扩展。本章主要阐述公共卫生及其主要的伦理问题,探讨政府在公共卫生领域中的责任;介绍在公共卫生领域实践中应遵循的伦理原则与伦理考量;并针对公共卫生领域的一些主要方面,如疫苗接种、传染病预防与控制(以下简称"防控")、职业病防治、疾病筛查、卫生信息传播、公共卫生决策、全球卫生及公共卫生研究等,阐述如何分析与权衡伦理问题,使公共卫生实践与研究能够遵循公共卫生伦理原则。

第一节 公共卫生伦理概述

一、公共卫生

一般而言,公共卫生包括为确保人们有能够健康生活和工作的环境而开展的所有活动。这种环境包括:清洁空气、清洁水和恰当的卫生条件;安全工作的环境(无物理或化学的应激原)、健康食品提供、医疗保健可及性和预防性诊断筛查;良好的饮食控制;参与体育锻炼。

作为改善和保障人群健康、预防疾病的一门科学,公共卫生在传染病的预防与控制中发挥了重要作用,形成了消毒、杀虫、灭鼠、检疫、预防接种及健康教育等公共卫生措施,发展了传染病流行病学。通过改善劳动环境、提供职业健康维护与监测等措施,有效地防止职业病的发生,促进了劳动卫生和职业医学的发展。环境卫生、营养与食品卫生、妇幼卫生和学校卫生等的发展,进一步促进了人群健康。随着疾病谱的改变,医学模式也从生物医学模式转变为"生物-心理-社会"医学模式,公共卫生领域的内涵进一步扩展。公共卫生不仅关注由生物因素引起的各类疾病(包括新发传染病)的防控,也关注由心理、行为、社会和环境等因素引起的各类疾病与伤害（包括慢性病、肿瘤、自杀、交通事故和其他意外伤害）的防制。

为了使公共卫生服务高效开展，公共卫生服务体系的建设至关重要。这包括建立健全疾病预防控制、健康教育、妇幼保健、精神卫生、应急救治、采供血及卫生监督等专业公共卫生服务网络；完善以基层医疗卫生服务网络为基础的医疗服务体系公共卫生服务功能；建立分工明确、信息互通、资源共享、协调互动的公共卫生服务体系，提高公共卫生服务和突发公共卫生事件应急处置能力；加强对严重威胁人民健康的传染病、慢性病、地方病、职业病和出生缺陷等疾病的监测与预防控制；促进卫生资源的公平、有效利用。

二、公共卫生的责任

（一）政府的责任

公共卫生的责任涉及政府、社会与个人，没有政府强有力的干预及社会与个体的支持和参与，公共卫生措施无法有效实施。其中，政府的责任就是获得社区健康的信息，制定循证政策，并保证社区能够获得达到公共卫生目标所需的服务。

政府是公共卫生的核心，必须执行代表公共利益的使命。但是，政府为公共健康而行使职权、完成使命、实施强制性干预措施时，需要考虑政府干预的合理性和公众接受度，需要权衡个人权利和公共利益。当公众健康受到广泛威胁，而政府的干预与公共卫生措施可以更充分、更有效地保护公众健康时，政府应制定公共卫生干预措施政策，并可要求强制执行。例如，传染病检疫、隔离、免疫、接触者流行病学调查和追踪随访，以及疾病（如传染病、职业病、肿瘤、性传播疾病、枪伤和儿童意外死亡）的上报与监测；可要求采取环境治理、食品安全、卫生设施的卫生监测、害虫和寄生虫控制及污染控制等措施；也可要求社会与个人承担公共卫生责任（如碘盐供应、新生儿筛查及居家隔离等）。

强调政府在公共卫生领域中的责任，是因为公共卫生服务属于公共产品或准公共产品。相对于私人产品而言，公共产品具有消费或使用上的非竞争性和受益上的非排他性。非竞争性是指一部分人对某一产品的消费不会影响另一些人对该产品的消费，受益对象之间不存在利益冲突；非排他性是指产品在消费过程中所产生的利益不能为某个人或某些人所专有。例如，减少区域空气污染使所有生活在该区域的人免受空气污染的不利影响，而且无法让区域内的某些人不因此获益。公共卫生服务的公共产品或准公共产品特征决定了政府在公共卫生领域中的主导作用和决策地位。政府在保护公共健康和福利的责任上有其独特的作用。

（二）社会与个体的责任

社会（包括营利性与非营利性机构、国有与私有机构）和个人在公共卫生领域也承担应有的责任与义务，以保护我们的生活与工作环境，共同预防与控制疾病的发生，维护与促进公众健康。例如,社会和个体应参与涉及人群健康的相关社会公共活动,如环保活动、戒烟宣教、疾病防治宣传,不做危害他人健康的事,不侵犯他人的健康权益;恰当地寻求、利用或提供医疗卫生服务,以及恰当地诊疗疾病,避免卫生资源的浪费;个人选择健康的生活方式以减少健康风险因素。

三、公共卫生领域的伦理问题

公共卫生服务与临床医疗服务最大的差异在于前者主要聚焦于预防,特别关注于人群,而后者主要聚焦于个体,关注的是二元关系(提供者与患者)。因此,在公共卫生中主要考虑的伦理问题是:如何平衡个人与社会的受益和风险,如疫苗接种、传染病防控、公共卫生监测等;如何控制公共卫生服务提供者与服务群体间的利益冲突,如职业病预防、监测与诊疗;如何使稀缺卫生资源能够公平分配,保障基本医疗卫生服务的可及性,如基本医疗卫生服务保障、疾病筛查及全球卫生等;如何提高媒体卫生信息的可靠性,避免有意或无意误导公众,损害公众利益;政府应该在何种程度上就健康问题对个人行为选择进行干预,如吸烟、自杀、个体在临床医疗中的不合理选择。此外,公共卫生研究中,也需要权衡受试者或受试群体与社会的利益和风险。

现代医学的发展,使公共卫生伦理面临更大挑战。高新技术的发展使更多的新型疫苗、基因筛查、免疫制剂及靶向治疗等疾病预防和诊疗技术问世;信息技术的发展使大数据的形成、储存与利用成为可能;生物样本库的发展为疾病发生、发展、诊疗与预防的研究带来了战略性资源。但是,如何保障卫生资源的公平利用、保护人群或患者的隐私与个人信息,以及权衡个人与公众的利益和风险,有时是伦理决策中的两难。

第二节 | 公共卫生的伦理原则

尊重原则(或称"自主原则")、有利原则(或称"不伤害与有利原则")及公正原则是医学伦理的基本原则。其中,尊重原则提醒我们应该将个人看成能够自主的人,让人们自己选择,对那些自主能力受限的人应该特别加以保护;有利原则要求我们在医疗卫生服务或医学研究中,应使受益最大化、伤害最小化;公正原则要求我们应该公平待人,风险共担,利益共享。由于公共卫生更关注群体的健康及风险与受益,因此与医学伦理原则有所差异。公共卫生伦理更侧重于社会整体价值和群体健康,从宏观角度审视公平性。公共卫生领域伦理冲突的处理原则包括有效(effectiveness)原则、比例(proportionary)原则、必要性(necessity)原则、最小侵权(least infringement)原则和公共正当性与透明性(public justification)原则。

一、有效原则

有效原则要求公共卫生干预措施能够有效保护公众健康。有效原则是公共卫生决策最重要的伦理原则,也是公共卫生伦理的重要特征。在公共卫生干预措施选择中,有效原则可以左右干预措施方案的选择,无效或有效性差的方案不能成为公共卫生干预措施。

二、比例原则

比例原则(也称"相称性"原则)要求公共卫生干预措施可能产生的公众受益超过了可能带来的个体和(或)社会风险、负担及其他权益的负面影响。在公共卫生干预措施决策时,需要权衡干预措施给目标人群或全社会成员带来的可能受益(如健康促进、疾病与伤害预防)与可能的风险(包括对相关个体、部分人员和社会带来的风险、负担及其他权益的负面影响)。有时,为了公众利益,可能会使相关个体或部分人员的权益受到一些影响。即与个体或部分人员可能承受的负面影响相比,采取某项公共卫生干预措施可能是值得的,因为它可能带来更大的公众健康受益。对于个体或部分人员因遵循公共卫生法规和措施要求而承担的负担,社会有责任降低他们的负担,体现公共卫生的互助性。

三、必要性原则

必要性原则是公共卫生干预措施能否实现公共卫生目标所必须的要求。并不是符合有效原则、比例原则的干预方案都需要通过政府的公共卫生干预予以实施。只有实现公共卫生目标所必须的干预措施才应成为政府公共卫生干预的措施。

四、最小侵权原则

最小侵权原则要求所建议的公共卫生干预措施是最小侵权的方案。当公共卫生干预措施可使公众受益,但可能导致相关个体或部分人员的隐私和信息泄露、自由权利受到限制时,应该采取必要措施使个体或部分人员的权益损害最小化。这在传染病防治、疾病监测及公共卫生大数据利用中,尤其需要予以关注。

五、公共正当性与透明性原则

在制定影响个体或家庭的公共卫生政策时,需要通过公众的讨论使其符合公共正当性原则,并且要求公共卫生决策符合透明性(transparency)原则,向公众阐明采取相关公共卫生干预措施的理由。尤其是当某项公共卫生干预措施不得不违反某一公共卫生伦理原则时,则应该向公众公开说明采取该项公共卫生干预措施的必要性及理由,决策过程应该透明。公共卫生干预措施的决策透明有利于建立和维持公众的信任。

第三节 | 公共卫生决策的伦理思考

根据公共卫生伦理原则,在公共卫生决策中应考虑的伦理学问题包括政府决策的必要性、公共卫生决策的合理性及干预措施是否符合公共卫生伦理要求等。

一、公共卫生决策的必要性

在公共卫生决策前,首先需要确定政府是否有责任制定这项决策(duty to decide)。这就需要明确:要决策的问题是否是公共卫生问题,是否是政府职责和权力范围内的事务,政府的政策干预是否恰当。只有当需要决策的问题是公共卫生问题、是政府职责与权力范围内的事务,而且政府的政策干预是实现公共卫生目标所必要的时候,政府才应该考虑制订公共卫生政策或相关决策。

二、公共卫生决策的合理性

在公共卫生决策时,需要考虑如何制订合理的公共卫生决策。这需要评价社区健康受到的威胁或承受的风险,明确政府的责任是什么,权衡卫生行政部门面临的伦理冲突,确定用什么伦理原则和决策工具,以帮助制订公共卫生决策的建议方案。

三、公共卫生决策的伦理适宜性

(一) 自主性

在公共卫生决策时,应考虑自主性,尊重个人的选择,保护个人隐私与信息。但当个体违反明确的、理应对他人承担的义务时,政府的侵权可能是正当的,以防止个人伤害他人。但这种社会反个体的权力是有限的。此外,在公共卫生领域,信息收集的知情同意效力降低。因为有许多无法预测的利用者和利用方面,信息技术的发展使许多信息没有知情同意就被合法收集了。而且,如果是精神障碍者,则无法获得真正的知情同意。这些公共卫生领域的特殊伦理问题,在决策中应予以关注。

（二）不伤害

在公共卫生决策时，应尽力做到不伤害，避免伤害他人或伤害整个社区。从政策上可采取干预措施，限制个体的权利和自由。但也需要尽可能减少对个体可能造成的伤害，如歧视及污名化（stigma）等。

（三）有利

在公共卫生决策时，应考虑公共卫生的干预决策是否符合有利的要求，是否应该由个体承担风险而使他人受益，个体可以承担多大的风险以使他人受益；也需要考虑如何保障自主能力受限者的权益，例如，精神障碍患者家属的知情同意有时未必能完全保护患者的权益。

（四）效用

效用（utility）包括成本、受益和风险 3 个主要方面。它帮助我们选择能为尽可能多的人提供具有尽可能大的净受益的公共卫生决策。权衡公共卫生政策的受益与风险时，除了考虑受益要大于风险外，还需要考虑：其可能会对个体产生哪些风险，是否每个人都受益；不采取措施的危害是什么，其性质和程度；一个政策是否使一部分人群受益，而另一部分人群要承受风险和成本。由于公共卫生资源有限，政府决定采取一项有利于公众福利的公共卫生政策可能意味着有限的公共卫生资源不能用于其他方面。因此，政府的支出应该花在最值得做的方面。但是，效用分析中成本和受益如何测量？人的健康与生命如何转换成效用？权重如何确定？这些问题的解决有时比较困难，受主观因素影响。

（五）公正

在公共卫生决策时，应考虑这个政策受益与负担（或风险）的人群分布公平性。如精神障碍疾病的强制报告，保护了社区公众免受精神障碍者可能带来的伤害，而精神障碍者几乎未受益。如果在强制报告精神障碍疾病以保护社区的同时，让精神障碍者也能获得适当的医疗保健服务和社会干预服务，可能会更好。

此外，由谁来判定受益与负担（或风险）是公平分布的？整个社会的价值取向可能与个体偏好不同。因此，政府在公共卫生决策公平性的判断上可代表大部分公众利益进行抉择。

（六）其他伦理考虑

在公共卫生决策时，还需要考虑其他一些伦理问题。例如：当公共卫生决策方案的成本-效用难以分析时，有时可用成本-效益进行分析；需要考虑有无其他更好的公共卫生决策方案；需要考虑公共卫生决策过程是否透明；需要考虑对公众是否告知公共卫生决策正当性的理由，如目的是什么，驱动力是什么；需要考虑告知公众关于公共卫生决策的哪些信息等。

第四节 公共卫生实践与研究中的伦理思考

一、疫苗接种

疫苗接种是传染病预防的有效方法。曾经肆虐人类的天花、脊髓灰质炎、鼠疫及霍乱等烈性传染病,因广泛的疫苗接种而被消灭或有效控制。我国通过国家计划内疫苗和儿童3种增补疫苗的免费接种,使乙型肝炎、结核病、脊髓灰质炎、百日咳、白喉、破伤风、麻疹、流行性腮腺炎、风疹、流行性乙型脑炎、流行性脑脊髓膜炎和甲型肝炎的发病率显著下降。人用狂犬病疫苗、肺炎球菌多糖疫苗和结核疫苗、痢疾疫苗、戊型肝炎疫苗、宫颈癌疫苗及埃博拉疫苗等的使用,也使相应疾病的预防成为可能。随着现代疫苗技术的发展和应用,会有多种新型疫苗问世,为预防各种传染病甚至一些非传染性疾病、保护人类健康发挥更大的作用。

(一) 疫苗的有效性与安全性

疫苗接种在保护健康的同时,也可能存在一些不良反应或其他风险。例如,脊髓灰质炎是由脊髓灰质炎病毒引起的一种急性传染病,主要临床表现以发热、上呼吸道症状、肢体疼痛为主。若病毒侵犯人体脊髓灰质前角的灰、白质部分,则对灰质造成永久性损害,出现肢体弛缓性麻痹,部分患者可发生迟缓性神经麻痹并留下瘫痪后遗症。接种脊髓灰质炎疫苗是防控脊髓灰质炎最经济、有效的方法。该病可防难治,一旦引起肢体麻痹,易导致终身残疾,甚至危及生命。但是,接种脊髓灰质炎疫苗可出现不良反应,常见的有轻度发热反应、恶心、呕吐、腹泻和皮疹,极罕见的可引起疫苗相关麻痹型脊髓灰质炎。又如,艾滋病疫苗的接种可使隐性感染者加速发展,对后续更有效的艾滋病疫苗产生免疫耐受;也可能因为接种后出现 HIV 抗体而受到歧视,或者以为产生 HIV 免疫而导致危险行为增加。

(二) 疫苗接种决策的伦理思考

由于有效疫苗的接种不仅可使接种者预防相关疾病的发生,也可减少其他人发生疾病的风险,因此,疫苗接种属于准公共产品。政府是否应该推广疫苗接种?是强制接种、劝导接种,还是自愿接种?是否应该免费提供疫苗接种?这些问题需要进行伦理判断。在制定疫苗接种的相关决策时,需要遵循公共卫生伦理原则:考虑疫苗所针对疾病的危害性,权衡疫苗本身的有效性与安全性;考虑疫苗接种的成本-效果或成本-效用,权衡公众利益与个人权益,权衡公众利益、儿童个人利益与父母的选择权,比较不同疫苗接种与其他公共卫生服务的成本-效果;考虑社会价值取向及政府的财政支付能力。只有在遵循公共卫生伦理原则的基础上进行综合分析与判断,才能做出明智的有关疫苗接种的决策。

（三）疫苗接种的知情同意

为了使可预防疾病的疫苗（尤其是国家计划内疫苗）能够被公众接受，公共卫生人员、儿童保健医师和其他临床医师应该向公众及患者提供科学的疫苗相关信息；让潜在疫苗接种者和（或）其监护人认识到疫苗潜在接种者的健康和幸福是医务人员与其共同的愿望，需要共同努力；花时间与潜在疫苗接种者和（或）其监护人沟通和讨论疫苗可预防疾病的危害性和使用疫苗的安全性，并通过实例加以说明，让他们提出疑问并予以详细回答，最终让潜在疫苗接种者和（或）其监护人认识到疫苗接种对他们健康的益处。鉴于疫苗接种对个体而言可能存在一些风险，因此，无论是强制性的还是非强制性的疫苗接种，都应该做好知情同意。

二、传染病防控

传染病防控是公共卫生的重要任务。尤其是 2003 年重症急性呼吸综合征（severe acute respiratory syndrome，SARS，也称"非典型肺炎"）、2009 年甲型 H1N1 流感（H1N1）、2019 年新型冠状病毒（2019 - nCoV）感染造成的 2019 冠状病毒病（coronavirus disease 2019，COVID - 19，简称"新冠肺炎"），对社会造成了巨大的健康威胁与实际损害，也对社会经济造成严重的负面影响。政府的公共卫生决策与服务对传染病防控至关重要。

传染病的防控必须遵循国家法规。《中华人民共和国传染病防治法》《艾滋病防治条例》《国家突发公共卫生事件应急预案》《国家突发公共卫生事件医疗卫生救援应急预案》及《医疗机构管理条例》等法律法规是我国传染病防控的主要依据。这些法规明确了各级政府、各相关部门在传染病防控中的职责。同时，各级卫生行政部门加强监测和预警，完善监测信息网络；建立预警制度；建立卫生应急物资储备和调用机制；开展培训、演练，提升了卫生应急能力。这些法规的不断健全也使我国公共卫生管理部门在应对突发疫情时能统一行动、有法可依。但是，在传染病防控中，政府公共卫生决策经常面临一些伦理挑战。

（一）政府公共卫生的干预强度

面对传染病的防控，政府公共卫生的干预强度关乎疾病防控的效果，也关乎对社会、经济、公众的工作与生活秩序等的影响。政府公共卫生的恰当干预可有效调动各类防疫资源（包括有效组织医疗卫生援救人力，有效调配、生产和研发医疗卫生救援药品和疫苗，有效调配、生产、进口特殊药品、医疗器械、医用设备和防护用品，及时建设传染病防控设施和投入财政防控资金）；可有效组织传染病监测、检测、信息报送和疫苗接种等工作；可依靠媒体宣传传染病防控的知识而稳定社会情绪；并且可随着对传染病认识的加深，不断调整政府公共卫生防控策略与方式（由感染者的点到接触感染者的线的预防方式,转向人员密集的公共场所、学校、医院及社区等重点块的防控)、确定疫区的范围,以提高传染病防控的效率,有效防止聚集性疫情暴发和大规模疫情出现,最大限度地减少公众生命损失。同时,政府公共卫生的恰当干预可避免因过度干预所导致的不良或潜在不良的社会影响(包括社会恐慌、公众工作与生活的不当影响、社会经济受到不必要的打击等)。恰当的政府公共卫生干预强度体现了公共卫生的伦理原则,有效、公平地维护了公众生命健康权。

在公共卫生实践中,当为了公众健康权益而使个人或部分人员的自由、财产等权利受到限制,甚至受到侵害时,社会在道义上应该对他们有所补偿。我国《中华人民共和国传染病防治法》也规定:对因参与传染病防控工作致病、致残、死亡的人员,按照有关规定给予补助、抚恤;在隔离期间,实施隔离措施的人民政府应当为被隔离人员提供生活保障;被隔离人员有工作单位的,所在单位不得停止支付其隔离期间的工作报酬。

(二)公众利益与个人自主权益的冲突

隔离与检疫是传染病防控的重要公共卫生措施,通常面临公众利益与个人或部分人员权益的冲突。隔离与检疫可使公众获益,减少传染病在人群中扩散的风险。但隔离与检疫也使被隔离与检疫的人员承担风险、失去自由,尤其是采用封锁疫区的措施,使疫区的人群有更高的被感染风险,出行受到限制。因此,恰当地确定隔离和检疫的方案与标准(包括隔离与检疫的对象、程度、持续时间、生活待遇等),是平衡公众利益与个人或部分人员自主权益需要考虑的。

传染病感染者的隐私权与公众知情权也是传染病防控中需要关注的伦理问题。如乙型肝炎患者、HIV 感染者的个人隐私与信息泄露,可能会造成患者受到歧视与伤害,包括就业歧视等。但是,一些对公众健康影响较大的传染病(如 HIV 感染),个人隐私与信息的保护是有条件的。疾病预防控制中心、就诊医疗机构、配偶及性伴侣有权知道患者 HIV 感染的信息,以防止 HIV 感染在医院内、人群中扩散。疾病预防控制中心应追踪 HIV 感染者的配偶、性伴侣,告知他们其性接触者有 HIV 感染的事实,让他们接受 HIV 检测,提供 HIV 防治的辅导与心理咨询。一旦发现感染者,予以治疗,并且尽可能保护 HIV 感染者的隐私。

传染病防控的政府公共卫生决策需要平衡公众利益与个人权益。对新发传染病的防控,因受到对新发传染病认知的限制,要做好政府传染病防控的决策。确保政府传染病防控的干预强度恰当有时比较困难,政府需要权衡干预方案的利弊。

(三)重大传染病诊疗的公平性

面对危害人群健康的重大传染病,如肺结核、HIV 感染、SARS 及新冠肺炎等,如何使弱势人群得到公平的诊疗、减少这些传染病在人群中的扩散、最大限度保护社会人群的健康是非常重要的。因此,我国对肺结核的治疗费用实行减免政策,对所有痰涂片阳性患者和重症痰涂片阴性的肺结核患者提供免费治疗,对西部地区、贫困人群给予重点帮助。根据我国《艾滋病防治条例》,我国对 HIV 感染也实行自愿咨询和自愿检测制度,并且免费提供咨询和初筛检测。

2003 年 SARS 暴发时，我国财政部、卫生部和劳动保障部于 2003 年 5 月 1 日发布了《关于妥善解决非典型肺炎患者救治费用有关问题的紧急通知》。卫生部于 2003 年 5 月 4 日又发布了《传染性非典型肺炎防治管理办法》。为了确保 SARS 患者得到及时、有效的救治，我国中央政府要求医疗机构收治患者或疑似患者，实行先收治、后结算的办法，任何医疗机构不得以费用为由拒收患者。对农民（含进城务工农民）和城镇困难群众中的传染性非典型肺炎患者实行免费医疗，所发生的救治费用由政府负担。

在新冠肺炎的医疗保障上，2020 年 1 月，我国财政部与医保局联合印发了《关于做好新冠肺炎疫情医疗保障的紧急通知》。该通知要求各地医保及财政部门要确保确诊的新冠肺炎患者不因费用问题影响就医，确保收治医院不因支付政策影响救治。该通知提出：①对于患者发生的医疗费用，在按基本医保、大病保险、医疗救助等规定支付后，个人负担部分由财政给予补助；②对于异地就医的患者，实行"先救治后备案"，报销不执行"异地转外就医，支付比例调减"的规定；③患者使用的符合卫生健康部门制定的新冠肺炎诊疗方案的药品和医疗服务项目，可临时性纳入医保基金支付范围；④对收治患者较多的医疗机构预付部分医保资金，及时调整有关医疗机构的医保总额预算指标，对新冠肺炎患者医疗费用单列预算。此外，该通知还要求各地做好医保和医疗救助基金收支动态监测和统计分析工作，在工作中遇到重大问题和情况，要及时向国家医保局和财政部报告。

我国对重大传染病（如 SARS、新冠肺炎）的医疗保障政策，使患者可以公平地享受医疗救治，不会因为个人或医疗机构的医疗费用支付问题影响医疗救治而使公众处于更大的感染风险中。

三、职业病防治

职业病防治是《中华人民共和国职业病防治法》的要求，具有强制性。它要求有职业危害的工作单位（如接触有毒有害的化学物质、粉尘、电离辐射、噪声及有害生物等的机构），做好职业场所的设计审查、竣工验收和职业环境的监测与评价，接受经常性的公共卫生监督检查；根据职业特征做好员工的职业培训与职业病的预防指导，定期进行员工健康检查与健康评价；在发现职业危害与职业病问题后，及时报告与处置，预防职业危害对职业人群造成公共健康损失。

在职业病防治中，利益冲突涉及企业的短期经济利益、职业人员的健康利益、保险机构利益（维持保险经费平衡）与地方政府发展经济的短期利益。一些企业可能追求短期经济利益的最大化，不愿在职业病防护上多投入，使职业危害因素没有得到很好控制；也不愿定期为员工提供免费体检、做好职业危害与职业健康的监测，导致职业危害接触人群暴露于职业危害环境中，职业损害无法及时被发现与早期治疗；企业内的健康管理员或医务人员也可能受制于企业的管理,无法对职业损害做出公正判断或及时采取防治措施。一些保险机构为了避免因职业病诊断导致医疗保险基金支出增加,可能不愿看到大量职业病被诊断。一些地方政府为了发展地方经济而忽视维护环境保护与职业人群健康保护的责任,使职业病预防与诊疗不能落实到位,职业人群的权益无法得到保障。我国河南农民工的"开胸验肺"事件集中反映了我国在职业病防治中存在的问题。

事实上,健康的职业人群是一种宝贵资源。职业人群的健康不仅是个人对健康的诉求,更是保证持续生产力的基础,也是社会经济可持续发展的原动力。促进职业病防治、加强社会保障、维护职业人群的健康需要社会机构、公共卫生机构和政府的共同努力。

四、疾病筛查

疾病筛查(如产前筛查、新生儿筛查、肿瘤筛查及慢性病筛查)涉及筛查可能带来的受益与风险(如身心健康、经济负担和其他负面影响)的权衡。例如,产前基因筛查存在结果不确定性、筛查阳性者的处置与筛查后咨询的问题。针对先天性疾病和遗传性疾病的新生儿筛查,使越来越多的先天性甲状腺功能低下症、苯丙酮尿症患儿得到了早期诊治,避免了病残;也使葡萄糖-6-磷酸脱氢酶缺乏症得到及时预防,避免发病,提高了出生人口素质及其未来的生活质量。但是,新生儿筛查需要权衡所针对疾病的发生概率、疾病对家庭和社会带来的负担、筛查精准度(如假阳性率和假阴性率)、筛查成本,以及是否有有效的治疗方法,并分析成本-效果比、成本-效益比或成本-效用比。新生儿筛查还需要考虑知情同意和个人信息保密问题。新生儿筛查的知情同意权由其监护人(新生儿父母或提供弃婴医疗服务的医师)代为行使,若为阳性检查结果,如何与家属沟通以缓解家属痛苦、焦虑和绝望等不良情绪与精神压力的问题值得被关注。对新生儿筛查信息进行保密以减少社会歧视也非常重要。对于阳性患者,政府和社会需要考虑如何在知情同意基础上做好治疗和随访,如何减轻家庭治疗这些疾病的经济负担,以保障这些疾病的基本医疗服务具有公平性和可及性。

五、公共卫生信息搜集、存储与利用

(一) 公共卫生信息

随着信息系统的发展,公共卫生领域获取大量数据的能力提高,且越来越中心化。公共卫生领域也越来越依赖于数据的收集、综合和分析来实现公共卫生的宗旨。公共卫生的信息包括人口普查信息、强制性的疾病(如传染性疾病)和死亡报告、疾病登记数据(如肿瘤、出生缺陷、脑卒中和意外伤害的登记资料)、健康相关数据(年龄、性别、职业、社会经济状况和居住地)、生活环境数据、来自医院电子病历系统和区域健康信息系统的个人医疗和其他健康数据、性病患者同伴的追踪及面对面访谈和咨询(但不告知谁提供这些同伴的名字和信息）数据，以及食物中毒信息、免疫信息和流行病学调查信息等。这些数据可以用于分析出生率、出生缺陷和死因谱等指标，分析疾病和死亡与生活环境的关联性，分析疾病发生的原因（如结核病与城市流浪者、HIV 感染者等高危群体的关系），用于传染性疾病与慢性非传染性疾病的防控等。

（二）个人权利与公众利益

患者的信息保密长期以来是医患二元关系的主要组成部分，主要用于疾病的诊疗和医疗管理（如感染控制），涉及医患间的信任。但是，公共卫生一般考虑的是公众利益最大化，且在政策、实践和具体方案层面权衡个人权利与公众利益。医疗卫生服务提供者有促进公众利益的责任，需要遵循法律法规。虽然公共卫生的道德观念与传统临床伦理有相同之处，但两者聚焦点的不同可能导致对一项干预的利益风险（负担）和有冲突的伦理标准的权衡存在不同。没有公式可帮助我们权衡，更多的是价值判断。如何权衡个人权利与公共利益，是公共卫生领域专业人员需要面对的。

（三）公共卫生信息收集、存储与利用的伦理思考

在公共卫生信息利用时，需要从以下几方面权衡个人权利与公共利益，考虑伦理上的正当性：①利用公共卫生信息产生的利益；②利用公共卫生信息可避免、预防和消除的伤害；③使利益与伤害和其他成本比最大化；④使利益与风险（负担）公平分担（分布公正），保障公众（包括受影响的群体）的参与（程序公正）；⑤尊重自主选择和行为，包括行为自由；⑥保护隐私和信息；⑦遵守承诺；⑧公开信息，坦诚告知；⑨建立和维持信任。

六、公共卫生政策

公共卫生政策与社会性卫生问题紧密相联。公共卫生政策是针对社会性卫生问题的一种制度化安排。正是经过制度化的安排再到集体行动，公共卫生政策才成为促进社会卫生和健康发展的有效工具。作为一种制度化的卫生政策，公共卫生政策是指权威决策机构在特定情景下，制订行动方案或行动准则，回应社会卫生问题，调节卫生资源配置，以实现、维护和增进健康的目标。如何处理不同群体的利益关系？权利、机会和需求是平等，还是有区别地被对待？这些问题都会体现特定的伦理价值取向。公共卫生政策是由政策目标及其价值取向决定的。

（一）公共卫生政策涉及的伦理问题

公共卫生政策涉及诸多伦理问题，除了前述的疫苗接种、传染病防控、职业病防治、疾病筛查，以及公共卫生信息收集、存储与利用等所涉及的伦理问题外，高新技术发展与利用政策、卫生资源配置政策等也会涉及较多的伦理问题。

精准医学诊疗技术带来诸多伦理问题：基因信息解释及其与疾病（如糖尿病、心血管疾病、老年性痴呆及肿瘤）的关联性、基因检测结果的不确定性、知情同意和结果反馈的

复杂性、数据存储与共享、隐私与信息保护、基因歧视、知识获得与公共卫生获益的平衡，以及优先投入有长期社会回报的项目，还是有短期受益可能的项目（尤其在公共资源紧缺的情况下，是从分子水平上投资健康和疾病诊疗，还是从社会因素上预防肿瘤和心脏病），发现的基因异常是否有干预方法等。有关精准医学技术发展与利用的卫生政策的决策过程透明性，也是伦理关注的问题。

一些费用高昂卫生技术的利用带来了卫生资源利用的公平性问题。这些技术应该由基本医疗保险、大病医疗保险、商业医疗保险或其他医疗保险予以报销。通过医疗救助予以补贴部分医疗费用，或是完全由个人支付，也涉及基本医疗服务的公平性问题。政府制定的公共卫生政策应根据不同地区和不同人群，建立分层次的医疗卫生服务保障体制，最大限度地满足人民群众对医疗卫生保健的需要。

在公共卫生政策制定中，公平与效率、稳定与发展、短期利益与长远利益之间等存在着冲突。政策目标要兼顾所有方面有时较困难，因而在不同的历史时期，可能某一或某些目标在卫生政策价值取向中占有主导地位。但无论如何，公共卫生政策过度倾向某些目标，牺牲或未顾及某一社会群体的权利、机会和利益，则会产生较大的伦理问题。

（二）公共卫生政策的伦理评价

在公共卫生政策制定时，我们进行决策的伦理评价主要考虑以下方面：①公共卫生政策所针对的问题是什么？②对公共卫生政策所指向的问题，本能反应是什么？③已有的或需要收集的相关事实有哪些？④做公共卫生决策所依据的价值是什么？是患者的价值、卫生保健提供者认为的价值、政府部门管理者认为的价值，还是社会的价值？利益相关者（患者、家属、卫生保健提供者、管理者、社会及其他相关人员）共享的或有冲突的价值、义务和利益是什么？⑤我们有哪些选择？⑥我们应该做什么？⑦我们选择的理由有哪些（包括支持的理由或不支持的理由）？⑧我们该如何避免问题（即避免可能产生的问题，这也许就是不支持的理由，需要避免）？

了解公共卫生政策可能涉及的伦理问题、有系统的公共卫生政策与措施制定的伦理框架，才能够对公共卫生政策进行伦理评价，使公共卫生政策的制定具有科学性和社会伦理性。

七、全球卫生

世界范围内各国健康差异客观存在。即使在美国，种族和社会经济阶层间的健康差异也同样存在。美国学者认为应消除这些健康差异，因为它的存在不符合伦理道德。政府在采取保护社区健康和权益的措施时，应承担什么责任？对社区承担责任的程度应该多大？如何定义社区的范围？这些都是当今卫生领域关注的重要方面。

（一）全球卫生的伦理挑战

随着贸易、经济、旅游的全球化和媒体的电子化，社区的概念已扩展至国界之外，衡量受益与风险(或负担)可能需要从全球考虑,而不是仅考虑一个国家。从社会公正角度出发,我们不仅要承担一般意义上促进健康的责任,而且要对那些处于最弱势的人群承担责任。但是我们的责任有多大? 如何来确定受益与风险(或负担)是公平、公正分布的?

2003 年,21 世纪第一次全球公共卫生突发事件(global health emergencies)——SARS 在我国暴发,并波及其他国家。该事件推动世界卫生大会成立了一个政府间工作小组,以便为《国际卫生条例》(International Health Regulation)的修订提供建议。2005 年,第五十八届世界卫生大会通过了 2005 版《国际卫生条例》修订提案,并定于 2007 年 6 月 15 日生效。2005 版《国际卫生条例》对国际关注的突发公共卫生事件(public health emergency of international concern,PHEIC)提出了明确要求,包括缔约国的通报义务,世界卫生组织核实、确定 PHEIC,以及发布相关临时建议的程序,从全球层面加强对 PHEIC 的监管和应对。2005 版《国际卫生条例》制定了评估和通报 PHEIC 的决策文件,提出 4 个原则性判断标准:①事件的公共卫生影响是否严重;②事件是否不寻常或意外;③是否有国际传播的严重风险;④是否有限制国际旅行或贸易的严重风险。任何事件只要满足其中 2 个标准,就可能构成 PHEIC。2009 年,甲型流感病毒 H1N1 疫情暴发,成为 2005 版《国际卫生条例》生效后世界卫生组织正式宣布的第一个 PHEIC。近年来,埃博拉(Ebola)疫情(2014 年)、中东呼吸综合征(Middle East respiratory syndrom,MERS)疫情(2012 年和 2015 年)、寨卡病毒疫情(2016 年)及新冠肺炎疫情(2019 年)都属于典型的 PHEIC。

PHEIC 不仅对疫源国家造成重大的社会影响和危害,也对其他国家产生较大影响,往往需要多个国家采取协调一致的应对措施。然而,不同国家公共卫生应急能力参差不齐,医疗卫生发展水平、可利用资源、基础设施建设存在差异,这对全球公共卫生突发事件的有效应对提出了严峻挑战,也提出了卫生资源分配、人权保护及促进健康公平等伦理问题。如何从全球化的视角加强平等的国际合作、团结与共赢,是全球卫生关注的问题。

(二) 国际卫生条例

《国际卫生条例》鼓励各国在发现和应对健康威胁问题上,共享技术、后勤、经济和法律支持,尤其是在帮助资源缺乏国家制定公共卫生政策和维持公共卫生能力上,尽可能协作。以 2014 年暴发的西非埃博拉病毒感染为例,开始时没有成功地监测,没有有效的计划和应对措施(如早期发现患者、通过隔离预防病毒交叉感染),使疫情扩散。到 2014 年 10 月,出现了确诊、疑似和可能感染病例 7 470 例,死亡 3 431 人。事实上,在资源丰富、具有现代监测和卫生保健设施的国家,埃博拉病毒感染较容易得到控制。然而,一些卫生资源丰富的国家不愿意援助西非国家诊疗患者和防控疾病扩散。在 2014 年初全球还在反复思考如何参与西非埃博拉病毒疫情控制时,疫情已很快击垮了其薄弱的卫生基础设施。

2019 年,COVID - 19 在我国肆虐,也得到了国际社会的关注与援助。2020 年 1 月 30 日,世界卫生组织于总部日内瓦召开了第 3 次紧急委员会会议,以评估 COVID - 19 对全球公共卫生的潜在影响。世界卫生组织总干事谭德塞(Tedros Adhanom Ghebreyesus)在会后的新闻发布会指出:"我们见证了一种之前未知的病原体带来的史无前例的暴发,也见证了对疫情史无前例的响应。"他认为:唯一能打败这场疫情的方法,在于所有国家齐心协力,团结合作。

在全球卫生决策与服务提供中,需要考虑所在国的历史、地理、文化、经济及其他可能影响普适的医学伦理原则诠释的因素,使这些决策和服务能够持续、有效地实施。

(三) 全球卫生的公平性

全球卫生与健康的公平性对人类发展有重要影响。在现代社会,没有哪个国家能在全球化的环境中独善其身。国际社会有义务为那些缺乏资源的国家提供卫生支持,以促进全球卫生与健康的公平性。然而,公平是相对的,不存在绝对公平。成功者应获得回报,否则社会无法发展。在全球卫生中,健康的不公平应有限度,即在促进社会卫生与健康发展的同时,使社会中处于最弱势的人群也能从人类社会卫生与健康发展中获益。

八、网络媒体利用

(一) 卫生信息的网络传播与利用

网络信息技术的发展改变了人们沟通和互动的方式,而且网络信息传播的特点是快速、广泛、缺乏过滤和限制,以及跨专业、跨社会、跨政治和跨国界。网络信息可以宣传健康的生活方式,传播疾病预防与诊疗知识,发布政府卫生政策、举措与相关信息,对社会人群的健康影响非常广泛。政府除了通过疾病报告系统监测、发现、确认和应对新出现的健康威胁外,也可通过卫生部和农业部的官网、网上流言蜚语和未证实的报告获得相关信息;公共卫生机构可以利用网络传播培训、现场服务及健康教育等信息;其他社会机构与个人也可以自己制作卫生相关内容,通过网络与他人沟通和协作。但是,政府、公共卫生机构、其他社会机构与个人利用网络传播信息的目的可能不同。当社会机构、个人的利益与社区的健康利益和责任存在冲突时,可能会产生未预期的不良结果,如提供虚假信息、误导社区公众等。这使公共卫生领域的网络信息传播面临挑战。

(二) 网络媒体利用的伦理挑战

公共卫生活动中网络媒体利用的伦理问题包括:隐私保护和信息保密、准确性、科学性、专业性和数字鸿沟(digital divide)。

1. 隐私保护和信息保密　与营利的第三方合作或利用营利的第三方信息,可能有未预期的信息泄露风险。社会媒体产品的提供者常有数据拥有者利益最大化的目的,这使信息作为工具的价值与作为信息本身的价值之间的界限变得模糊不清。卫生工作者与社会媒体提供者有不同的利益,公共卫生收集和监测信息的目的不是营利,公司收集、挖掘和利用信息是有市场目的的。在利用网络信息做监测时,也需要权衡个人自主权(个人隐私保护和信息保密)的侵害与公众利益。例如,在重大公共卫生疫情防控中,公共卫生机构可利用网络用户的部分隐私信息来监测人群流向,以便为防控策略提供依据。

2. 精准性、科学性与专业性　利用网络传播的卫生信息还存在科学性问题。由非医疗卫生机构、非政府部门在网络上传播的信息可能缺乏权威性,一些信息可能不准确。社会媒体发布的无限制性,可能导致其摘取和转发的信息不能准确反映发布者实际的态度或体验,可能使某些来源的信息缺乏可靠性。社会媒体的卫生信息缺乏同行审核,任何人都可发布卫生信息,不具有专业性。此外,非专业内容、不忠于职业和社区价值,可能有损公共卫生机构的声誉,对社区的信任度产生负面影响,如泄露个人隐私和信息、利用歧视性的语言或负面地描述患者、对卫生系统进行负面评价,或者在没有明示利益冲突的情况下为医疗卫生产品背书等。对这些可能构成公共卫生威胁的信息,政府有责任进行监管。

3. 数字鸿沟　在公共卫生领域,社会媒体利用网络传播卫生相关信息还没有被很好地规制。全世界范围内,许多人还未能接触社会媒体在网络上传播的信息。一些贫困地区的人们无法获得电子化信息,信息可能没有以有用的方式呈现,网络信息也可能没有针对目标人群,或者那些可能受益的人群无法获得这些信息。数字鸿沟是网络卫生信息传播中需要考虑的伦理问题。

九、HIV 相关的公共卫生研究

公共卫生领域的研究应遵循医学伦理的一般原则,即尊重、有利和公正原则。但是在公共卫生研究中,对研究可能存在的潜在社会受益和潜在社会风险十分重视,因研究可能会涉及更多的健康人群,也因此更关注研究可能带来的风险。下面以 HIV 相关的公共卫生研究为例,显示公共卫生研究中需要关注的伦理问题。

(一) HIV 暴露前预防药物的伦理

越来越多的证据显示抗病毒制剂的使用是预防 HIV 感染的安全、有效的方法。替诺福韦-恩曲他滨(TDF-FTC)这两个抗病毒药物的联合使用也得到了美国食品药品监督管理局(FDA)的批准,作为 HIV 暴露前预防药物(pre-exposure prophylaxis,PrEP)。美国疾病预防控制中心和其他法规机构发布了 HIV PrEP 使用的指引。但是,临床医师和政策制定者现在面临对处于 HIV 感染风险的健康人是否应该开具抗 HIV 病毒药物处方的难题。这些有 HIV 感染风险的健康人也必须决定是否要使用 HIV PrEP。此外,研究的利益相关者需要确定在未来 HIV 的预防研究中,是否应该研究 HIV PrEP,以及如何开展这些研究。在涉及 HIV PrEP 的研究中,有两个特殊伦理问题:健康影响和公正性。

从健康影响角度,HIV PrEP 具有肾损伤等不良反应,依从性差时可能导致更多的不良反应,真实世界中的不良反应也可能比临床试验更多、更重。使用的药物、剂量和目标人群不同,对健康的影响也不同。此外,HIV PrEP 的使用可能使具有风险的性行为增加;可能会使治疗 HIV 感染的抗反转录病毒药物产生耐药性;也可能导致使用者被污名化,因为一些人误认为服用 HIV PrEP 者就是 HIV 感染者,也可能认为服用这些药物的人有危险性行为。

从公正性角度,需要考虑 HIV PrEP 的可及性,如提供哪些基本的 HIV PrEP,提供的渠道(医疗机构还是非医疗机构)、价格,以及由谁支付。还需要考虑健康相关资源配置的竞争性优先顺序,如优先使用 HIV PrEP,还是优先采取其他减少 HIV 传播的安全、有效的方法;是优先考虑新感染的预防,还要优先考虑已感染者的治疗;而且,还必须考虑 HIV 感染风险人群和一般人群常见的其他流行疾病和健康状况。

（二）HIV 危险行为与严重精神疾病的关联性研究

美国克利夫兰市(Cleveland)开展了一项探索成年非洲裔美国男男同性恋者和变性人与 HIV 危险行为、严重心理疾病发病的关联性研究(简称"HIV 危险行为与严重精神病的关联性研究")。严重心理疾病是指精神分裂症、双相情感障碍、严重抑郁。在研究中,研究对象需填写问卷以收集他们的基本信息、性行为和药物使用行为的信息,并采用 DSM-Ⅳ 分类诊断标准配套的定式临床检查(structured clinical for axis I DSM-Ⅳ,SCID)进行临床访谈,以进行精神分裂症、双相情感障碍和严重抑郁的研究诊断。如果发现严重精神疾病且研究对象愿意,则研究人员为研究对象提供精神卫生服务的"硬"转诊("hard" referral)。所谓"硬"转诊是指转到符合研究对象需要、符合医院收治诊疗标准,并且有空间可收治新患者的特殊医疗服务项目(如药物滥用治疗项目)。而且,研究人员会为研究对象安排预约,也可陪同他们到预约机构进行第一次诊疗。此外,双相情感障碍者会在第一次访谈后随访 90 天,以确定:①那些未获得精神卫生服务的人是否已寻求并获得这些服务;②那些 HIV 高危者在接受了 HIV 风险测试后是否已调整他们的风险行为。

克利夫兰市是美国最贫困的大城市之一,2/3 左右的 HIV 感染者或艾滋病患者为非洲裔美国人,而且大多数年龄为 20～29 岁的克利夫兰市黑种人男性在诊断 HIV 感染或艾滋病时,报告有男男同性恋行为或双性恋行为。在该项目招募的 6 个县中,克利夫兰市招募的研究对象是最多的。针对这项研究,有许多需考虑的伦理问题。

（1）由于这项研究涉及贫困地区的特殊人群,涉及 HIV 危险行为和严重心理疾病,因此有较高的伦理敏感性。这类研究需要有社区人员参加,因为他们了解当地文化,了解社区的价值理念和对资源配置优先顺序的偏好。这可帮助研究者寻找潜在的研究对象,为研究组在招募和访谈中如何进入敏感话题(心理疾病、性行为和 HIV 感染)提供咨询建议。

（2）招募中的隐私保护。考虑到许多男男同性恋者不愿暴露自己是同性恋者,所以研究人员通过非医疗机构(夜总会、相关社会服务机构、研究对象的推荐及社会俱乐部)招募研究对象。先通过在这些地方发招募传单,让潜在招募对象知道有这项研究。然后这些人可以通过电话联系,了解更多有关研究的信息,或者在夜总会向研究相关人员询问相关问题。这种招募方式可以保护潜在研究对象的隐私。

(3)知情同意能力和自愿性。研究对象是否有自主能力,需要根据精神疾病症状的严重性予以确定。因此,研究人员请了一位与研究无关的精神病科专家提供免费的精神健康状况测评,以发现任何提示可能存在自主能力缺失的症状。研究人员也需接受培训,以便在发现因药物滥用而致研究对象缺乏自主能力时终止访谈。并且如果这些访谈对象非常愿意接受访谈,会重新约定其他时间进行有效访谈。研究对象自愿参与研究是伦理的要求。该项目的潜在研究对象可能处于贫困、居无定所和缺乏医疗服务的状况,研究项目为研究对象提供补偿和平时难以可及的“硬”转诊,可能对潜在研究对象形成足够的诱惑力,以至于使他们忽视了研究风险。为了控制这种不当影响,研究者认为以相对较少的 10 美元作为研究对象参加首次访谈的补偿不太可能使本来因其他原因不太愿意参加研究的人改变主意而参加这项研究。这个数额也是向社区相关人员咨询后确定的。

(4)研究项目风险与受益的评估。研究人员和社区对该项目主要关注的风险是隐私和信息保密。许多潜在的研究对象在生活中隐瞒了同性恋的行为,隐私和信息泄露可能对他们的生活、情感和经济造成损害。为了使有意或意外泄露的风险最小化,需要采取保护隐私和信息泄露的措施,包括对储存数据的柜子上锁、对研究对象的数据使用唯一标识、把“知情同意书”与其他收集的数据分开储存、去标识的数据使用、数据可及人员的限制及关门后访谈等。另一个潜在风险是社区和个体层面可能都误认为开展这项研究可以使社区获得额外的精神疾病医疗服务资源,因为这个研究项目的资金来自一个聚焦于双相情感障碍的基金。项目负责人和社区初始推动者向社区的相关人员详细解释了研究与医疗服务的区别,解释了研究人员不能确定他们的研究结果是什么,也不能保证研究结束后参与研究的社区和潜在研究对象可以得到相关医疗服务或资源。这些方面在知情同意过程中也向潜在研究对象做了解释。为了避免因开展这项研究而导致参与研究的社区在精神疾病方面的污名化,社区相关人员建议在招募传单中避免使用“双相情感障碍”“精神疾病”等词语,改为“情绪疾病”“情绪困扰”或“情绪健康”。当潜在的研究对象与研究人员联系时,再详细提供研究涉及的精神疾病方面的信息。这可避免精神疾病的敏感性,避免看这些传单或与研究人员谈话的人可能被他人认为有精神疾病而遭到排斥、伤害。作为研究受益,在该研究结束时,每个研究对象会收到自己 HIV 感染风险和精神状况测量结果的报告。此外,根据研究对象的精神状况测评结果,研究人员向患者提供咨询,告知研究对象这是研究诊断,他们可能需要到精神卫生提供者那里随访,以获得确诊。如果研究对象愿意,研究者还为他们提供适当的精神疾病诊疗、药物滥用治疗和 HIV 测试与咨询服务的“硬”转诊服务。

该项 HIV 危险行为与严重精神病的关联性研究的启动,受到社区欢迎,并成功开展和完成,没有不良事件发生。

（薛　迪　周　萍）

参考文献

[1] NEUBERGER B J, SWIRSKY E S. Public health and informatics [M]// HARMAN L B, CORNELIUS F H. Ethical health informatics—challenges and opportunities. Third edition. Massachusetts:Jones & Bartlett Learning,2017: 233 - 269.

[2] 李士雪,高倩倩. 医院公共卫生管理[M]//张鹭鹭. 医院管理学. 2 版. 北京:人民卫生出版社,2014:563 - 583.

[3] 张海洪. 公共卫生:共同的责任——公共卫生伦理与科研诚信国际研讨会综述[J]. 中国医学伦理学,2016,29(6):1099 - 1101.

[4] 翟晓梅. 公共卫生的特征及其伦理学问题[J]. 医学与哲学,2007,28(11):21 - 23.

[5] 常运立. 健康与公共卫生伦理[M]//王明旭. 医院伦理学. 5 版. 北京:人民卫生出版社,2018:54 - 63.

[6] 张雷,郝纯毅,廖红舞,等. 公共卫生伦理学的主要问题与核心价值[J]. 中国医学伦理学,2019,32(1):35 - 37.

[7] FAUST H S, UPSHUT R. Public health ethics [M]//SINGER P A, VENS A M. Cambridge textbook of bioethics. New York:Cambridge University Press, 2008:274 - 280.

[8] 杨晓明. 新中国疫苗研制 70 年回顾[J]. 中国生物制品学杂志,2019,32(11):1177 - 1184.

[9] 刘康香. 脊髓灰质炎疫苗[EB/OL]. (2017 - 10 - 06)[2021 - 01 - 28]. https:// baike. baidu. com/item/%E8%84%8A%E9%AB%93%E7%81%B0%E8%B4% A8%E7%82%8E%E7%96%AB%E8%8B%97/10929983? fr=aladdin.

[10] DREISINGER N. Resurgence of vaccine-preventable disease-ethics in the pediatric emergency department [J]. Ped Emer Care, 2019,35(9):651 - 653.

[11] 孙荫众. 公共卫生管理在传染病预防中的定位与干预[J]. 西北医学教育,2010,18 (6):1121 - 1123.

[12] 张斌. 公共卫生实践中的伦理困境及其伦理规制[J]. 中国医学伦理学,2012,25 (6):746 - 748.

[13] 贺鑫. 传染病防治中个人权利的伦理学思考[J]. 西北医学教育,2010,18(6):1121 - 1123.

[14] 王佳,程实,陈波涛. H7N9 疫情危机处置的公共卫生伦理问题研究[J]. 医学与哲

学,2018,39(1A):37 – 39.

[15] 张珊,路绪锋. 从伦理辩护到国家权力、个人权利界限的划定——公共卫生领域特殊伦理冲突的和解之道[J]. 医学与哲学,2014,35(4A):18 – 21.

[16] 李红文. 个人权利与共同善:公共卫生政策中的伦理冲突及其解决[J]. 医学与哲学,2016,37(9A):32 – 35.

[17] 龚伟志,安洲. 艾滋病防治中的伦理问题及对策[J]. 皖南医学院学报,2009,28(2):145 – 147.

[18] 康殿民,巩怀证,郑薇,等. 艾滋病伦理学问题再认识[J]. 中国医学伦理学,2006,19(6):104 – 105.

[19] 张拓红. 结核病防治中的伦理问题[J]. 医学与哲学,2015,36(10A):14 – 17.

[20] 财政部,卫生部,劳动保障部. 财政部、卫生部、劳动保障部关于妥善解决非典型肺炎患者救治费用有关问题的紧急通知[EB/OL]. (2003 – 04 – 18)[2021 – 01 – 30]. http://www. chinalawedu. com/falvfagui/fg22598/23096. shtml.

[21] 卫生部. 传染性非典型肺炎防治管理办法[EB/OL]. (2018 – 08 – 30)[2021 – 01 – 30]. http://www. nhc. gov. cn/fzs/s3576/201808/ab0c9badb71e41fcac4aa1260e0e9656. shtml.

[22] 财政部新闻办公室. 财政部、医保局全力做好新型冠状病毒感染肺炎疫情救治费用保障工作[EB/OL]. (2020 – 01 – 22)[2021 – 01 – 30]. http://www. mof. gov. cn/zhengwuxinxi/caizhengxinwen/202001/t20200122_3463455. htm.

[23] 郑湃,胡贵平,陈章健,等. 职业健康监护实践中的伦理问题初探[J]. 医学与哲学,2017,38(7A):14 – 17.

[24] 赵振东,刘秀莲,杨春,等. 新生儿疾病筛查中存在的伦理学问题及对策探讨[J]. 海南医学,2013,24(9):1374 – 1375.

[25] 王洁,孔元原. 新生儿疾病筛查相关伦理学问题[J]. 中国医学伦理学,2011,24(2):170 – 172.

[26] 白丽萍. 公共卫生政策的缘起及其伦理关涉[J]. 医学与哲学(人文社会医学版),2011,32(7):45 – 47.

[27] FIORE R N, GOODMAN K W. Precision medicine ethics: selected issues and developments in next-generation sequencing, clinical oncology, and ethics [J]. Curr Opin Oncol,2016,28(8):83 – 87.

[28] 刘激扬,孙彤. 公共卫生资源配置的伦理目标[J]. 医学与哲学(人文社会医学版),2008,29(9):32 – 33,38.

[29] JONES C M. Why should we eliminate health disparities [J]. AM J Public Health,2010,100(S1):47 – 51.

[30] 张海洪. 全球卫生突发事件核心伦理问题探讨[J]. 医学与哲学,2019,40(14):

1 – 4.

[31] BANATAR S R. Global health ethics and cross-cultural considerations in bioethics [M]//SINGER P A, VENS A M. Cambridge textbook of bioethics. New York:Cambridge University Press, 2008:341 – 349.

[32] 药明康德. 全文实录:世卫组织总干事就疫情说了些啥[EB/OL]. (2020 – 01 – 31) [2021 – 01 – 31]. https://mp. weixin. qq. com/s/lsF6aLR2VRw2SLf77-JVzQ.

[33] SUGARMAN J, MAYER K H. Ethics and pre-exposure prophylaxis for HIV infection [J]. J Acquir Immune Defic Syndr, 2013, 63(Supplement 2):135 – 139.

[34] 周舟. 新闻分析:艾滋病疫苗研发再遭重挫但希望仍在[EB/OL]. (2020 – 02 – 05) [2021 – 02 – 06]. https://news. china. com/internationalgd/10000166/20200205/ 37768902. html.

[35] SANA L. Ethical issues in a study of bipolar disorder and HIV risk among African-American men who have sex with men: case study in the ethics of mental health research [J]. J of Ner men dis, 2012,200(3):236 – 241.

第九章 前沿新技术和热点问题伦理

第一节 基因伦理

一、基因技术的发展与伦理挑战

（一）基因技术的发展

基因科学与技术的发展是过去 100 多年里生命科学领域里最伟大的里程碑。

1859 年,当达尔文发表《物种起源》时,他还不知道基因的存在。他也不可能知道他创立的演化论的分子生物学基础,在于物种通过改变自己的基因以形成适应环境的表型。达尔文也没有进一步揭示表型在遗传中分布的规律。到 1865 年,孟德尔通过分析豌豆表型在遗传中的分布,得出了孟德尔遗传定律。该定律描述了表型分布现象所满足的规律,但没有解释是什么机制造成了该现象。孟德尔提出假设,认为造成植物性状在遗传中的不同分布这一现象的机制,在于杂交时某种遗传因子的传递。但遗传因子究竟是什么,在孟德尔的时代还不清晰。1911 年,摩尔根通过对果蝇的研究,进一步验证了孟德尔的假设,表明染色体的组合中,组成染色体的物质——基因发生了交换。尽管基因如何在因果上影响表型形成的机制尚未被完全揭示,但摩尔根的工作表明了基因和表型之间存在明确的对应关系。在摩尔根之后,生命科学的眼光越来越瞄向细微之处,人们进一步询问基因的结构到底是什么。20 世纪 50 年代,沃森和克里克提出 DNA 双螺旋结构,进一步将"基因究竟是什么"这个问题明确化——基因是携带遗传信息的 DNA 片段(后来科学界进一步发现 RNA 也可以构成基因),DNA 是由两条核苷酸链组成的双螺旋结构分子。这一发现,一方面进一步揭示了遗传的秘密,为认识生命的奥秘奠定了基础;另一方面,也更进一步地激发了科学家们对生命进行探索,甚至控制和改造生命的欲望。20 世纪 70 年代,一个以对基因进行分离、鉴定、修饰为代表的重组 DNA 基因工程技术登场。1972 年出现了第一个重组 DNA 分子,1974 年第一个转基因小鼠诞生,基因和遗传工程进入了蓬勃发展的时代。随着基因科学,特别是基因测序技术的进一步发展,到了 20 世纪 90 年代,为人类的基因组进行精确测序已经成为可能。1990 年,人类基因组计划(human genome project,HGP)正式启动。由于早期测序技术与现在的技术相比耗资大、耗时长,这项与曼哈顿原子弹计划和阿波罗计划并称为三大科学计划的人类科学史上的伟大工程,动员了包括中国在内的世界各国科学家的参与。终于在 2001 年成功绘制了人类基因组工作草图。2003 年 4 月,HGP 的测序工作宣布完成,被认为是 HGP 成功的里程碑。

今天,随着高通量测序技术,又称第二代测序技术(next generation sequencing,NGS)的发展和普及,人们已经可以以较低廉的价格获取自己的全基因组测序结果。与测序技术的发展相伴随的是一系列的基因干预技术,其中包括胚胎植入前诊断技术(preimplantation genetic diagnosis,PGD)和基因编辑技术。所谓 PGD 指的是在体外受精的胚胎中活检单个细胞,进行遗传学分析后,再选择正常胚胎移植回母体子宫,以避免异常胚胎妊娠的发生。实际上等于把产前诊断推进到孕前诊断,将遗传病的预防提前到胚胎阶段,以实现从源头阻断出生缺陷,为携带重大遗传疾病致病基因的父母生出健康后代提供可能。而基因编辑技术则更是一种强大的工具,可对基因组进行精确的添加、删除和改变。特别是诞生于 21 世纪初的 CRISPR Cas 技术,将细菌的 CRISPR Cas 系统(一种基于细胞防御病毒机制的开发工具)应用于 DNA 编辑,研究人员原则上可以在他们想要的任何基因组中进行切割。而且通过改造还可实现基因表达的激活或抑制调控,利用细胞的天然系统对 DNA 进行修复,从而实现基因的"重定义"。CRISPR Cas 技术在 DNA 编辑方面的简洁和高效使其迅速发展为生命科学技术前沿的特色领域,已经被广泛应用于多种模式生物(model organism)的基因组改造。2020 年 10 月 7 日,瑞典皇家科学院将 2020 年诺贝尔化学奖授予了基因编辑技术的发明人、德国马克斯·普朗克病原学研究所(Max Planck Unit for the Science of Pathogens)的艾曼纽·卡朋特(Emmanuelle Charpentier)博士和美国加利福尼亚大学伯克利分校(University of California,Berkeley)的珍妮弗·道德纳(Jennifer A. Doudna)博士,以表彰她们在基因编辑领域的贡献。这也标志着科学共同体对基因编辑技术的高度评价和对其未来应用前景的期待。

(二) 基因技术的伦理挑战

基因技术的发展,尤其是 HGP 的完成被看作是破译了人类生命密码。这一里程碑式的成就对于揭示人类生老病死的规律、理解生命体与环境的关系及理解疾病发生发展的机理,并进一步从根本上预防和治疗疾病、提高人类的健康水平具有重要的意义。基因技术包括基因检测等一系列技术。随着大数据技术的发展,基因科学和信息科学也出现了交叉融合,基于大数据的基因信息技术也成为一个新的重要的研究方向。下面,我们将聚焦学界当下关注的基因检测与基因诊断、基因编辑以及大数据背景下的基因信息技术中的热点伦理问题,展开进一步的讨论。

1. 基因检测与基因诊断(遗传咨询)的伦理问题

(1) 基因检测的不确定性、安全性和有效性问题。当今,由于基因检测技术的迅猛发展和成本的大幅度降低,基因检测技术在医学研究和医疗实践中已经被广泛应用,直接面向消费者(direct to customer,DTC)的基因检测技术也发展较快。医学目的的基因检测在于获取受检者的 DNA 分子信息中含有的基因型和基因缺陷及其表达功能是否正常的信息,进而明确病因或评估受检者患有某种疾病的风险,如对胎儿的基因检测,或者是为了对癌症患者的不同亚型靶向用药而进行的基因检测。在临床实践中已经有超过 1000 种疾病可以通过基因检测获得诊断,更多的检测正在开发中,基因检测已经成为实验室诊断中发展最迅速的领域。随着精准医学计划的实施,基因检测在疾病筛查、诊断、治疗和预防中发挥着越来越重要的作用。因此,基因检测的有效性、可靠性和安全性至关重要。

然而,由于基因检测数据从来不是"原始"的,而是经过采集、加工,并且剥离了上下文的数据。检测获得的数据需要由生物信息人员运行已建立的 pipeline 流程进行处理,再由专业人员通过阅读文献、分析基因和突变、比对表型等进行分析,最终撰写报告。在这样的流程中,获取的基因检测信息实际上是人和技术工具共同作用的产物。其中技术设备、模型、标准以及数据分析师共同成为了技术的中介。有时测试本身也会出现失误,检测得出的结果可能模棱两可。

因此,将基因结果用于临床疾病的诊断,必须考虑检测结果的可靠性——比如假阳性出现的可能。在当前基因检测公司的技术水准和专业水准都还很不一致、行业标准尚不明确的情况下,检测前必须做好与受检者的沟通工作,严格执行知情同意原则,全面告知受检者基因检测的风险和受益,避免采取任何不正当的诱惑或强迫的方法促使患者或受检者进行基因检测。如果过分夸大基因检测的准确性并将其结果直接应用于临床的诊断和治疗,有可能造成对患者的身心伤害。

(2)检测结果的告知与知情/不知情的权利。检测结果的告知与遗传咨询(genetic counseling)是基因检测和基因诊断中的重要环节。NGS 技术的发展,使得基因检测的成本降低。目前临床上的基因检测主要由医院建议开展。但与此同时,商业化的基因检测也在迅速发展中。理论上,患者或受检者具有对检测所有结果的知情权。然而,面对海量数据,如何做好知情同意,哪些信息必须向患者或受检者披露,哪些可以暂时不披露或选择合适的方式披露,如何处理偶然发现,实验室如何给出报告才能方便临床解释,如何向患者做出有效的、可接受的解释,且同时不对患者或受检者带来伤害,这些都会给检测结果的告知和遗传咨询带来很大的伦理挑战。

临床上,遗传咨询师和医师根据基因检测结果和遗传学知识,与患者或受检者就其检测结果和家庭中遗传病的病因、遗传方式及其诊断结果、未来的预防、治疗方案等一系列问题进行讨论和商谈的过程,被称为遗传咨询。其目的是帮助患者或受检者选择恰当的预防和医疗措施。根据目前基因技术的发展水平,遗传咨询的内容主要包括单基因和多基因遗传病的诊断与治疗,婚前、产前诊断等。但大多数疾病的发生都是由多种因素决定的,即便是准确地检测出了受检者带有某种致病基因,该基因是否表达,未来是否一定会发病,这些都是未知数,并不仅仅由基因决定。比如乳腺癌的诊断:早在 1990 年,已经有研究发现拥有 *BRCA* 基因突变的家族倾向于具有高乳腺癌发病率。其中有 *BRCA*1 基因突变的妇女患乳腺癌和卵巢癌的风险分别是 50%~85% 和 15%~45%,有 *BRCA*2 基因突变的妇女患乳腺癌和卵巢癌的风险分别是 50%~85% 和 10%~20%。这一患病的概率的确已经很高。但即便如此,也不能简单地根据此基因的情况就断言受检者绝对会发生乳腺癌。2013 年 5 月,好莱坞影星安吉丽娜·朱莉(Angelina Jolie)对外公布了自己因带有 *BRCA*1 基因而接受手术的事情。朱莉坦言她的母亲曾抗击癌症接近 10 年,但 56 岁还是因病去世了,她因此主动地选择了未病先治,将双侧乳腺和卵巢陆续切除。这只是朱莉的个人选择。由于患者的医学素养,特别是在对风险的态度和耐受性等方面存在差异,不是每个带有 *BRCA* 基因的人都应该做出和朱莉一样的选择,而且也没有必要。近几年的临床研究证实过度医疗对患者的伤害更大。

由于医患之间的信息不对称,医师对患者的告知和咨询不仅影响疾病治疗本身,有时候还会影响患者的整个人生甚至家庭。详细讨论每个基因为什么需要检测往往要花费大量时间,沟通每一个细节往往会使信息超载,患者短时间内很难消化,这会潜在地影响患者的理解和决策,也极有可能引起医患关系的改变。最特别的挑战还包括对肿瘤的未知变异、偶然的发现及其社会心理意义的解释。另外,随着基因测序技术的普及,保持对遗传信息的不知情也是一种权利。因为这些信息可能会改变我们对整个未来生活的预期。

(3) 基因信息与隐私。基因承载着一个人的生物学秘密。个体从其生物学意义上的父母那里遗传了独特的生命信息,这些信息决定了一个人性状的形成和表达,保证了每个人的独特性,因而是一个人生物学身份的标志。随着基因技术的发展,特别是 NGS 的广泛应用,基因信息成为临床治疗、法医鉴定、卫生保健,甚至认祖溯源等经常使用的工具。因此,基因信息保护成为 HGP 实施以来首先面临的问题。

基因检测应用的广泛性、简易性,也导致基因信息极易泄露。如果没有严格的制度监管,这些信息极有可能被泄露、转售和恶意利用。如果医疗保险公司掌握了个人的遗传疾病信息,可能就会对被保险人提出不合理的要求;学校、用人单位有可能因为某人患有潜在的遗传学疾病而对其采取歧视性政策或污名化;对处于恋爱、结婚过程中的人,这些信息也可能彻底改变两个人的命运,由此带来对个人正常生活的干扰和不公正对待。特别是近几年 DTC 基因检测服务中,经常有祖源检测的服务。如 23 魔方、GEDmatch、23andMe 等公司提供的包括“基因关系分布”“姓氏家族渊源”“父系祖先迁移路线”等祖源检测服务,已经积攒了大量人群的基因信息。这些不同机构所建立的基因档案库作为大数据库的潜力巨大,可以用于许多意想不到的目的。

基因信息的泄露不仅关系到个人,有时还会使整个家族,甚至族群受到牵连。2018

年 11 月，*Science* 杂志发表了一个关于"金州杀手"（golden state killer）的案例，讲述了在美国的"金州杀手"案中，警方通过伪造账户，将多年前从犯罪现场提取的样本传入 GEDmatch 数据库。借助 GEDmatch 的祖源分析，获得了近百名可能与样本有亲源关系的族谱。在进行排查后，锁定一名年龄、所在地域都与"金州杀手"案件嫌疑人特征高度匹配的人员，最终破案。

美国当地警方的工作从科学上讲之所以可行，是因为每个人的基因信息都和其他人的基因信息具有互联关系。尤其是在家族中，一个人的基因可以揭示出其核心家族成员的诸多信息，也可以通过个人基因信息判断其属于哪个大家族。由于不同家族在地理空间中的分布有一定特征，如果可以判断一份样本属于某个家族，就可以判断该样本主体的来源地域。如果样本是男性，还可以判断其姓氏，其原理在于在我国及很多国家的文化中，男性的 Y 染色体和姓氏都是从其父辈处遗传的。这意味着为了识别一个人，需要利用与其生物学相关的人员数据。即使这个人处在匿名状态，依然可以通过与之相关联的人识别他或她。因此，一旦该类信息泄露，有可能暴露的是整个家族的隐私。如果这些信息涉及家族成员不愿意暴露的秘密，关系到家族某成员的社会形象或家族完整性，一旦被披露，就可能带来对家族的污名化和对家族成员情感的伤害。

（4）"优生学"与人的平等问题。对于那些有遗传性疾病的家庭来说，在基因检测技术诞生之前，如果希望生一个健康的孩子，往往需要冒很大的风险。而在孩子出生前对其进行基因检测，如产前检查，或者利用 PGD，即对体外受精的胚胎进行植入前筛选，有可能帮助罹患遗传病的夫妇诞下生物学意义上的健康后代。因此，产前检查或者 PGD 技术受到医学界的高度重视和有遗传疾病的家庭的期待。人们盼望着这些技术能够为人类带来福祉。

将 PGD 技术用于预防严重的遗传病，目前已经得到广泛接受。但围绕 PGD 技术应用的伦理争论并没有完全停止。反对使用 PGD 技术对胚胎在植入前进行筛选的一个重要理由是担心"滑坡效应"，即该技术成为"优生学"迸发的推动力，从而加剧社会的不平等，尤其是加剧对残疾人的歧视和性别歧视。

所谓的"优生学"最早由英国生物学家弗朗西斯·高尔顿（Francis Galton）在其著作《人类才能及其发展的研究》（*Inquires into Human Faculty and Its Development*）一书中提出。高尔顿的目的是借助科学方法，发展一门"研究在社会控制下，为改善或削弱后代体格和智力上的某些种族素质的科学"。这一思想后来被种族主义者利用，特别是在纳粹统治时期，成为纳粹残酷迫害犹太人和异己分子、进行种族灭绝的工具。纳粹实行的灭绝人性的"优生学"至今给人类带来极其痛苦的记忆。

由于历史和文化等方面的原因，社会对于患有某些致病基因的人和女性仍抱有歧视。如果没有相应的伦理规范保证基因检测技术及其结果的合理应用，可能会带来某种基因歧视。基因歧视对于当事人来说，无论是在升学、就业，还是在婚恋与社会交往上，都有可能带来困扰。这对社会公平与公正是一个极大的挑战。

　　需要指出的是,"优生学"与我国提倡的优生优育具有本质的区别。我们的优生优育不是为了改良人种,或者基于对残疾人和特定种族的歧视,而是基于当时中国国情,通过对发病率较高的遗传性疾病,如唐氏综合征的遗传学检测,为每个家庭提供健康指导,确保每个家庭都能够生出健康的孩子。因为至今医学对大多数遗传病还缺乏有效的治疗手段,一旦出生的孩子患有遗传性疾病,对于孩子和家庭来说都是很痛苦的事。就此而言,产前的基因检测对于实行婚前和孕前的健康筛查具有重要的意义,也是推动社会公平与公正的一项重要举措。

　　2. 基因编辑的伦理问题　早在 1963 年,分子生物学家乔舒亚·莱德伯格(Joshua Lederberg)就已经预见到,通过修改人类基因来治疗疾病仅仅是个时间问题。随着分子生物学的发展,1990 年,FDA 批准了美国国立卫生研究院(National Institutes of Health)的威廉·弗兰奇·安德森(William French Anderson)医师提出的针对重症联合免疫缺陷病的基因治疗。1990 年 9 月针对当时 4 岁的女孩阿香提·德希尔瓦(Ashanthi DeSilva)和 1991 年针对另一位罹患重症联合免疫缺陷病的 11 岁女孩辛迪·凯西克(Cindy Kisik)的基因治疗获得了"成功",一时间点燃了众多患者内心的希望,全世界的医师和科学家们都充满了跃跃欲试的热情。然而,最终的事实证明,安德森并没有一劳永逸地彻底解决两位患者的痛苦。虽然德希尔瓦至今仍健康地活着,但她仍然需要依靠持续、定期的治疗维持健康。在接下来的整个 10 年里开展的超过 500 个基因治疗的临床试验全部以失败告终。21 世纪初以来,基因编辑技术取得了重要进展。2011 年,生物学家珍妮弗·道德纳(Jennifer Doudna)和艾曼纽·卡朋特(Emmanuelle Charpentier)开始了新一代基因编辑技术的合作研究。2012 年,她们的研究证明了 CRISPR Cas 9 系统能够作为新一代的基因编辑工具定点、高效地开展基因编辑。2013 年,张锋及其团队进一步的研究表明,CRISPER 这一机制不仅仅像道德纳和卡朋特原本所描述的那样发生于细菌防御病毒的活动中,还发生于各类真核细胞中。同年,乔治·丘奇(George Church)及其团队的研究表明可以利用 CRISPR Cas 9 系统对人体细胞中的基因进行编辑。这一系列"站在巨人肩膀上"的科学活动,使得生命科学从表征(represent)并解释基因,走向介入(intervene)并改造基因。

　　通过添加、替换或移除 DNA 碱基对来改变基因组序列的过程称为基因组编辑。基因组编辑可以分为体细胞基因组编辑和生殖细胞基因组编辑。体细胞是指身体组织中除了精子和卵子及其前体细胞之外的细胞,因此体细胞基因组编辑的效应将只限于受试个体,而不会遗传给后代。生殖细胞是指生物体内能繁殖后代的细胞,生殖细胞的基因组编辑一旦应用,将不仅有可能通过遗传对直系后代产生影响,还有可能影响整个人类基因组。因而,它从一开始就引起了国内外科学家和公众的广泛关注。

　　目前,对人类生殖细胞开展可遗传的基因编辑并使其发育成人,存在着广泛的科学和伦理上的争论。这些争论包括以下几点。

　　(1) 基因编辑技术后果的风险不确定问题。目前的基因组编辑技术还不够成熟,还存在着脱靶效应,其可能产生的受益和风险很不确定。因而在这种情况下进行早期胚胎层面的基因编辑会有很大的安全隐患。安全问题不仅是一个科学问题,而且还是一个伦理问题。将安全性、风险受益不确定的生殖细胞基因编辑技术应用于人,违背了有利、不伤害伦理原则。有利原则要求对干预技术的风险受益分析的结果有利于患者或受试者,当风险受益高度不确定,且有其他的已成熟的替代方案时,继续对患者或受试者应用该干预技术是不负责任的。不伤害原则包括对人的身体和心理的不伤害,也是生命伦理的基本原则。基因编辑一旦产生脱靶效应,不仅对婴儿的未来构成巨大的身心伤害,也会对其父母、家庭带来严重的伤害。

(2) 对人类基因组的干预有可能改变人的性状。人类共有一个基因组,人与人的基因99.9%都是共同的,人类基因组也被称为全人类的"共同遗产"。由于在生殖细胞上开展的此类基因编辑有可能通过新生儿及其后代(如果有的话)带入人类基因组,基因编辑的错误也有可能进入人类基因序列,进而带来人类基因组系统的结构性紊乱,严重的情况下,将有可能改变人的性状。这已经不仅仅是一个生物学、医学的问题,而是涉及宗教和文化等方面的复杂问题。在这一问题上存在着几类伦理争议:一是源于神学视角,所谓人类在"扮演上帝";一是源于形而上学的"物种伦理",认为干预改变了人作为某类生物的属性;还有一种观念是从进化论的角度出发,认为基因编辑可能会污染"人类基因库"。总之,考虑到基因编辑的安全性,特别是对人类基因组的安全性不确定,且公众并没有对此进行过充分讨论,国际社会尚未达成共识的情况下,贸然进行生殖细胞的基因组编辑,对整个人类的未来构成了潜在的威胁。

(3) 能力增强带来的不平等问题。基因组编辑不仅可用于基因治疗,也可以用于能力增强。尽管基因与人的智商、运动能力等"人们希望的性状"之间的关系并不具有简单的因果关系,缺乏相关研究科学依据,但通过基因对人进行分级和筛选的想法,仍然通过流行作品对大众舆论产生影响,因而引起对相关研究的争议。例如,$CCR5\triangle32$ 变异,在已有的报告中,它不仅仅与人体免疫 HIV 有关,还与神经发育有关,因而在基因组中引入该变异既涉及治疗又涉及增强。人类如果允许通过基因编辑技术实现能力增强,就可能扩大现有的健康与社会的不平等。哈佛大学的哲学家迈克尔·桑德尔就提出了"反对完美"的口号,对利用基因技术使人变得更完美提出质疑。他认为,基因干预技术可能使得富人有能力让自己的后代免于缺陷与疾病,从而使得已经存在的、主要由教育和经济状况等引起的社会不平等进一步扩大。

但是国际社会也不乏支持生殖细胞基因组编辑的声音。其主要理由在于:在生殖细胞上进行的可遗传的基因组编辑技术将有可能为患有严重遗传疾病的准父母及其家庭带来福音,而对"人类基因库"的影响微乎其微。例如,如果一对夫妇二人都是某种严重的单基因遗传病的致病基因纯合子携带者,他们不可能通过 PGD 等其他技术获得健康的、生物学意义上的后代。如果他们想要获得健康的、生物学意义上的后代,就只能通过生殖细胞基因组编辑技术。如果该技术已经足够成熟、安全,甚至可以通过将后代携带的罕见致病变异基因敲除,从而避免其将罕见致病变异基因遗传给其后代(如果有的话),避免致病变异基因在"人类基因库"中以隐性方式继续遗传下去。因此,有学者主张当仅以防治严重遗传病为目的,并且在技术已经安全、成熟,并对患者有持续的健康观察和护理的情况下,进行生殖系基因编辑在伦理上是可被接受的。

3. 大数据背景下基因信息技术的伦理问题　随着大数据技术的飞速发展及其在生命科学研究中的应用,特别是基于大数据技术的精准医学的广泛展开,基因技术伦理问题在大数据背景下变得更加复杂,产生了一系列原先没有的基因信息伦理问题。

(1) 数据共享、隐私与安全。大数据技术是建立在数据归纳处理的基础上的。主要步骤包括数据采集(搜集)、数据处理(挖掘)、数据整合(汇聚至共享平台)、数据共享(搜索、经过必要的审核获取数据)。因此数据共享对于实现大数据的价值非常关键,可以说没有共享就没有大数据。大数据也成为科学研究的"第四范式"。在生命医学领域,生物大数据的共享有利于推动医学科学和技术的发展。目前,我国正在开展数字化转型工作。在大中城市的三甲医院,从电子病历到包括基因信息、影像数据、病理数据等在内的临床医疗数据都基本上实现了电子化。不仅挂号可以通过网络预约,所有的检测结果也可以通过网上查询。患者如果愿意,可以通过网站、手机 APP 等,足不出户查看自己的检查结果,不用专门去医院实地打印检查单。然而,通过网络传递的信息虽可实现患者与医院之间的数据共享,但也给数据挖掘者提供了机会。此外,很多 APP 和可穿戴设备都成为搜集个人生物信息的工具。个人将基因和组织样本、临床数据、实验室检测数据以及可穿戴设备的数据(如卡路里的消耗、环境因素、睡眠情况)等信息提供给医学研究机构,这些信息在通过不同终端收集、存储、分析、使用和再使用的过程中,也具有泄露隐私的风险。有些科学研究机构为了推动生物数据共享,将匿名化处理后的生物信息存储在公共网站上,殊不知,大数据的叠加效应使得匿名化也难以防范隐私泄露的风险。这些数据,特别是基因信息,关系到个人和家庭的健康和幸福。涉及遗传疾病的信息一旦被保险公司或用人单位截获,会给个人带来利益的损失甚至歧视,给个人和家庭的生活带来困扰。有些生物信息的泄露甚至会形成国家安全的隐患。

(2) 群体隐私与知情同意的困境。涉及人的生物医学大数据中包含大量个人的生物信息,借此不仅可以推算出个人身份信息,还有可能推算出家人甚至其他族人的身份信息。有研究表明,仅需通过分析 Y 染色体上的短串联重复序列,并结合遗传基因数据库,即可推算出受试者或患者的姓氏。如果将上述信息与其他数据库资源进行整合叠加分析,便可进一步推算出信息所有者的身份。

在之前提到的"金州杀手"案中,警方正是利用了包含普通公民数据的数据库,进一步分析排查后,锁定案件嫌疑人,最终破案。在此案件破案过程中,警方利用非常规手段使用了包含普通公民数据的数据库。而对于将自己的基因数据上传到此类数据库的消费者而言,他们在上传数据时需要阅读的知情同意书(这些同意书往往字体小、冗长且难懂)中,并不包括要求用户同意将数据用于刑事侦查;一般用户向数据库提供自己的样本,并同意数据库将自己的样本以及其中提取的数据用于特定目的(例如帮助用户获知自身所属家系在历史中的渊源等),这些被同意的目的并不包括刑事侦查。

前面提及的"金州杀手"案即是一个例子。由于大数据技术的应用越来越广泛,隐私保护问题也出现了超出传统伦理规范之处:即使警方所使用的公共数据库中样本数据来源的主体都同意警方使用自己的数据用于刑事侦查,他们的亲属也并未同意。然而警方可以通过数据库反馈的祖源分析、族谱结果,进一步获得与谱系上出现的人员有亲源关系的人员信息,从而展开排查。这些人虽然没有提供自己的数据,但他们的信息还是由于其亲属所提供的信息而被暴露。这就如同某个人向社交网络上传了与朋友的合影,合影虽然是自己"知情同意"后上传的,但却会暴露朋友的信息——这位朋友在某年某月某日,与何人在一起,出现在何处等。这些信息的机器可读性使得人们的踪迹可以在自己不知情的情况下被第三方获知。类似地,人们在上传基因信息时,可能暴露的也不仅仅是自己的信息,还包括与自己有亲源关系的人员的信息。这意味着,传统知情同意的预设"知情同意的主体是个人"出现了问题。在大数据、人人互联的环境下,个人的同意往往意味着可以揭露他人的信息。如果要以一种满足更高伦理要求的方式利用这些数据,理论上就应该征求每个人的同意,只要共同体中有一个人不接受,那么即使其他人同意了,通过其他人的基因揭示的信息也可以揭示相关人的信息,那么群体的隐私还是暴露了。

以基因群组为中介来获取犯罪嫌疑人的详细信息,确实给案件的侦破带来了便利。但是,这也意味着普通人的相关信息会通过类似的方式被泄露出去,即使在他们没有去DTC基因检测公司做检测或相关的基因信息被存储在公开数据库的情况下。只要你所从属的基因群组中任何一个人的基因信息和个人信息被数据库所存储,群组中其他人的基因信息和个人信息也会被泄露出去。研究者发现,只要一个国家2%的人上传了自己的基因信息,那么,通过这些相关数据可以获取全国任何一个人的详细信息。在此过程中,尽管基因检测公司与上传基因信息的受检者之间履行了知情同意的程序,但其他的家族相关人群未必知情,也就是说,在未征得其他的基因群组成员同意的情况下,他们的基因信息可被他人轻而易举获取,并构成潜在威胁。从理论上说,由于基因群组自身以一种独特的地位存在着,获取涉及某个基因群组的信息必须得到所属基因群组中所有成员的同意,而这几乎是不可能的。

二、基因技术伦理问题的应对——负责任地发展基因技术

基因技术的伦理问题有些是新的问题,比如说基因组编辑技术带来的伦理问题和大数据背景下的基因信息伦理问题;有些则是老问题,如基因检测和遗传咨询中的伦理问题,已经存在了几十年。国内外关于基因技术发展的规范不完全一致,各国可以根据自己的文化和法律制定相应的法规和政策规范,但基本原则还是一致的,即在坚守医学伦

理学的自主、有利、不伤害和公正原则的基础上,负责任地发展基因技术,推动基因技术在临床上的应用,使其造福人类社会及子孙后代。

（一）基因技术的伦理规约

世界卫生组织在其《关于医学遗传和遗传服务中伦理问题的国际准则》中对遗传筛查与遗传检测提出了一系列的伦理准则,对于开展遗传筛查与遗传检测工作有十分重要的指导意义。近几年来,我国在规范基因技术的研究和应用方面有了长足的进展,出台了一系列相关的法律法规,包括《中华人民共和国人类遗传资源管理条例》《涉及人的生物医学研究伦理审查办法》等。除此之外,还有一些对遗传筛查与检测、遗传咨询、基因诊断与治疗等方面的伦理规范散见于各类技术规范、技术指南和行业共识,包括《关于规范有序开展孕妇外周血胎儿游离 DNA 产前筛查与诊断工作的通知》《肿瘤个体化治疗检测技术指南（试行）》《测序技术的个体化医学检测应用技术指南（试行）》等。这些法律法规也是对自主、有利、不伤害、公正等原则的具体化。只有在临床医疗与研究活动中遵守相应的规范,才能够良好地开展医疗实践和研究活动。以上述法律法规为指导,结合我国实际情况,我们提出如下伦理规范建议。

1. 基因检测与诊断的伦理规范　基因检测作为临床诊断的一项重要的辅助手段,必须秉持对受检者或患者有利的原则,坚持技术的安全性和科学有效性原则,综合考虑基因检测的风险和受益,以增进受检者或患者的身心健康为宗旨。检测应为非强制性,充分尊重受检者或患者的自主选择。在检测前,应对检测的目的和可能结果,以及有几种可能的选择提供适当的信息,具体包括：①检测的目的;②预测疾病的准确率;③检测结果对个人及其家属的影响;④受检者的选择和可供选择的办法;⑤检测可能带来的好处和风险,包括社会上和心理上的;其中,社会风险包括受到保险商和雇主的歧视（如果存在,应为非法）;⑥无论个人和家属做出什么决定,他们获得的医疗卫生服务不会受到影响。

对于检测的结果,未经个人同意,不应将结果透露给雇主、保险商、学校或其他人,以免发生歧视。如果检测和分析结果涉及家庭成员重大健康利益,应告知受检者尽可能在检测和分析前就家庭内部信息分享达成共识。

保密与隐私原则并不是绝对的。当其与其他义务发生冲突时,比如,在某些情况下,透露信息可能符合个人或公共安全的最佳利益,这时医疗卫生服务提供者可与该人一起商讨,使其做出决定。

2. 检测结果披露与遗传咨询的伦理规范　近几年来,伴随着基因检测的广泛开展,临床遗传咨询也发展迅速。不同层次的遗传咨询规范和行业共识也相继出台。比如,上海市卫生计生委于 2018 年印发的《上海市遗传咨询技术服务管理办法（2018 版）》,中华医学会心血管病学分会精准心血管病学学组、中国医疗保健国际交流促进会精准心血管病分会组织专家制定的《单基因遗传性心血管疾病基因诊断指南》等,都对遗传咨询中可能出现的伦理问题进行了一定程度的规约。

综合各方面遗传咨询的伦理规范,建议:①遗传咨询师首先应该尊重咨询者及其家属的人格尊严和自主决定权利,尽可能提供准确而无偏倚的信息。②尊重咨询者及其家属的隐私,替咨询者保密,保护家庭的完整性。做好信息安全管理,保护咨询者及其家属的隐私不受雇主、保险商和学校等的不公正侵扰。遗传咨询机构应当建立统一、规范的电子化管理系统进行档案管理,有专人负责录入与管理工作,并禁止无权限人员登录、查看、更改咨询对象信息,禁止泄漏咨询对象信息。遗传咨询从业人员应当尊重咨询者的"不知情权利",不披露咨询者不愿意知道的信息。重视偶然发现,在披露偶然发现时兼顾咨询者的偏好和利益。③关于在咨询过程中涉及的咨询者及其家属的隐私和机密,遗传咨询从业人员未经其允许不得泄露给第三方,也不应歧视咨询对象,但应告知咨询者,"让有血缘关系的亲属知道其可能具有的遗传风险"是他(她)的伦理责任。告知咨询者怎样把他们某病携带者的身份透露给配偶、伙伴;如果他们想要孩子的话,告知这种遗传信息的透露对婚姻关系可能带来的不利影响。告知咨询者,他们有道德上的义务报告可能影响公共安全的遗传状态。④遗传咨询从业人员应当确保咨询者理解遗传咨询和基因检测的自愿性,并事先征得受检者的书面知情同意。对于无自主能力的人,如儿童,应与其法定监护人沟通,注意遗传咨询对儿童造成的心理影响。可能的话,让儿童和未成年人介入沟通过程。出于保护弱势群体,或出于遵守国家法律,不应透露与健康没有直接关系的检验结果。⑤应当尊重个人及其家属不希望了解遗传信息的意愿,除非是为了新生儿或儿童检验可治疗的疾病。会造成心理或社会伤害的信息应当暂时搁置。在履行告知义务的范围内,咨询从业人员可以自行判断咨询者在何种情况下准备好接收信息。

3. 人类生殖系基因编辑研究的伦理规范　2017 年,美国国家科学、工程和医学院(The National Academies of Sciences、Engineering、Medicine)出版的《人类基因组编辑:科学·伦理·管理》(*Human Genome Editing*:*Science*,*Ethics and Governance*)一书中建议,如果需要对可遗传的人类基因组进行编辑(生殖系编辑),至少需要满足如下条件:①缺乏合适的替代技术;②将编辑严格限制在预防严重疾病、会导致严重疾病的基因且被编辑的版本常见于人群且没有严重不良反应的范围内;③有良好的临床数据表明编辑的安全性与效用;④稳健的监管并确保受试者安全;⑤有长期的跨代际的健康监控措施;⑥临床研究实施过程透明且保护受试者隐私;⑦持续的公共参与;⑧避免预防疾病之外的用途。

2018 年 6 月,英国纳菲尔德生物伦理学协会(Nuffield Council on Bioethics,NCB)发布报告《基因组编辑与人类生殖:社会与伦理议题》(*Genome Editing and Human Reproduction*:*Social and Ethical Issues*),认为人类生殖系编辑在特定情况下在伦理上是可接受的,并认为当前的条件并不满足伦理可接受性。需要满足的情况包括:①CRISPR Cas 9 系统要在未来被证明是安全的;②持续不断的公共教育要使公众理解生殖系编辑并达到对科学的信任,避免"优生学"出现;③在技术被用于临床之前,需要有充分的循证医学证据;④研究应该有足够的社会效益,表明编辑能够服务于患者及其家庭的福祉,符合公共利益;⑤在开展编辑之前,编辑技术应该已经经过社会公开讨论与征求意见。在满足上述条件的情况下,NCB才建议不应绝对无条件地禁止一切形式与目的的生殖系编辑。

尽管国际社会对将基因组编辑应用于临床特别是生殖系编辑的具体条件问题还存有争议,但还是达成了一个共识——当前的技术还达不到安全、有效的应用标准,有可能会导致脱靶效应等不可知风险,因而不能在临床上对人类生殖细胞进行可遗传的基因编辑。

在我国,2020年12月26日通过的《中华人民共和国刑法修正案(十一)》也作出规定:自2021年3月1日起,将基因编辑、克隆的人类胚胎或动物胚胎植入人体或者动物体内,情节严重的将被追究刑事责任。

2021年7月,世界卫生组织下属的专家委员会发布了《人类基因组编辑管治框架》(*Human Genome Editing: a Framework For Governance*)和《人类基因组编辑建议》(*Human Genome Editing: Recommendations*),其中包括了有关人类基因组编辑的伦理价值和原则(表9-1)。伦理价值和原则包括两个部分:一是涉及应该如何决策,以及审查、监督和治理的程序性原则,包括公开、透明、诚实和问责,并且有负责任的监管、负责任的科学管理和科研资源管理等内容。二是在决策本身应该依据和考虑的实质性原则,包括包容性、谨慎、公平、社会公正、不歧视、同等的道德待遇、尊重人、团结和全球卫生公正。

表9-1   人类基因组编辑的伦理价值和原则

伦理价值和原则	相关承诺
关于如何做决策	
公开、透明、诚实和可问责	承诺以公开、透明和可问责的方式合作和工作,及时共享有循证依据的信息。这些信息包括:①关于资助方、获取方式和结果的信息;②指导性的伦理价值和原则;③关于人类基因组编辑的可执行政策
负责任的监管	承诺支持和促进合法的、有循证依据的以下活动:①法律监管;②项目管理和评估;③基于相关隐私保护要求的数据收集、储存、处理、发布和销毁;④科研训练和能力培训;⑤公众以平衡各相关方要求的方式知晓人类基因组编辑的潜在获益、危害和局限
负责任的科研管理	承诺:①在对风险与不确定性的适当预防下开展严格的、有循证依据的基础与应用研究;②遵循既有的涉及人的研究的伦理实践,特别注意科研诚信和避免利益冲突;③最大化潜在获益的同时最小化潜在伤害;④尊重科研伦理指南和相关法律规范
	承诺使开展人类基因编辑的过程和结果都与社会的价值、需要和期望相符,并通过广泛的公共参与得到确认
负责任的科研资源管理	承诺在人类基因组编辑研究中负责任地使用有限的科研资源。这要求注意研究的科学价值、社会价值和有效性。有限的科研资源包括:①生物材料;②研究技能;③研究资金

（续　表）

伦理价值和原则	相关承诺
关于决策考虑的内容	
包容性	承诺全面地考虑不同社会、文化、宗教、伦理观念对人类基因组编辑的意见。承诺确保人类基因组编辑研究和临床应用是具有全球可及性的，能够表征全球人群的多样性
谨慎	承诺对不确定性和风险保持谨慎。对人类基因组编辑实验的不确定性和风险获益保持谨慎，尤其在编辑可能对后代造成潜在伤害的情况下保持高度谨慎
公平	承诺在开展人类基因组编辑研究和临床应用时公正对待个人、组织、国家和公众，从而促进共同善（common good）与福利。特别承诺利益共享，例如向参与研究和为研究提供样本和数据的族群和个人提供合作研究机会、共享研究技能、在研究结果产生利益时提供优先获取权
社会公正	承诺以如下方式发展人类基因组编辑：①促进人类健康、共同善和福利；②照顾医疗负担更重的群体；③减少社会经济不公；④避免歧视。与相关群体开展磋商，努力确保其能够获得相应的资源，确保研究人员、医生、政策制定者、遗传咨询师和相关人员能够获得足够的技能培训和能力培养
不歧视	承诺促进和赞美多样性，拒绝"优生学"，拒绝依据种族、肤色、宗教、性别、性取向、年龄以及心理和生理状况进行歧视性对待
平等道德待遇	承诺视所有人在道德上平等，每个人都应获得平等的、道德的对待，包括保护残障人士和尚未出生的后代
尊重人	承诺尊重心智健全的成年人对健康和生殖选择等敏感事务的意愿。承诺促进缺乏决策能力的个人的最佳利益
团结	承诺在人与人之间相互依靠的基础上和谐地生活和工作。承诺向所有人共享研究和临床应用所能带来的利益，共同分担其可能带来的负担，最小化风险和剥削，从而促进共同善
全球健康公正	承诺促进中低收入国家群体获得平等获取人类基因组编辑研究获益的机会。包括以降低社会经济不平等为目的开展的健康研究，发展当地群众负担得起的医学干预措施，以及当其面临潜在胁迫、剥削和其他伤害时提供同等的保护

　　很显然，要在实践中落实上述原则，既需要依靠科研人员的自觉自律，也需要利用公约、司法、国家学术机构、伦理委员会审查等手段和机构来进行监管。委员会还建议设立小型专家委员会，定期监测临床试验登记处，并为临床试验登记处制定和审查一套涉及人类基因组编辑的临床试验国际标准。确保使用体细胞人类基因组编辑技术的临床试验在列入人类基因组编辑临床试验登记处之前得到适当的研究伦理委员会的审查和批准。

　　4. 生物信息技术的伦理规范　近几年，随着生物信息技术的飞速发展，国内外也加快了相应的伦理和法律规范的制定。美国在 2016 年针对精准医学计划制定了专门的数据安全和受试者隐私保护的原则框架。2018 年，欧盟的《一般数据保护条例》（*Gereral Data Protection Regulation*，GDPR）也针对生物医学大数据进行了详细的规范。我国近几年也在加快制定数据安全保护相关法律法规。2019 年 7 月 1 日开始实施的《中华人民共和国遗传资源管理条例》,2019 年 12 月公布的国家标准《信息安全技术个人信息告知同意指南》草案,2020 年 11 月 1 日实施的国家标准《人类生物样本保藏伦理要求》(GB/T 38736‐2020),2020 年 5 月发布、2021 年 1 月 1 日起实施的《中华人民共和国民法典》,2021 年 3 月开始征求意见的《涉及人的生命科学和医学研究伦理审查办法》,2021 年 11 月 1 日生效的《中华人民共和国个人信息保护法》,都是我们对生物信息技术进行伦理和法律规范的重要文件和依据。

生物信息技术的伦理规范的基本原则:一是共享与保护并重,即在推动生物技术和信息技术造福人类社会的同时,保持对个人基本权利的尊重和个人隐私的保护。生物医学技术的发展和精准医疗的实现是一项有利于全社会和全体人民健康的事业,需要大规模人群的共同参与,共享健康数据。这就要求我们以团结和共济为重,坚持开放共享,推动人类卫生健康共同体的发展,与此同时,必须确保生物医学数据的共享不得侵犯个人的基本权益和隐私,尊重个人的自主性。二是自由与安全平衡,即在确保科学研究和技术创新自由的同时,保护个人信息安全和国家安全。三是责任与治理同行。从事涉及生物信息的生物医学或临床研究的个人首先要加强对保护生物信息安全的责任意识,切实恪守国家生物信息保护的法律法规和伦理规范,在处理个人信息的过程中,应当遵守合法、正当、必要和诚信原则,目的明确和最小化处理原则以及公开透明原则。同时,各级管理机构也要加强生物健康数据安全的技术管理和规范治理,构建公开透明和多元参与的生物数据安全保护体系。

(二)基因技术伦理问题的跨学科应对

基因技术的发展,使得人类将对外界自然的改造转向了对人内在自然的改造。理论上讲,医学技术的干预,不仅使人类减少和免除疾病带来的痛苦,而且使人类有可能在分子水平上按照自己的意愿设计和构建新的生命。然而,凡是可能的都是应该的吗? 研究和发展基因技术从来不是发生在真空中的"学术自由"活动,而是嵌入在社会和日常生活中,可能对普通民众的日常生活产生重大影响的活动,当技术"溢出"实验室时,可能会引发规则冲突,挑战伦理观念,其中蕴含着一系列的伦理、法律与社会问题(ethical, legal and social issues,ELSI)。

在此背景下,除了伦理学工作者,不同学科背景的学者,都会出于自己的学科兴趣,使用本学科或跨学科的方法讨论由新兴基因技术引发的社会伦理与法律问题。例如,对基因的研究与干预在涉及人类受试者时,是以人为受试者的科研伦理的一部分,要遵守科研伦理的相应规范。当大量人群的基因组数据需要共享以促进科学研究时,就既涉及科研伦理,又涉及信息伦理。当基因干预进入临床,如使用 PGD 与辅助生殖技术将经过筛选的受精卵植入女性子宫并使其发育成胚胎,就进入了医疗临床伦理的范畴。对这些不同的具体问题的讨论,可以使用来自多门学科的不同方法。其中至少包括哲学伦理、法学规范性探讨、社会访谈与统计,甚至是信息通讯技术。从分析一个个具体问题的角度看,并不存在一个统一的、有自身固定研究方法的、可以被冠以"基因伦理学"的研究领域。但是,无论使用何种方法分析哪种具体问题,由于都是在研究基因技术的创新与开展所蕴含的伦理、法律与社会问题,因而可以称为对基因的 ELSI 研究。

除了在 ELSI 框架下,来自不同领域的学者运用本学科的方法讨论与基因技术有关的 ELSI 外,"基因伦理"一个更重要的部分是行动。例如,CRISPR Cas 9 基因编辑系统的发明人之一珍妮弗·道德纳,在发明该技术后,便组织其所在的加利福尼亚大学伯克利分校的学者们讨论如何负责任地使用该系统开展基因编辑研究与创新。讨论工作组既包括生命科学家,也包括法学家。生命科学家虽然不一定接受过伦理、法律和社会学的训练,但仍然可以主动地在技术发展早期便介入,甚至引领对其可能蕴含的社会伦理问题的讨论。当下,负责任的研究和创新(responsible research and innovation)要求科学家们不能简单地将技术的社会和法律问题抛给伦理学家、社会学家和法学家,自己只专注于技术创新,科学家本人应当担负起作为科学家的社会责任,发挥自己的想象力,预见(anticipate)技术创新可能带来的后果和影响,进行反思(reflection),积极参与(engagement)到公共讨论中,并有所行动(action)(这一过程被称为 AREA)。科学家本人肩负起创新的社会责任的先例,至少可以追溯到阿尔伯特·爱因斯坦(Albert Einstein)发表的一系列反思核物理科学与技术的言论与活动,以及他为世界和平和人类未来所进行的一系列社会活动。可见,"基因伦理"本身并不仅仅是一门由不同学科的学者利用各自学科的方法研究特定问题的"跨学科",还是一种 AREA 框架下的伦理与社会活动。

第二节｜细胞治疗的临床研究伦理

一、细胞治疗研究的基本概念

细胞治疗是将体外收集的细胞成分回输体内,在体内病变器官进行功能重建,以达到疾病治疗目的的一种手段。细胞治疗主要以细胞的来源、功能及与患者主要组织相容性白细胞抗原(histocompatibility leukocyte antigen,HLA)是否匹配等特点进行分类。

(一)按细胞的多能性分类

具有自我更新和多向分化潜能的细胞称为"干细胞",以干细胞作为细胞治疗主要成分进行的治疗也称"干细胞治疗"。根据干细胞的来源还可将干细胞进一步细分为胚胎干细胞(embryonic stem cell,ESC)、成体干细胞和诱导性多能干细胞(induced pluripotent stem cells,iPSC)。无进一步分化功能的细胞则称为"体细胞"。目前,临床已广泛使用的成分血输注即属于体细胞治疗的范畴。近年来,在抗肿瘤领域的研究热点"免疫细胞治疗"也属于体细胞治疗。

ESC 是受精卵分裂至囊胚期时,将内细胞团通过物理或化学的方法跟囊胚解离后,在体外进一步培养建系而获得的细胞。因细胞取自胚胎早期阶段,经实验证实,动物 ESC 可以在母体中重新发育成成熟个体。因此,理论上 ESC 能分化、发育成成熟个体的所有体细胞,这种干细胞也称为全能干细胞。正是这种全能性,将 ESC 进一步诱导分化至疾病部位所需的功能细胞,并重建局部功能,可以达到治疗疾病的目的。还是由于这种全能性,利用 ESC 进行临床研究时,要充分考虑并除外其在人体内产生畸胎瘤等次生肿瘤的可能性。此外,因其取自受精卵囊胚期的内细胞团,对囊胚的破坏也决定了 ESC 治疗需遵循伦理规范的制约。

成体干细胞取自胚胎发育至个体以后的各种组织干细胞。严格说来,这种干细胞是具有一定分化潜能的祖细胞,如造血干细胞、神经干细胞、胰岛干细胞与间充质干细胞等。脐带间充质干细胞和脐带血造血干细胞也属于成体干细胞,这部分干细胞属于多能干细胞,具有向其所在器官、组织、细胞分化的能力,不存在损毁胚胎的伦理问题。但是,除了造血干细胞取材相对比较方便、被取材组织具有较强的再生能力以外,其他成体组织来源的成体干细胞都存在取材困难、对被取材组织具有损伤性的缺点。正是基于这一原因,对脐带、脐血的"废物利用"涉及的伦理障碍少,它们的临床应用正越来越受到重视。

ESC 的全能性决定了这类干细胞具有广阔的再生应用前景,但是其制备过程中对胚胎的破坏制约了其未来的广泛应用。因此,科学家利用皮肤成纤维细胞、血细胞等各种取材方便的终末分化细胞,利用基因编辑技术诱导其"逆分化",形成了具有 ESC 全能性的 iPSC。此外,iPSC 可以从患者来源的细胞进行诱导,避免了细胞治疗过程中供体-受体间的免疫排斥,比 ESC 治疗具有更强的优势。但是,无论是 ESC 还是 iPSC,向功能性组织细胞分化的方法目前都还在摸索中。

(二) 按细胞的主要组织相容性白细胞抗原(HLA)与患者是否相符分类

细胞治疗除了考虑植入细胞的功能重建之外,其供、受者之间的免疫排斥与否是直接决定治疗成功与否的关键因素之一。细胞根据来源主要分为自体(身)细胞、同基因(同卵双生)细胞和异体(基因)细胞。自体(身)细胞没有免疫排斥的问题,但因取材于患者自身,这种细胞可能有疾病相关的各种异常而不适于细胞治疗。同基因细胞取材于同卵双生的同胞亲属,其 HLA 与患者完全一致,无免疫排斥,是治疗退行性病变最合适的细胞来源。但对肿瘤(尤其是造血系统恶性肿瘤)来说,因其无法诱导移植物抗肿瘤效应,并不适合运用于细胞治疗。异体(基因)细胞取自非同卵双生的同胞供者或非血缘供者,进行细胞治疗时需考虑供、受者间的免疫反应,避免发生宿主抗移植物反应或移植物抗宿主反应,尤其是细胞成分中含有免疫细胞时,更应考虑供、受者之间的 HLA 匹配度,避免发生致死性的移植物抗宿主病(graft *versus* host disease,GVHD)。

(三) 按细胞的功能分类

除干细胞具有多向分化潜能外,一般体细胞均有其特定的功能,根据植入细胞的功能可以分为造血干细胞、间充质细胞、T 细胞、自然杀伤(natural killer,NK)细胞、胰岛细胞、心肌细胞和神经元等。其中,血液、骨髓及脐血来源的细胞取材相对方便,机体自身代偿能力强,获取功能细胞后对供体损伤小;间充质细胞可取自废弃脐带;其他部位的细胞都有所在组织器官自身代偿能力小、对宿主损伤大的缺点。如何获得功能性细胞进行再生治疗是这类细胞治疗的关键问题。

20 世纪 50 年代,爱德华·唐纳尔·托马斯(Edward Donnall Thomas)成功实施了孪生姐妹间的骨髓移植治疗再生障碍性贫血,开创了造血干细胞移植的新纪元。迄今,骨髓、外周血和脐血来源的造血干细胞移植已被证实是治疗血液系统恶性肿瘤、某些遗传性疾病的唯一手段。造血干细胞移植作为一种治疗技术,已成为国内外相关疾病治疗指南的重要推荐。该类细胞治疗的伦理探讨更多地是在涉及多供者情况下如何选择最合适的供者,或者是针对移植过程中某一药物的研究,而非对该类治疗手段的疗效探索。

(四) 其他

随着细胞工程技术的不断成熟和推广应用,体外经过基因编辑的细胞也已在多个领域开始了相关疾病的临床研究。嵌合抗原受体 T(chimeric antigen receptor T,CART)细胞治疗是一种细胞免疫治疗,将特殊的肿瘤细胞特异性抗原受体以基因编辑技术嵌合入患者 T 细胞后,再回输至患者体内,以诱导其靶向攻击肿瘤细胞。目前,利用 CART 细胞治疗 B 淋巴细胞白血病已获得成功。美国诺华公司、Kite 公司的 CART 产品先后被 FDA 批准治疗复发难治的 $CD19^+$ 急性 B 淋巴细胞白血病。而 CART 细胞在其他肿瘤治疗领域的应用及国内对于 CART 细胞研究的尝试目前均在进行中。

二、细胞治疗临床研究的伦理问题

生物医疗技术的实施均需以坚实的社会道德标准为基础,涉及多个伦理学元素:①承认生命的未知与不确定性;②保证治疗原理的科学性和先进性,任何干预措施必须以治疗为目的;③尊重生命、不被任何其他利益左右;④考虑任何一个生命个体的社会属性和自主权利。

在细胞治疗领域,这些伦理学属性可以归结为以下几个方面:①保护生命原则,细胞治疗应以疾病治疗、让患者获得更好的生存状态为目的;②获益原则,细胞治疗给特定患者带来的获益必须优于任何其他可及的治疗手段;③知情同意原则,每个参加细胞治疗研究的个体必须享有切实可行的、不受任何限制的知情权;④细胞治疗研究的整个过程必须保持透明和独立。

现阶段除造血干细胞移植以外,大部分细胞治疗的细胞来源、疗效等尚处于临床研究阶段,必须提供强有力的科学证据证明将这类细胞治疗推向临床的价值和潜力。细胞治疗的种类繁多,各有特点。因此,涉及细胞治疗临床研究的伦理焦点既有共性问题,又有个性问题。

（一）细胞的来源和受体

案例 38　近日，一则关于"中国富豪为续命花 400 万元为自己年轻 30 岁"的消息在各大网络平台上引起热议。4 位中国客人远赴乌克兰，在一家号称全球唯一可以进行胚胎干细胞治疗的诊所开启他们的续命计划。据说这个计划是花 400 万打几针液体胚胎干细胞，就可以让人年轻 30 岁。这种治疗方式开销巨大，一针将近 60 万。

近年来，干细胞治疗、免疫细胞治疗等疗法在世界各地如火如荼地发展着。而这种疗法的复杂性、起效途径的多重性，以及人类治疗史对其的未知都预示着对它的伦理审批过程充满新的挑战。由于政策和监管的"灰色地带"，某些地区存在将未经完整体外验证，甚至根本没有实验依据的细胞盲目推进至临床的现象。如案例 38，这种由细胞治疗接受者支付、研究者未能提供"ESC 功能验证依据"的临床治疗存在着巨大的风险。即使是在 clinical trails 网站，也不能保证在该网站注册的所有细胞治疗临床研究都具有科学性和先进性。

国际干细胞研究协会（International Society for Stem Cell Research，ISSCR）提出了关于干细胞研究问题的基本框架，这些框架条款同样适用于其他细胞治疗的研究：①干细胞治疗的疾病必须是干细胞缺失或干细胞功能退化所致。干细胞再生功能体现在细胞替代而产生的直接修复，或者细胞旁分泌而产生的间接修复两个方面。基于此，治疗效果的评判也是多维而复杂的，可以有细胞的存活、植入，也可以有炎症减退、瘢痕缩小及增强内源性细胞再生等多方面的评判指标。②许多细胞治疗（尤其是干细胞治疗）所使用的细胞来源于非患者的组织，细胞治疗大多涉及免疫排斥。这种免疫关系包含了移植物被排斥和移植物抗宿主反应两个方面。尤其是含有免疫细胞的细胞治疗，避免发生致死性 GVHD 尤为重要，这种重要性在免疫细胞治疗中更为突出。因此，细胞治疗临床研究必须考虑免疫抑制相关的风险。③细胞治疗临床研究必须沿用在其他产品领域（如小分子化合物、生物制剂及人造组织等）已经成熟应用的评价体系。比如，细胞产品的制备必须是在符合国家食品药品监督管理总局规定的具有 GMP 标准的生产环境中生产，临床 I 期研究必须是在平衡安全性和有效性前提下的剂量递增研究。除了考虑安全性、有效性外，受试者的生活质量、生命尊严等都是需要考量的重要指标。④当细胞治疗的对象是重要实体器官（如脑、心脏等）时，在临床前阶段就应该详细研究直接器官内注射、经脉管内注射等不同植入方法的可行性和安全性。⑤需要考虑植入的细胞是否具有潜在的致瘤性，这在多能干细胞及其相关分化衍生物治疗时更为重要。ESC、iPSC 理论上可以分化为所有三胚层细胞。这类细胞在进行植入人体的临床研究前，必须有充分的临床前研究数据证实其无潜在致瘤性。案例 38 中介绍的正是具有高致瘤性的 ESC 注射，无法排除治疗后激发肿瘤的风险。

（二）细胞治疗相关技术原理的先进性

案例39　2016 年 3 月 30 日,魏则西在知乎网上记录了自己的求医经历。其中,关于武警二院和百度搜索的内容引发了广泛关注。魏则西患上了一种罕见的被称为"滑膜肉瘤"的恶性疾病,在求医过程中,通过百度搜索得知"武警北京总队第二医院"后,寻医至该医院,并被该医院李姓医师告知可以治疗。于是,魏则西先后在该院进行了 4 次生物免疫疗法的治疗,花费 20 多万元。但是,2016 年 4 月 12 日,魏则西因滑膜肉瘤晚期,在咸阳的家中去世,终年 22 岁。

临床研究的主要目的是观察、判断生物医学新技术的安全性、有效性、适用范围,明确操作流程及注意事项等。以细胞治疗为主要观察对象的临床研究,必须有完整的临床前研究结果(体外或动物体内),确定采用的细胞成分能满足所需的功能和疗效。在此基础上,通过临床研究确立细胞治疗的安全性和有效性,以便在临床进一步推广。而且,鉴于目前有限的几种细胞治疗方法已被证实具有确切的治疗效果,其他拟开展临床研究的细胞治疗手段必须具有先进的技术背景。

细胞免疫治疗是国际公认的除手术、化疗、放疗外的重要抗肿瘤手段,发展至今已有三四十年历史,其间历经了细胞制备过程的数次技术革新。目前的细胞免疫治疗以其精准、靶向和高效的杀肿瘤细胞作用而获得了长足的进步。

早在 20 世纪 80 年代,人们对树突状细胞(dendritic cell,DC)等抗原呈递细胞的抗肿瘤免疫作用逐渐认识,发现在体外由特定抗原刺激扩增的 DC 回输至荷瘤小鼠体内后,能够在其体内刺激 T 细胞的生长,而扩增的 T 细胞能够特异性地识别 DC 呈递的抗原,说明 DC 能够启动抗原特异性的免疫反应。对 DC 的认识,推动了 21 世纪初 DC 细胞治疗、活化淋巴细胞回输治疗、活化 NK 细胞治疗的尝试。但是,鉴于当时的技术限制,这些免疫细胞最多在体外经过抗原刺激或诱导活化,缺乏针对肿瘤细胞的靶向性,也没能切实、有效地解决免疫细胞在体内的长期维持活性的问题。

而最新的细胞免疫治疗技术,是免疫学、细胞学、基因编辑等多领域知识更新和完美结合的成果。CART 细胞技术是其中一个成功应用在抗白血病治疗的基因工程免疫细胞技术。这一技术的发展也历经几代革新。第一代 CAR 介导的 T 细胞激活是通过 CD3z 链或 FceRIg 上的酪氨酸激序完成的。但是,这种 CART 细胞回输体内后,T 细胞增殖减少、凋亡增加,缺乏持续的抗肿瘤活性。第二代 CAR 在胞内增加了一个新的共刺激信号,在维持抗原特异性的基础上,T 细胞增殖、细胞因子分泌增加,抗细胞凋亡蛋白分泌增加,凋亡延迟,从而表现出较强的体内抗肿瘤效应。目前常用的共刺激分子为 CD28 和 CD137(4-1BB),与第一代 CAR 相比,这种设计能够增加对肿瘤细胞裂解的记忆效应及 CAR 介导的杀伤效应。FDA 批准的治疗急性 B 淋巴细胞白血病的 CART 细胞是第二代 CAR 的典型代表。第三代 CART 细胞、以 NK 细胞为主体的免疫细胞治疗等目前都在临床研究中。

魏则西事件中使用的免疫细胞是 DC－CIK 细胞,是将 DC 进行了体外扩增,再将细胞因子诱导的杀伤性 T 淋巴细胞与 DC 混合成的免疫细胞,缺乏公认的针对滑膜肉瘤的靶向性,也没有能够保证 DC 和 T 细胞在体内保持长期抗肿瘤活性的分子机制,该技术的先进性无从谈起。这些技术问题注定了其治疗过程的失败。

(三) 细胞治疗临床研究的管理主体和研究费用的承担主体

案例 40　某医院在进行 CART 细胞治疗复发难治的 CD19$^+$ 急性 B 淋巴细胞白血病的研究。因为 CART 细胞制备期长,需要特殊的细胞培养设备,前期要投入较多的研究经费,课题组经费相对比较短缺。美国诺华、Kite 等公司的 CART 细胞产品在美国的市场零售价高达几十万美元。因此,这家医院的 CART 项目组准备向参加的患者收取每例 10 万元人民币的细胞制备费用,以补充研究经费缺口。该项目负责人认为,国外类似产品的售价折合人民币需要几百万,他们仅收取 10 万元,对患者来说是非常"价廉物美"的。

迄今,已被证实临床疗效确实、能在宿主体内有效植入,进而发挥生物功能的细胞治疗手段仅有造血干细胞移植和 CART 细胞治疗。造血干细胞移植技术是一项临床应用非常成熟的治疗手段,我国曾经把造血干细胞移植作为第三类医疗技术,医疗机构开展该项技术需向上级行政主管部门申报准入审批。2015 年,国家卫生计生委发布了《关于取消第三类医疗技术临床应用准入审批有关工作的通知》,取消了对造血干细胞移植等切实有效的医疗技术的准入审批制度。但由于这类技术难度大、风险高,对医疗机构的服务能力、人员水平有较高要求,要求相关医疗机构向省级卫生计生行政部门备案。

美国将 CART 细胞作为细胞药品管理,由诺华、Kite 等药企主导 CART 细胞的生产和研发。这两家公司各自已有 CART 细胞产品被 FDA 批准用于急性 B 淋巴细胞白血病的治疗,药品费用高达几十万美元。我国对 CART 细胞治疗尚未颁布明确的法律法规,目前实施的是药品管理和体细胞治疗技术备案管理的双轨制。2019 年 3 月,国家卫生健康委员会颁布《体细胞治疗临床研究和转化应用管理办法(试行)》的征求意见稿。该意见稿适用于由医疗机构研发、制备并在本医疗机构内开展的体细胞治疗临床研究和转化应用,规定开展体细胞治疗临床研究和转化应用的医疗机构及其临床研究项目和转化应用项目均应当具备相应条件,在国家卫生健康委员会备案,并在备案项目范围内开展研究和应用。医疗机构是责任主体,对体细胞制备的质量负责。国家卫生健康委员会负责管理工作,参照药品生产质量管理规范的核心技术标准组织、制定和发布《体细胞治疗临床研究和转化应用技术规范》；组建体细胞治疗专家委员会，为体细胞治疗临床研究和转化应用规范管理提供技术支撑和伦理指导；建立和维护体细胞治疗临床研究和转化应用登记备案信息系统。

换言之，造血干细胞移植目前在我国实行的是医疗机构向省级卫生行政部门的备案制，其临床疗效已被国内外公认，且已被列入许多血液系统恶性肿瘤和遗传性疾病的治疗指南。移植过程中涉及的医疗技术和药品等费用需由患者和医疗保险承担。而CART 细胞治疗在我国的管理主体尚不明晰，在没有国家食品药品监督管理局(SFDA)批准的成熟 CART 产品前，或者在上述征求意见稿真正实施前，我国所有的 CART 细胞治疗技术均处于临床研究阶段，受试者无须承担该类细胞治疗的相关费用。除了造血干细胞移植和 CART 细胞治疗技术外，其他的细胞治疗均尚在临床研究，甚至临床前研究阶段。故案例 40 中的申办者或研究项目组应承担研究相关的医疗费用。在魏则西事件中，"魏则西先后在武警二院进行了 4 次生物免疫疗法的治疗，花费 20 多万元"。该案例中一个没有经临床研究证实、技术落后的细胞治疗收取高额的治疗费用，违背了临床研究的基本准则。

（四）细胞产品的质量控制

细胞治疗产品种类多、差异大、性质复杂多变，对细胞制备过程要求非常高，国家食品药品监督管理总局(CFDA)分别在 2015 年 8 月和 2016 年 12 月发布了《干细胞制剂质量控制及临床前研究指导原则（试行）》和《细胞制品研究与评价技术指导原则》，对细胞制品在药理学研究、药理毒理学研究、临床研究等方面进行了分别阐述和标准的细化。

指导原则规定，细胞制剂所带来的风险很大程度上取决于细胞的来源、类型、性质、生产工艺、非细胞成分和具体治疗用途等。不同的细胞制剂及其制备过程可能会给患者、医务人员或一般人群带来不同程度的风险。因此，为控制细胞制剂及其制备过程中的风险，应本着具体情况具体分析的原则制订风险控制方案。在细胞制剂研发初期，可根据现有的对该类型产品的认识及其预期用途进行初步风险分析。申请人应在整个产品生命周期内不断地收集和更新数据，进一步明确风险。在评估产品的整体风险时，应考虑下列因素对产品风险的影响：细胞的来源；细胞操作程度；细胞的增殖、分化和迁移的能力及活性持续时间；激活免疫应答的能力；使用方式及对受试者的预处理；暴露、培养的时间及细胞寿命；细胞和生物活性分子或结构材料组成的组合产品；类似产品的经验或相关临床数据的可用性。

指导原则还规定，细胞制品的研究与生产应符合生物制品的一般要求，生产全过程必须符合《药品生产质量管理规定》的要求并严格执行，由于涉及活细胞的操作处置，应特别关注人员、环境、设备等与之相适应的要求。生产工艺过程应经过严格的工艺验证并建立清晰的关键控制点；应建立全过程控制体系，生产全过程要求无菌操作，并应严格控制生产用原材料和生产操作过程中可能引入的外源性污染或交叉污染；应建立生产隔离系统，保证不同批次产品或不同产品在培养箱、接种箱和冻存室内等重要环节与其他产品隔离开来。制订严格的批隔离、生产线清场和操作规范,严格防止受试者特异性制品批次间的混淆。生产用细胞的获取、运输、分选、检验或保存等操作应经过研究和验证。生产用细胞的培养情况、代次、生长特性、保存状态、保存条件及检验情况等应在研究和验证的基础上,予以明确并制订规范。

（五）知情同意

> **案例 41**   某医院血液科进行脐带间充质细胞治疗急性 GVHD 的临床研究,拟将课题研究计划和"知情同意书"报送医院伦理委员会审批。课题研究计划中包含了研究背景、患者的入组标准、排除标准、对照组的设置、间充质细胞输注的计划、观察的各项临床指标,以及风险的预估和补救措施等。对于间充质细胞制备的生产工艺、质量控制、细胞活性和人员资质等也有详细描述。此外,还有完整的入组患者的"知情同意书"。当伦理委员会询问课题负责人是否有脐带捐赠者的知情同意时,该负责人认为,脐带应属医疗废弃物,不需要告知捐赠者后续用途。

细胞治疗的知情同意有受试者知情同意和细胞捐赠者知情同意两部分。当细胞来源于患者自身(如自身造血干细胞移植、CART 细胞治疗等),不涉及细胞捐赠,患者也明确知晓细胞来源于自身,该"知情同意书"不需要包括捐赠同意。但当细胞来源于异体时,知情同意应包括受试者知情同意和捐赠者知情同意。以该案例为例,受试者"知情同意书"应解释脐带间充质细胞输注治疗急性 GVHD 的国内外背景,告知患者参加该项研究不需要支付间充质细胞制备费用,以及参加该项研究的风险和获益,应让患者了解其有拒绝参加研究或随时撤回同意退出研究而不会因此受到报复的权利。虽然脐带、脐血等是医疗废弃物,但研究者在获取这些细胞时,仍需得到原所有者的知情同意。若细胞仅用于某项特定研究,研究者在获取捐赠同意时需告知捐赠者该研究的目的和内容。若捐赠的细胞用于建立细胞库,则应告知捐赠者该细胞库的性质,并获得捐赠者同意,才能将捐赠细胞用于后续的细胞制备和临床研究。需要注意的是,所有知情同意均应建立在保护受试者和捐赠者的基础上,受试者知情同意和捐赠者同意均不应涉及捐赠者或受捐者的相关信息。

三、细胞治疗临床研究的伦理基本要求

（一）法规指南要求

国家卫生健康委员会在 2016 年发布的《涉及人的生物医学研究伦理审查办法》中明确指出,医学新技术或医疗新产品在人体上进行试验研究的活动必须通过伦理审查,同时列出了伦理审查基本原则和审查要素。目前,我国针对医疗新技术临床研究的法规主

要有 2003 年科技部和卫生部联合发布的《人胚胎干细胞研究伦理指导原则》、2014 年国家卫生计生委出台的《临床研究项目管理办法》、2015 年国家卫生计生委和国家食品药品监督管理总局联合出台的《干细胞临床研究管理办法（试行）》和《干细胞制剂质量控制及临床前研究指导原则（试行）》、2017 年国家食品药品监督管理总局发布的《细胞治疗产品研究与评价技术指导原则》，以及 2019 年 2 月和 3 月国家卫生健康委员会相继出台的《生物医学新技术临床应用管理条例（征求意见稿）》和《体细胞治疗临床研究和转化应用管理办法（试行）（征求意见稿）》。在上述已经正式发布的法规和指导原则中均提出了在开展临床研究之前必须通过伦理审查的基本要求，临床研究必须遵循的伦理规范和基本原则，且部分法规要求对临床研究项目进行伦理审查跟踪管理。本章节将依据 2016 版《涉及人的生物医学研究伦理审查办法》和我国已正式发布的针对医疗新技术临床研究相关的法规和指导原则进行整理和分析，探讨伦理审查的关注点和注意事项。

（二）新技术临床研究项目的分类管理要求

医疗新技术临床研究项目通常按研究者发起类和注册类进行分类管理。研究者发起的临床研究一般由医疗卫生机构的科研管理部门负责立项审核，如《干细胞临床研究管理办法（试行）》中明确规定，干细胞临床研究必须先通过医疗机构的干细胞研究学术委员会审查，学术审查通过后再递交干细胞研究伦理委员会审查，完成医疗机构的审核立项工作后，再相继递交省级和国家级卫生健康委员会和（或）药品监督管理局进行审查备案工作。《生物医学新技术临床应用管理条例（征求意见稿）》和《体细胞治疗临床研究和转化应用管理办法（试行）（征求意见稿）》中也对医学新技术研究提出了伦理审查之前的学术审查，随后再按医学新技术的风险级别递交省级或国家级卫生健康委员会审查。综上所述，即使上述征求意见稿尚未正式发布，但为了确保受试者安全和降低研究风险，伦理委员会受理研究者发起的医疗新技术研究项目时，会重点关注学术委员会的审查意见，在学术审查基础上再进行伦理审查，并应与学术委员会通力协作，做好医疗新技术临床研究的跟踪审查管理工作。

注册类医疗新技术临床研究如细胞治疗产品按药品管理进行注册临床试验，则必须符合国家药品监督管理局的管理要求，获得其同意后方可申请在医疗机构进行立项和递交伦理审查等工作。《干细胞临床研究管理办法（试行）》中明确规定，本办法不适用于按药品申报的干细胞临床试验。医疗机构中的药物临床试验管理机构可根据内部管理制度决定是否先进行学术审查，再递交进行伦理审查。目前，法规指导原则中对是否需要学术审查无明确规定，但与研究者发起类研究不同的是，注册类研究在医疗机构申请临床试验之前，已经通过了国家药品监督管理局的专家审评，其对研究的科学性和安全性已有了初步评估。因此，伦理委员会在药物临床试验机构立项审核后，可受理医疗新技术注册类临床研究项目，基于国家药品监督管理局的审评意见或建议对上述项目进行伦理审查和跟踪审查管理。

（三）细胞治疗研究的伦理基本要素

无论是研究者发起类或是注册类医疗新技术临床研究,虽在管理层面需遵循不同的法规要求,但所遵循的伦理基本原则和基本要求应一致,均应围绕新技术研究伦理的基本要素,兼顾研究的社会价值、科学性和伦理合理性。本章节将依据我国《涉及人的生物医学研究伦理审查办法》中要求的伦理审查基本要素逐条分析。

1. 研究者的资格、经验、技术能力　我国临床研究相关法规中对主要研究者和研究团队的资质有明确的规定,如《干细胞临床研究管理办法(试行)》中规定干细胞临床研究项目负责人和制剂质量受权人应当由机构主要负责人正式授权,具有正高级专业技术职称,具有良好的科研信誉。主要研究人员经过药物临床试验质量管理规范(good clinical practice, GCP)培训,并获得相应资质;2014 年,国家卫生计生委的《临床研究项目管理办法》中明确规定,临床研究负责人应当为相关专业科室负责人或具有副高级以上职称的卫生专业技术人员,而《临床研究项目管理办法》的适用范围则包括所有涉及人的药品(含试验药物)和医疗器械(含体外诊断试剂)医学研究及新技术的临床应用观察等。这表明在我国范围内开展医疗新技术临床研究的负责人必须满足"相关专业科室负责人或具有副高级以上职称的卫生专业技术人员"的基本条件。对于有另行管理办法规定的研究,如干细胞临床研究,应在满足其管理办法要求的同时,主要负责人还应有正高级专业技术职称。此外,承担细胞治疗临床研究的负责人及其团队的组建条件如下。

（1）知识培训:接受适当的伦理学、科学研究和 GCP 培训。

（2）临床经验:有足够的临床研究经验,我国法规规定,开展创新医疗器械产品或需进行临床试验审批的第三类医疗器械产品临床试验的主要研究者应参加过 3 个以上医疗器械或药物临床试验。

（3）执业资质:在从事临床研究的机构有执业资质,且其研究任务与资质背景和技术能力相符。

（4）相关领域经验:对于研究风险高、研究涉及弱势群体或研究属于非研究者本专业领域的情形,研究者应具有与该研究相关的经验证明和资质证明文件。

（5）研究时间:研究者及其团队应有足够的时间从事该临床研究,对临床研究方案、研究背景和安全性有足够的了解和熟悉。

（6）团队组成:研究团队能胜任该研究,研究团队分工合理、具有临床研究资质,确保研究人员的数量和资质满足研究工作的要求。

医疗新技术研究的特点在于研究创新,且可能有未知的潜在风险。所以对于研究者的资质要求尤为严格。此外,相关该专业科室是否有从事该研究项目的设备条件,如相应的应急措施和处理条件,也是研究者需要考量的因素。

2. 研究方案是否科学,并符合伦理原则的要求　我国《干细胞临床研究管理办法》明确规定干细胞临床研究必须具备充分的科学依据,且预防或治疗疾病的效果优于现有的手段;或者用于尚无有效干预措施的疾病,用于威胁生命和严重影响生存质量的疾病,以及重大医疗卫生需求。涉及人类受试者的医学研究的首要目的是了解疾病的起因、发展和影响，并改进预防、诊断和治疗干预措施（方法、操作程序和治疗）。而上述研究的伦理合理性在于其具有科学性和社会价值，可能产生保护和促进人类健康所需的知识和方法。所以临床研究在符合伦理原则的同时必须满足研究科学性和社会价值要求，特别是医疗新技术临床研究。不科学的临床研究在个人受益或社会受益不明的情况下，置受试者于高风险或未知风险中，且浪费研究者的精力，浪费社会资源，这在伦理上是无法接受的。所以，研究者在设计细胞治疗的临床研究方案时，应充分考虑研究的科学依据、新技术治疗干预手段是否是科学的研究方法并合乎研究目的、适用于研究的阶段与类型等方面。

（1）研究方案：应有充足的研究背景资料，包括临床前研究资料，实验室研究、动物实验研究结果，国内外研究进展和文献资料。伦理委员会可通过审查上述资料评估是否可支持该项目的实施，应重点关注新技术的安全性资料，包括不良反应、毒性反应和禁忌证等，以评估支持研究的合理性。同时，应评估背景资料的来源和可靠性，确认是否存在安全隐患的遗漏信息。对于一项安全性存在较大问题的医疗新技术，即使其疗效趋势显著，也应谨慎评估开展该新技术研究的合理性和可接受性，重点把握研究科学性和伦理合理性的权衡，确保患者利益最大化。

（2）研究设计：任何一项研究都必须有明确的研究目的，研究设计应围绕研究目的展开。常规的创新药注册需经历Ⅰ～Ⅲ期临床试验，而医疗新技术按技术种类的不同，其研究设计也会有区别。但无论是哪种类型的研究，均应包含探索性研究和确证性研究两个阶段。探索性研究重点关注研究的安全性和对科学问题的初步了解，以探索和形成研究假设，为后期确证性研究阶段提供理论依据。确证性研究是进一步验证研究的安全性和有效性。探索性研究阶段通常采用小样本量进行探索分析研究，确证性研究阶段则要求样本量的大小应符合统计学要求。常规研究类型分为实验性研究和观察性研究。因为本章节探讨的是医疗创新技术的临床研究，在临床上还属空白，所以无法开展观察性研究，应将其归属于实验性研究之列。而实验性研究分随机对照研究和非随机对照研究。对于潜在风险未知或较高的医疗新技术研究，若选择随机对照设计，应确保患者的基础治疗，可采用叠加设计的方式，尽量减少研究风险。此外，因医疗新技术的风险较大，不宜在健康人群或非对症疾病人群中开展药代动力学或细胞示踪等研究。

（3）评价指标：研究评价指标的选择优劣直接决定了是否能科学地回答需要研究的问题，是否能达到研究目的。临床研究的评价指标通常包括效应指标、安全性指标和耐受性指标。研究方案中应明确列出敏感和可测量的评价指标，同时应有可量化的测量标准，明确具体的测量和评估方法。评价指标常规可分为主要评价指标和次要评价指标。需重视评价指标的合理性，确认是否与研究目的相对应，是否与临床结局存在因果关系。

（4）控制研究风险的措施：研究方案在满足科学性的同时，是否符合对受试者不伤害的伦理原则，取决于其对研究风险的控制措施是否到位。而对研究风险的控制体现在研究设计和流程的诸多方面,如前文提到的叠加设计。保证研究受试者的基础治疗就是控制风险的重要措施之一,制订在筛选阶段研究的排除标准即排除高危或不适宜入组的人群、受试者中止或退出标准、针对预期不良反应的处理预案、研究的中止或结束标准、对研究的严密监测和跟踪随访、相关事件及时申请伦理审查介入、必要时针对高风险研究设置第三方数据和安全监测委员会等措施,均有助于控制研究风险。

此外,细胞治疗产品种类多、差异大、性质复杂多变,对细胞制备过程要求非常高。我国现行使用的指导原则有《干细胞制剂质量控制及临床前研究指导原则(试行)》和《细胞治疗产品研究与评价技术指导原则》,应严格遵循上述指导原则建立规范的质量管理操作规程。如必须在符合 GMP 标准的实验室进行细胞分离、纯化和培养等体外操作工作,同时应由具备相关资质的检测部门进行细胞合格检测。最终目的是确保研究风险最小化、受试者的利益最大化,以达到研究科学性和伦理合理性的完美平衡。

3. 受试者的风险与受益比是否在合理范围内　即使研究方案采取了如前文所述的一系列风险控制措施,仍不能确保已经存在的或未知的潜在风险被合理规避。且对于医疗新技术研究,即使控制风险措施到位,也不可避免高风险的存在。如细胞治疗的常见不良反应有急性或迟发性输注反应、细胞因子释放综合征、自身免疫反应、移植物失功或细胞治疗产品失活、移植物抗宿主反应、伴发恶性疾病、供体传染性疾病的传播及病毒重新激活等。对于上述不良反应,即使方案中可列出对应的应急处理措施,但并不能保证可以规避或真正解除这些风险造成的伤害。因此,需要结合该新技术对受试者的可能受益,评估风险与受益比的合理性。

(1) 对受试者在研究中可能承受的风险是否有预防和应对措施:应逐项评估研究可能存在的风险,评估是否有不必要的干预措施,评估目前的风险最小化措施是否合理。在明确了研究潜在风险之后,评估其与临床其他常规治疗手段相比是否显著增加了受试者的风险,显著增加的风险是否在受试者可承受的范围之内,是否会对受试者造成威胁生命或不可逆的严重伤害等。上述风险干预措施不仅包括新技术或产品本身可能的风险,同时包括因为参加研究而需要实施的放射性或侵入性检查或装置。上述风险研究方案应包含相应的应急管理措施和处理预案。

(2) 对受试者的潜在受益:研究的受益包括对受试者的受益和(或)对社会的受益。对受试者的受益主要是指研究对受试者具有诊断、治疗或预防的直接益处。对受试者提供免费研究药品、免费检测和交通费补偿等均不属于伦理审查所关注的受益范畴。医疗新技术研究因其本身存在较多未知风险,需特别关注其对研究对象可能的受益,应考虑如何使受益最大化,使受试者、其代表人群和社会从研究中获得益处。

(3) 风险与受益的合理性评估:我国《药物临床试验伦理审查工作指导原则》指出对受试者有直接受益前景的研究,预期受益与风险比应至少与目前可获得的替代治疗的受益与风险比相当,研究风险相对于受试者预期的受益而言必须是合理的;对受试者没有直接受益前景的研究,风险相对于社会预期受益而言必须是合理的。《赫尔辛基宣言》指出："尽管医学研究的主要目的是产生新的知识，这一目的永远不能超越个体研究受试者的权益。"

常规药物的Ⅰ期临床试验，需要招募健康志愿者参与试验，研究人体对新药的反应和耐受性，探索安全有效的剂量，提出合理的给药方案和注意事项，为Ⅱ期临床试验的给药方案提供依据。所以，即使Ⅰ期临床试验对受试者本人无直接受益，但对新药的研发和整个社会人群的健康有巨大的意义。Ⅰ期临床试验经过动物实验的安全性验证，有前期药理毒理学专家的审评把控和临床试验过程中的严密监测等控制风险的措施。同时，Ⅰ期临床研究室配备有严格的急救措施、设备和专业人员，为受试者安全提供保障。结合健康志愿者参加Ⅰ期临床试验的重要意义，是否所有研究的初期阶段都应有健康志愿者参与呢？我国《抗肿瘤药物临床试验技术指导原则》中明确指出：由于细胞毒类抗肿瘤药物具有较大毒性，为避免健康受试者遭受不必要的损害，初次进入人体的Ⅰ期研究一般应选择肿瘤患者。由此引申至干细胞、细胞免疫治疗，因存在前文所述的较高风险，不宜在健康志愿者或非疾病人群中开展安全性、剂量探索或示踪等对这部分人群无受益的研究，更不应在弱势群体中进行。

即使选择目标疾病人群，也应谨慎评估风险与受益比的合理性，预期受益与风险比应至少与目前可获得的替代治疗的受益与风险比相当。若目前无其他可获得或有效的替代治疗，在此状态下，潜在受试者处于高度弱势背景，寄一切希望于该医疗新技术，研究者应谨慎评估该新技术对受试者可能的风险和受益比是否合理。若风险明显大于受益，应考虑开展该新技术研究的伦理可接受性研究。

4. "知情同意书"是否完整、易懂，获得知情同意的过程是否合规、恰当　"知情同意书"是对受试者权益保障的重要措施之一，涉及有知情同意能力受试者的医学研究，每位潜在受试者必须被充分告知：研究目的、方法、资金来源、任何可能的利益冲突、研究人员的机构隶属关系、研究预期的获益和潜在的风险、研究可能造成的不适、试验结束后的条款，以及任何其他相关方面的信息。潜在受试者必须被告知其有拒绝参加研究或随时撤回同意退出研究而不会因此受到报复的权利。应特别关注个体潜在受试者对于特定信息的需求及传递信息的方式。

（1）"知情同意书"的内容应完整、易懂：应使用通俗易懂的语言撰写"知情同意书"的基本要素，尽量避免使用专业术语。英文缩写应有中文注释，避免使用诱导性语言。对基本要素内容告知应完整，研究项目的信息包括以下内容：明确研究性质而非常规治疗；明确研究目的；告知研究的发起方、资金来源、是否存在利益冲突；明确告知对受试者采取的所有研究干预措施、研究治疗方案及随机分到各组的可能性，阐明随机的方式和意义；研究的风险与不适，应如实告知研究所有潜在的风险，不宜避重就轻，对不良反应的发生率应用具体的百分比表示，不宜使用"大多为轻度"等模糊性表述；对受试者的受益不宜夸大，不宜将某单个研究或某少部分成功病例的阳性结果作为确切的疗效误导受试者；告知受试者参加研究不需支付任何费用、受试者应得的交通费或营养费补贴具体数额；明确告知若发生研究相关的损害，受试者应获得及时免费的治疗和相应的经济补偿；受试者的隐私保密措施、资料信息访问权限等；对受试者的医疗与保护，如有无其他备选或替代疗法，及其重要的受益和风险；受试者的权利和职责等。另应确保"知情同意书"告知内容与方案一致。对于药代动力学研究或探索性研究，应明确告知对受试者有无直接受益，以及对科学和社会的受益。

（2）知情同意的过程是否合规、恰当：获取知情同意者应具备资格或经培训，随时接受受试者针对有关安全问题的咨询，并耐心解答。对受试者应做到充分告知，确认受试者完全理解"知情同意书"的内容，并自愿选择是否参加研究。当受试者个人无知情同意能力时，应寻求其法定代理人的知情同意，且当受试者个人恢复有知情同意能力时，应再次寻求其本人的知情同意；当受试者或其家属均无阅读能力时，应寻求独立见证人，见证研究者的口头知情同意告知内容与"知情同意书"中的内容一致。针对这种情况，研究者应做好详实的知情同意过程记录，必要时，在征得受试者或其家属同意的情况下，可采取录音、录像功能，以确保知情同意过程的真实性。

应重点关注是否向受试者明确告知其应当享有的权益，包括在研究过程中可以随时无理由退出且不受歧视的权利等；受试者参加研究的合理支出是否得到了合理补偿；受试者参加研究受到损害时，给予的治疗和赔偿是否合理、合法。

5. 是否有对受试者个人信息及相关资料的保密措施　我国法规明确要求应切实保护受试者的隐私，如实将受试者个人信息的储存、使用及保密措施情况告知受试者，未经授权不得将受试者个人信息向第三方透露。研究方案和"知情同意书"中均应列出对受试者个人信息和相关资料的保密措施，参加研究及在研究中的个人资料均属保密范围。受试者的生物标本应以研究编号加以标识，可识别身份的信息不应透露给研究小组以外的成员。若需要透露，则须获得受试者的再次知情同意。受试者的个人信息应设置访问权限，所有的研究成员和研究申办方都应被要求对受试者的身份信息保密；档案应保存在有锁的档案柜中，仅供研究人员查阅；为确保研究按照规定进行，必要时，政府管理部门或伦理委员会的成员按规定可以在研究单位指定地点查阅受试者的个人资料。研究结果发表时，不可披露受试者的任何个人信息。

6. 受试者的纳入和排除标准是否恰当、公平　国际伦理基本原则明确要求应通过公平分配研究负担和利益的方式，选择研究受试者人群，排除可能受益于参加研究的人群必须是合理的。而研究招募对象的选择主要体现在入选和排除标准的设定，受试者的筛选也应严格遵循入选和排除标准。只有符合入选标准且不符合排除标准的潜在对象方可进入研究，确保受试者选择的恰当和公平。

（1）入选和排除标准的设定：入排标准应满足研究目的的需要，即研究目的能证明研究目标人群的选择是科学和公平的。研究者在开展医疗新技术临床研究时，较多可能会选择那些目前临床上仍无有效治疗干预措施的疾病人群。鉴于这些受试者处于极为弱势、有迫切需求的状态，在入选和排除标准的设定上须基于充分的科学依据，应更谨慎设计；在选择受试者时，应规避存在随意尝试的想法，也要避免使受试者抱有不理性、不科学和不客观的所谓的"一线希望"。

（2）不过于限制适宜人群的入组：在研究的探索性阶段，排除标准应多设限制，排除高风险人群。但在确证性研究阶段，不宜对排除标准多加限制，以避免限制潜在受益的人群参加研究。同时，过多限制的研究结果在外推至普通疾病人群时，会增加未知的风险。因此，在设定入选和排除标准中，并非严格限制即是科学合理的，应结合研究的整体设计需要和伦理要求。

（3）计划入组的受试者是否能从研究中获益：除了前文讲到风险与受益比的评估，入选和排除标准也是重要评估要素之一。受试者的筛选是基于科学和伦理的需要，基于风险与受益比的合理性，而非某部分受试者易于被利用。

（4）受试者的筛选：受试者筛选与其种族、性别、经济地位及学历水平不存在因果关系，除非是在某针对性的研究环境中。

（5）弱势群体：弱势群体不宜直接排除在研究之外。若能证明对其疾病的治疗有受益，且无其他更好的治疗方法可替代，也应公平地给予弱势群体参加研究的机会。

7. 研究是否涉及利益冲突　健康相关研究的主要目标是以符合道德的方式创造促进人类健康所需的知识。然而，研究人员、研究机构、申办者、研究伦理委员会和政策制定者都有其他利益（如科学领域得到褒奖或经济利益）。这些利益可能与研究的伦理行为发生冲突。健康相关研究的主要目标与次要利益之间的冲突被定义为利益冲突。研究方案应考虑是否有与相关资金来源、申办者、机构隶属关系和其他潜在利益等的冲突。

（1）研究者发起的新技术临床研究：研究者既是研究发起人，又是研究实施者，研究者过度考虑自己的想法时，会产生学术方面的利益冲突。特别是新技术临床研究，一旦研究成功，则会给研究者带来巨大的学术利益。相比一般的临床研究而言，其对研究者的诱惑更大。应特别关注这方面的潜在利益冲突风险，注意采取规避这方面风险的措施。

（2）研究者所处研究领域同行发起的多中心临床研究：该类研究也是由研究者发起，涉及多家研究中心，牵头研究者一般在该领域享有较高声望。同样，牵头单位也会因为牵头多中心临床研究而享有较高学术地位。但需要考虑的是，发起这样一项大型研究，研究者前期会投入大量的准备工作，包括精力和经费的投入，有可能在中期分析结果时因建议停止试验而遭受损失。

（3）申办者公司发起的新技术临床研究：注册类产品临床研究由申办者公司委托研究者开展，其与研究者之间可能存在经济利益冲突，如受试者招募的劳务费、完成研究的劳务费用等。此外，还有可能存在申办者公司资助该研究者进行其他学术活动的利益关系，专利、股份等商业经济利益关系。这些都属于利益冲突范畴，在"知情同意书"中均应明确告知研究者与申办者之间存在的利益关系。

8. 研究是否存在社会舆论风险　对于法规明令禁止的医疗新技术，不应开展临床研究;对法规要求不明确的研究项目,则应在科学性和伦理合规性评估的同时,评估其社会舆论的风险。因为社会价值也是批准一项研究的重要标准之一,若存在社会舆论风险,也会影响研究的社会价值。所以,研究是否存在社会舆论风险也是研究者应考量的因素之一。

9. 其他　在完成上述评估后,研究者还应考虑研究经费是否有保障。对一般的临床研究,我国法规未强制要求购买保险;但对风险较高的医疗新技术临床研究项目,建议参考我国《干细胞临床研究管理办法(试行)》的要求,采取有效措施进行重点监管,并通过购买第三方保险,对发生与研究相关损害的或死亡的受试者承担治疗费用及相应的经济补偿。

研究者发起干细胞、细胞免疫治疗新技术临床研究,应特别关注细胞制备的合规性。我国法规明确规定这类临床研究的责任主体是医疗机构,即使医疗机构委托了细胞制备公司进行体外制备操作,若因产品不合格导致受试者损害,其责任主体仍是医疗机构。所以为了减少受试者潜在风险,研究者须审查合作方细胞制备的资质:是否在符合 GMP 标准的环境中进行体外操作? 产品检验是否符合国家指导原则的标准要求?

(四) 伦理跟踪审查

细胞治疗的研究不仅在开展前应通过伦理审查,在研究过程中也应满足伦理跟踪审查的各项要求。我国现行的临床研究相关法规和指导原则中均有跟踪审查的要求,跟踪审查包括修正案审查、年度和(或)定期跟踪审查、严重不良事件审查、不依从和(或)违反方案审查、暂停(和)或提前终止研究审查及结题审查,必要时还包括对研究的实地访查,以及持续性地对研究项目的风险与受益比进行评估,确保规范、安全地开展临床研究,保护受试者权益。

1. 修正案审查　修正案审查是指对研究过程中研究方案任何修改的审查。研究过程中对研究方案的任何修改均应提交伦理委员会审查批准后方可实施。若为了避免对受试者造成急症伤害而修改方案,研究者可在提交伦理委员会审查批准前实施,事后及时向伦理委员会作书面报告。

2. 年度和(或)定期跟踪审查　年度和(或)定期跟踪审查至少每年 1 次。而医疗新技术临床研究,如细胞治疗研究,因其自身的不良反应风险高(如细胞因子释放综合征,一旦发生则很难控制和挽救患者生命),可以采取"完成 1 例,报告 1 例"的跟踪审查方式。研究者应等待伦理委员会审查评估无异议后,再开始第 2 例受试者的入组工作。

3. 严重不良事件审查　我国《干细胞临床研究管理办法》规定:严重不良事件须报告机构学术、伦理委员会审查,并由机构报告国家和省级卫生计生行政部门和食品药品监督管理部门。在处理结束后 15 日内将后续工作报告机构学术、伦理委员会,由机构报告国家和省级卫生计生行政部门和食品药品监督管理部门,以说明事件发生的原因和采取的措施。我国法规要求若研究中心发生严重不良事件应在 24 小时之内及时报告伦理委员会,伦理委员会对发生的严重不良事件进行审查。审查内容包括严重不良事件的程度与范围、对试验风险与受益的影响,以及受试者的医疗保护措施。

4. 不依从和(或)违背方案审查　我国《干细胞临床研究管理办法》规定:如果在操作过程中出现了违背操作规程的事件,事件可能与疾病传播或潜在的传播有关,或者可能导致干细胞制剂的污染时,研究人员必须在事件发生后立即报告机构学术、伦理委员会,并由机构报告国家和省级卫生计生行政部门和食品药品监督管理部门。不依从和(或)违背方案的审查是指对临床研究进行中发生的不依从和(或)违背方案事件的审查。

5. 暂停和(或)提前终止研究审查　临床研究项目需要暂停或提前终止,应向伦理委员会提供报告。伦理委员会根据审查提前终止研究的原因,重点审查对受试者的后续处理,审查受试者的安全和权益是否得到保证。

6. 结题审查　研究者须按照我国《干细胞临床研究管理办法》规定:在干细胞临床研究结束后,将研究结果进行统计分析、归纳总结,书写研究报告,经机构学术、伦理委员会审查。机构主要负责人审核后,报告国家和省级卫生计生行政部门和食品药品监督管理部门。

第三节　医疗人工智能技术、互联网医疗和大数据临床应用伦理

一、医疗人工智能技术、互联网和大数据临床应用基本概念

(一) 医疗人工智能技术的基本概念

人工智能(artificial intelligence,AI)是一个非常广泛的概念,一般来说是指借助计算机超强的运算能力来研究、开发机器,模拟、延伸和扩展人类智能的一系列理论、方法、技术和应用系统。AI 的研究起源于 20 世纪 50 年代,但是受制于计算机计算能力和机器学习算法理论的限制,其应用一直局限于某些领域。2006 年,基于神经网络算法的深度学习正式提出,AI 的科研重新成为热门。2016 年以来,谷歌(Google)公司基于深度学习研发的阿尔法围棋(AlphaGo)接连战胜人类选手,AI 的发展进入井喷阶段,这一成果也加速了医疗 AI 的发展。影像学诊断、病理学切片诊断、心电图监测等多个方面都不断地产生新的成果。国际商业机器(international business machines,IBM)公司研发的沃森(Watson)诊疗系统通过分析已发表的医学论文进行医疗诊断和生命科学研究。谷歌人工智能(Google AI)利用其算法和算力的领先,在涉足医疗领域后也迅速推动了医疗 AI 的进步,包括癌症筛查和眼科疾病筛查等。我国医疗 AI 发展较晚,但是发展速度相当惊人,以阿里巴巴和腾讯为代表的公司已经在肺部 CT 筛查等方面达到了世界先进水平,但总体而言仍存在不足。

与传统的人类医生和过去依靠人类编写的医疗辅助程序相比,近年来得到迅速发展

且主要基于深度学习的医疗 AI 具有以下几个特点。

1. 需大量临床数据且需人工标注和确认   不同于 AlphaGo 等棋类 AI 可以在一定的规则条件下进行自我迭代,医疗 AI 所需要的数据集几乎完全来自临床真实数据,并且需要人类科学家事先将数据结果进行分类和标注。

2. 算法内在逻辑难以理解   人类的学习过程依赖于归纳和总结。因此,当发生错误时,通过检查推理过程很容易找到发生错误的原因。传统医疗辅助程序主要模仿了此过程,发生错误时可以通过核对程序逻辑进行纠正。然而,深度学习的一个特点就是模型的单个参数在实际上并没有明确的含义。因此,出现错误时纠正和问责几乎是不可能的。

3. 不可能达到完全的诊断率和精准率   医疗 AI 主要通过比较各种诊断对应的概率来给出诊断,AI 在任何情况下都没有完全正确的把握,并且当各种情况的概率都比较低时,甚至无法做出判断。

由于以上特点,医疗 AI 在诞生之初及在医学领域应用中表现出的安全性问题、患者隐私保护、诊疗失误的风险及责任划分等在医学伦理方面引起了诸多讨论。其引发的伦理挑战将随着它的发展和进入临床带来更多的争论。

(二) 互联网医疗的基本概念

互联网医疗是互联网在医疗行业的新应用,包括了以互联网为载体和技术手段的健康教育、医疗信息查询、电子健康档案、疾病风险评估、在线疾病咨询、电子处方、远程会诊及远程治疗和康复等多种形式的健康医疗服务。互联网医疗代表了医疗行业新的发展方向,有利于缓解中国医疗资源不平衡和人们日益增加的健康医疗需求与有限的医疗资源供给之间的矛盾,是国家卫生健康委员会积极引导和支持的医疗发展模式。其中远程医疗是互联网医疗的重要内容之一。第五十八届世界医学大会(哥本哈根会议)提出,远程医疗是相隔一定距离的医疗行为,如介入、诊断和治疗的决策和建议是基于远程信息系统传送的数据、文件和其他相关信息做出的。远程医疗从广义上是使用远程通信技术、全息影像学技术、新电子技术和计算机多媒体技术发挥大型医学中心医疗技术和设备优势,对医疗卫生条件较差及特殊的环境提供远距离医学信息和服务。从狭义上包括远程影像学、远程诊断及会诊、远程护理等医疗活动。

1. 现状   互联网医疗在国外已有 50 年的历史,欧美等发达国家已经具有较为完善的互联网医疗体系。他们的"互联网＋医疗"也经历了一个从禁止到解禁、从探索到成熟的过程。我国互联网医疗技术起步较晚,但近年来发展迅速。2018 年 9 月,国家卫生健康委员会出台了《互联网诊疗管理办法(试行)》《互联网医院管理办法(试行)》和《远程医疗服务管理规范(试行)》三大重磅文件,为我国快速发展"互联网＋医疗"指明了方向。截至 2019 年,已有 150 余家互联网医院,"互联网＋医疗健康"的政策体系基本建立,行业发展态势良好。尤其是在 2020 年新冠疫情期间,中国许多医院和互联网健康平台纷纷推出在线医疗服务。

2. 优势　互联网医疗没有时间和空间的限制,既能增加医疗服务的可及性,又能促进医疗资源的纵向流动,优化资源配置,不断降低边际成本,还可能降低医疗开支。此外,互联网医疗推动形成了新型医患互动方式,增进患者对疾病的认知和自我管理。

3. 本质与衍生的问题　互联网医疗是一种全新的医疗服务模式,但其本质仍是医疗。网络仅仅是一种工具,因此不会改变医疗本身的原则和价值。因为医疗行业面对的特殊对象是人,医疗的目的不仅仅是治病救人,还要预防疾病和损伤,促进和维持健康,解除由疾病引起的疼痛和痛苦(包括心理痛苦等),更深层次是面向整个家庭,甚至社区。互联网可以解决一部分诊断和治疗问题,但互联网医疗的发展主要由经济和科技因素推动。因此,人们常常把重心放在具体实践的方法、技术评估和带来的价值上,而很少关注由此带来的伦理问题。

（三）大数据的基本概念

对大数据的研究起源于美国。该术语从 20 世纪 90 年代以来就一直被使用。美国计算机科学家约翰·马什(John Mashey)对这一术语进行了积极的推广。但真正提出"大数据"这个概念的是奥地利科学家维克托·迈尔-舍恩伯格(Viktor Mayer-Schönberger)。他认为大数据是指不用随机分析法(抽样调查),而是对所有数据进行分析处理。作为一个新兴的概念,大数据本身就比较抽象,至今都没有确切、统一的定义。

我国大数据研究起步较晚,特别是在医药卫生方面还存在着很大的研究与应用空间。目前,我国医学大数据的收集、存储、分析和应用已经深入预防、诊疗、健康管理、教育、图书情报和特种医学等各个方面。尤其是近几年,随着国家互联网领域的蓬勃发展,中共中央十九大提出了"健康中国"规划,要求有关部门调整优化投资结构,把固定资产更多投向基础信息等领域,加快"互联网＋医疗""互联网＋教育"建设,让优质医疗、教育等资源惠及更多基层群众。这些举措更进一步促进了大数据在医疗领域的应用。

大数据在中国医疗领域的发展,主要体现在互联网医疗的应用方面。《中国互联网发展报告(2021)》显示,2020 年受新冠肺炎疫情影响,我国互联网医疗市场规模达到1961 亿元,同比增长 47％。报告预测 2021 年将达到 2831 亿元,同比增长 45％。随着我国人民群众医疗健康意识的日益提高,以及互联网技术的进步、我国居民收入的增加,预计未来我国互联网医疗市场仍将保持高速增长的态势。互联网医疗与大数据的结合主要在两大方面:①医师端口方面,包括医疗咨询、医患交流和医患服务;②患者端口方面,包括问诊咨询、预约挂号、疾病管理和在线药房。这些互联网医疗项目以手机应用程序(App)为平台,如春雨医师、丁香园、天猫医药馆等,对医师与患者的数据进行收集、分析,形成以"互联网＋医疗"为基础的大数据。

除上述的软件外,大数据在医疗领域的应用也包括医疗硬件。而对于医疗硬件来说,技术门槛低而上限高。技术门槛低的典型为智能手环,基础的运动手环仅需加速度传感器、环境感知的算法即可。技术上限高的典型为体外诊断仪器,以德康医疗

(Dexcom)的动态血糖测量仪为例,这一硬件需要具备高精度的血糖读数、高耐用性的传感器、传感器植入技术等多种技术要求。研发更先进的医疗传感器设备是未来重要的方向。

二、医疗人工智能技术、互联网和大数据临床应用的主要伦理问题

(一)医疗人工智能技术临床应用的伦理问题

1. 关于尊重原则的问题和风险   尊重原则是医学伦理的一项基本原则,其内涵包括尊重患者的自主权和人格尊严等多个方面,以及衍生出的知情权、隐私权等相关患者权利。在传统的医患场景下,尊重原则已经得到了广泛的确定和认同,但是当医疗 AI 技术加入这一场景后,许多原本清楚的问题将会变得模糊起来。

案例 42   认知医疗技术领域的先驱 IBM Watson Health 医疗生态系统目前已被引入我国,并与全国的 21 家医疗机构达成联合合作意向。Watson Health 创立的目的在于利用其强大的数据库处理技术为肿瘤患者提供个性化的诊疗方案。据了解,现今医疗保健数据总量已达到了 150 艾字节,相关数据规模也会在短时间内迅速发展到泽字节,甚至尧字节。虽然截至目前,尧字节的存储容量并没有真正实现,但相信实现医疗数据的尧字节计算指日可待。因此,如何获取大量且有效的数据资源正是 Watson Health 所要面临的首要任务。

获取数据可以通过两种途径:直接获取及间接获取。直接获取意味着 IBM 将不会通过中间方获取数据;而间接获取即通过第三方平台获得其符合的数据。但无论如何获取信息,大数据时代的数据获取行为都呈现出线上获取多于线下获取的特点,并且多在线上平台进行。也就是说,在这种模式下的大部分数据获取工作只能通过人-机互动实现,甚至有些情况下并不存在人-机互动,而只是单纯地完成从机器到机器的数据转移。此类情况的出现,使传统意义上医患知情同意的实践遇到了阻碍,非面对面的知情同意极易因不知情或知情不充分造成形式上而非实质上的同意。

同时,由于医学数据具有一定的专业性、隐私性,以及格式条款需具备的广泛适用性,极易导致相应的电子"知情同意书"字数多、篇幅长,对公众的阅读和理解造成一定困难。当公众对于冗长且专业的线上告知内容存在疑问时,并不存在一种实时且专业的解答途径。加之公众对自我信息数据保护意识的相对淡薄,授权使用自身数据一般不需要亲笔签名,只需要点击类似"同意并遵守"的虚拟按钮。这种缺少仪式感和庄重感的方式也间接降低了公众对数据获取使用的知情同意的重视程度。

另外，由于 IBM Watson Health 具有极其出色的理解和学习能力，难以排除经过个体知情同意后形成的匿名化数据在某些技术手段下通过分析、推理，进而被整合成一些隐私信息的可能性。有的数据表面上并非个人数据，但经由大数据手段处理后就极有可能追溯到个人；有的数据不是敏感信息，却经个人一些属性信息的组合，在背景知识或其他外部信息的帮助下可识别出个体敏感信息。

从根本上而言，IBM Watson Health 是一项商业性的技术产物，其目的在于分享信息及挖掘信息背后的本质。因此，我们也难以完全信任一项以分享信息为目的的技术手段会为公众的隐私信息进行完全的加密。

知情权和自主权是尊重原则的重要内容。知情权是自主权的前提条件，即患者必须充分了解相关内容才能自主地做出选择。由于医疗 AI 技术的发展极其依赖数据的数量和质量，在诸多科研机构和企业进行竞争的市场条件下，能够以更低价格获取更多数据的一方无疑可以占据更有利的条件。于是，医院所进行的检查和对应的检查报告就成为了价值连城的宝库。但是，在开发这一宝库的过程中，患者反而成了话语权最轻的一方，甚至很多患者都不知道自己的检查结果将成为医疗 AI 的基础，更别说拒绝的权力了。患者自主权的丧失，带来的是少数人权力的异常膨胀。如果继续纵容这一行为，医疗 AI 将会从出生起便背负着原罪。但如果"一刀切"地停止一切使用临床数据的行为，我国就难以抓住这一迅速发展医疗产业的机会。谷哥公司于 2014 年收购的 AI 实验室——深度思维（DeepMind）目前正在全世界进行各类疾病数据的收集，其合作方包括英国、日本等国的多家大型医院，很快已经收集了数万例病例。然而，合作开始 6 个月后，该项合作才向社会公布，患者也没有在第一时间得到告知。这说明，即使在医疗法规相对完善的发达国家，也没有对 AI 相关的数据收集进行足够的监管。我国在这一方面的监管也很薄弱。

隐私权事关患者的人格尊严。患者的个人信息在进行诊断和治疗时是必须的，医疗机构也有义务保护这些信息。以往医疗机构只需要严防死守，保证自己的数据库没有被黑客入侵。然而，随着医疗 AI 对医疗数据的大量需求，医疗机构需要有选择地共享一部分信息。这对于医疗机构原有的信息系统来说无疑是一个巨大的挑战，特洛伊城的陷落正是从木马进城开始的。同样，医疗数据的脱敏处理也至关重要。否则，这些隐私数据一旦脱离了医疗机构的控制，被不法分子利用将只是一个时间问题。患者与医疗机构之间的信任将会荡然无存，给医患关系带来挑战。

事实上，一些医疗 AI 产品已经进入了临床应用，但是患者对此却知之甚少。尽管目前医疗 AI 还只是充当了辅助工具的角色，所有的诊断全部由医师做出，但是患者仍应当享有充分的知情权。即无论医疗 AI 的应用范围如何，患者都应当对诊疗服务提供者的身份有完全的认识。

2. 关于诊疗失误的问题和风险　无论是医师还是医疗 AI,在进行诊断和治疗的过程中,都难免会发生错误,继而对患者造成伤害,随之而来的则是相应的追责。在传统的医患关系中,追责机制已经较为成熟,医疗服务提供方如果存在过错将会承担经济赔偿的责任,情节严重时则可能被吊销执照、追究刑事责任。然而医疗 AI 的误诊误治责任承担方面还不够明确,AI 应用于医疗出现误诊误治谁来负责,是 AI? AI 的设计者? 抑或是 AI 的操作者?

案例 43　2017 年,一篇名为"人类完败……诊断乳腺癌,30 小时病理学分析竟不如谷歌 AI 准确"的报道在互联网上盛传。报道称,来自谷歌、谷歌大脑与 Verily 公司的科学家开发出了一款能用来诊断乳腺癌的 AI,它的表现甚至超过了专业的病理学家。要知道,病理诊断的精准性严重依赖于病理科医师的水平,即便是对于同一名患者,不同病理学家给出的诊断也往往会有很大不同。2015 年的一篇论文发现,不同病理学家对乳腺癌诊断的一致率只有 75.3%。在某些不典型的乳腺癌中,诊断的一致率竟下降到 48%,不足一半。为了解决病理学诊断的瓶颈,谷歌和 Verily 公司的科学家们做了一个尝试。他们将单张病理切片的图像分割成了数万至数十万个 128×128 像素的小区域,每个小区域内可能含有数个肿瘤细胞。随后,他们提供了许多肿瘤组织与正常组织的病理学切片,供 AI 学习。最终,这款 AI 掌握了一项像素级的技巧——它能分辨出单个小区域内被标注为"肿瘤"的像素,从而将整个小区域标注为"肿瘤区",从而有效地将肿瘤组织与健康组织区分开来。学习完毕后,这款 AI 迎来了实战。科学家们邀请了一位病理学家,让他与 AI 进行一场比赛。这位病理学家花了整整 30 个小时,仔细分析了 130 张切片,并给出了他的诊断结果。在随后基于灵敏度(找到了多少正确的肿瘤)和假阳性(将多少正常组织诊断为肿瘤)的评分中,这位病理学家的精确率为 73.3%。AI 交出的答卷是 88.5%,完胜人类。

随着医疗 AI 的不断发展,诊断率与精准率都在不断上升,但是 AI 的诊疗依赖于相应疾病的训练。因此,在一些罕见病和少见情况的诊断中,AI 具有一些先天缺陷。虽然在进入临床应用前可以在程序中加入针对特殊情况的代码,但错误还是难以避免的。随着临床应用范围的逐步增加,医疗 AI 致残致死事件的发生就像自动驾驶一样,只是时间问题。截至目前,优步(Uber)和特斯拉(Tesla)公司使用的自动驾驶技术都发生过造成人员死亡的交通事故。医疗行为与人的生命联系更为密切,是一个不容大意的场景,很小的错误也可能造成极为严重的后果。这就对医疗 AI 的安全性提出了极为苛刻的要求。

就目前我国的医疗器械分类来说,医疗 AI 被定义为医疗器械,并且根据其得出诊断结果的风险进行相应的分类和分级。但是考虑到医疗 AI 对医师工作替代性远远大于其他传统意义上的医疗器械，即其他医疗器械最终都需要由人类进行操作，而医疗 AI 的最终目的则是替代人类工作，因此，这种分类方法在进行追责时存在着一些问题。例如，医疗 AI 出现诊疗错误、造成严重后果时，承担责任的是操作者、维护者，还是程序本身？ 如果只对程序的所有者追究经济赔偿责任，那么对于受害者而言，无论从感情上，还是从理智上都是难以接受的。

另一方面，当诊疗失误发生时，应当把责任归咎于 AI 的缺陷还是医学水平的限制，是另一个值得探讨的问题。即使是最出色的人类医师和最先进的医学技术也会在一些情况下束手无策。此时，要求 AI 做出完美的诊疗无疑是过分苛刻了。这两者之间的界限随着 AI 的发展将会越来越模糊，正如 AlphaGo 有时也会下出一些令人难以理解的棋子。但是由于 AlphaGo 代表了围棋的最高水平，人类怀疑的声音也会变得越来越微弱，以至于 AlphaGo 一部分与传统理解相悖的招数反而得到了人类棋手的模仿。一旦 AI 在医疗领域取得了高于人类医师的成就，患者的质疑将被"权威"完全压制。

3. 关于医师角色的问题和风险　医疗 AI 发展的最终目的是减少医师的工作量，但是随之而来的问题就是对医师的需求量也相应减少了。根据 2018 年中国医师协会发布的《中国医师执业状况白皮书》中的内容，我国医师人力资源的供给相对不足，在一些科室则是严重不足。随着医疗 AI 工作效率的提高，短期之内医师人力资源不足的问题将会得到很大的缓解。但是长期来看，对医师的需求量将会小于已有医师的数量。到那时，一部分医师将不得不提前退休或选择其他行业。国际货币基金组织的一份报告显示，AI 和机器人造成了"能熟练运用 AI 或机器人的部分人群"和"被夺走工作的人群"的两极分化。国内的其他研究也显示，被机器替代工作的人群工资收入普遍下降超过 1/3。虽然这项数据主要来自制造业，但是也应当引起医疗行业从业者足够的重视。

> **案例 44**　2017 年 1 月底，斯坦福大学某团队开发出的皮肤癌诊断 AI 技术成果再度登上了《自然》(*Nature*)杂志封面，该 AI 诊断皮肤癌的精准率达 91%。斯坦福大学研究人员采用深度卷积神经网络，通过大量训练发展出模式识别的 AI 系统，使 AI 学会分析图片并诊断疾病。训练 AI 的数据库由 129 450 张皮肤病变图片和对应的文字描述组成，涵盖了 2 032 种皮肤病。而诊断的"参考答案"则由皮肤病专家提供，他们依靠的是非侵入性图像分析和组织活检。之后迎来了"毕业考试"。研究者向受训的 AI 和 21 名执业医师分别提供了一批训练数据集中没有出现过皮肤病变的图片，这些图片都由组织活检确定了对应的病证。诊断比赛的结果是 AI 的精准率和人类医师不相上下，敏感性达到 91%。

医疗 AI 技术的发展势必会减少对医师数量的需求，但长远来看，医师数量减少是不利于医学长远发展的。医师的诊疗过程可以暴露出现有医学手段存在的一些问题。而在 AI 的诊疗过程中,由于诊疗手段内在逻辑不明确,现有方案存在的问题往往不容易暴露出来。此外,所剩的医师中,除了少量顶级医师外,其他医师的作用将被局限于配合 AI 的诊疗和检查,很难接触到核心的诊断与治疗方案的选择。过度依赖医疗 AI 的后果就是医学发展的停滞。当老一代的医师退休后,在与医疗 AI 的竞争下,年轻人已经不得不选择其他行业。医师团队将会面临青黄不接的局面,而大众也将不得不选择医疗 AI。

理想的情况下,医疗 AI 可以减轻医师的部分工作压力。AI 的进步需要依靠医师在诊治患者的过程中积累经验、总结规律后学习和成长。因此,AI 和医师应分别承担不同的角色和职责。AI 更多的是在一些程序化的重复劳动中帮助医师减少工作量,而医师更多的是在推动医学进步中发挥更大的作用。另外,回归医学的本质,医学面对的特殊对象为人,患者不仅仅满足于冰冷的机器、程序化的诊断方法,更需要人文关怀,这是 AI 所替代不了的。

(二) 互联网医疗临床应用的伦理问题

1. 医疗安全、信息安全、精准性问题　医疗信息获取途径发生变化,可能给信息的完整性、全面性及可靠性带来风险。因此,互联网医疗会带来医疗安全的风险。互联网医疗基于远程交互技术,与传统医疗活动相比,网络化信息传递取代了医患的面对面交流,中间涉及多个环节,不稳定因素增加;数据传输中,易受黑客攻击或病毒感染;电子病历等信息化数据在提高使用效率的同时,也存在信息安全隐患;不同平台对信息的共享给安全带来新的挑战。以上原因均可导致信息的安全性和精准性等问题。

2. 医疗公平性问题　互联网医疗新技术的诞生,并不能惠及所有患者。互联网医疗设置了新的"技术门槛"——需要电脑及网络,尤其是对边远贫困地区人群及不会使用互联网的老年人群,可能影响其医疗公平性。当然随着信息技术及网络在边远地区人群和老年人群中的普及,这个问题会逐渐被克服。

3. 隐私泄漏问题　与传统的医疗活动不同,患者难以确认与其沟通的医师所处的环境是否足够私密,难以保证没有其他人在周围意外地或有意地获取患者的隐私(音频或视频信息)。由于互联网医疗尚缺乏完善的规范和监督机制,可能会造成有意或无意泄露患者隐私的后果。

4. 责任界定问题　互联网医疗活动涉及患者、医师,以及沟通两者的数据传输运营方、软件开发商。一旦发生医疗事故,如何去界定是医师没有充分告知患者相关事项,还是患者没有遵从医嘱,亦或是平台软件传递信息的漏洞或通信运营商的通信失误?在互联网会诊中,医师有两方——求诊端医师和远程端医师,前者是医疗活动的直接诊疗人,而后者则只是提供意见和建议的人。只有解决互联网上的咨询、信息服务和医疗服务行为之间的界限问题,并对远程疾病诊断和治疗行为等明确各方的责权利,才能更好地服务患者,使患者的利益最大化。

5. 医患关系重构问题　传统的医患关系通过"挂号""住院号"形成一种"契约",面对面交流有其独特的优势,而互联网医疗新模式使得医患关系的建立发生微妙的变化;知情同意需要面对面充分沟通,互联网医疗则削弱了医患共同决策的理念;丰富的网络信息资源使患者对于医师建议的自我采纳权增加,依从性受到影响;互联网医疗有可能会削弱医患相互之间的信任和尊重,以及医患关系的完整性。

（三）大数据临床应用的伦理问题

1. 安全技术缺陷　大数据技术在应用和创新的过程中产生负效应的一个重要原因就是大数据技术开放共享的特殊性质,以及虚拟和隐匿的特点。近年来,医疗信息系统受到黑客入侵事件频频发生。例如,2014 年美国社区卫生系统(Community Health Systems)遭到黑客恶意攻击,约 260 家医院共计 450 万患者的个人资料,包括姓名、地址、社会保险号码等数据被窃。这是迄今为止记录在案最大的一起医疗数据窃取事件。类似这种由于大数据安全技术缺陷造成的损失会对用户就业、保险等方面造成了巨大的损害。

同时,随着数字化人体或移动医疗的进一步推进,可穿戴或可植入性医疗设备的侵入风险也将会成为一种巨大的隐患。微型传感器、纳米机器人和可植入性医疗器械将构成智能化健康医助体系的有机组成部分,它们是大数据健康革命的先锋。然而,当黑客或恶意代码侵入这些微型传感设备和患者体内的可植入性设备时,后果将不堪设想。就目前情况而言,体内植入医疗设备的患者越来越多,部分设备如胰岛素泵或心脏除颤器等,都可以通过无线连接进行记录读取和软件更新。这些设备当然也面临着巨大的侵入风险,往往成为病毒攻击的重点对象和重灾区,严重威胁患者的生命。

2. 个人隐私侵害　在大数据信息时代发展的过程中,数据只是客观存在,是通过人类主体使用者的网络行为所产生的。从技术角度来看,大数据所产生的信息并没有好坏之分,产生问题的原因在于信息的应用主体在使用互联网的过程中,越认同数据共享,数据组织就越容易搜集。这就为信息、隐私泄露提供了机会。

当大数据的浪潮汹涌地进入医学研究领域时,医院信息系统数据、电子健康档案系统数据、实验室信息系统数据、医学影像学信息系统数据、居民的行为与健康管理数据及政府的人口与公共卫生数据,均构成了医疗卫生领域大数据的初期数据资源。然而,除了常规收集的患者信息量非常巨大以外,基因学、表观遗传学等的数据规模也同样庞大。这些规模巨大、种类繁多的数据为我们综合分析并挖掘每位患者生理学、病理学和病理生理学等数据提供了充足的样本。当我们将这些身体情况数据输出时,我们得到了个性化的诊疗,同时我们也需要承担数据透明化后的危害。

以医疗保险领域为例,医疗保险公司会使用大数据预测个人未来的身体状况及患有重大疾病的可能,从而决定是否为其提供保险服务,并利用大数据判断其需要哪种类型的保险。如果个人的医疗记录通过大数据的方式泄露给保险公司,从而导致拒保的发生,那么就会损害投保人原本应当享有的权利。

　　大数据技术应用的前提是数据的开放共享,其中的关键是数据的超级融合。大数据背景下,这种数据融合除了搜集个人多样化的信息外,还会混淆个人数据与总体数据的概念。这就会导致医学伦理学上常用的"知情同意"和"匿名化原则"被弱化,甚至被忽视。由于数据收集者无法精准告知数据的可能用途,必然导致知情同意原则的内在困境,即在不知情的情况下很难形成真正的同意。再者,由于大数据技术基于个人数据的供给,原有的知情同意原则可能阻碍或限制大数据潜在价值的实现。这些问题必须得到重视。同时,我们在应用大数据技术时,很容易淡忘自身的隐私保护意识,一味地去追求大数据技术所带来的便利。隐私保护的道德合理性基础在于,我们必须维护合理的个人隐私利益,即合理地平衡"隐私利益关切"与"伦理道德规范"之间的关系,不能因为大数据技术本身具有的特征而忽视了最基本的伦理学概念。

　　3. 数据的滥用、归属权与责任　　如今,医疗卫生行业的数据交流十分密切,临床、科研、教学等各方面都涉及数据的共享与交流。大数据本身就意味着共享,众多领域的数据共享是大数据时代的前提和关键特征之一,也是隐私泄漏的开始。近年来,越来越多的生物医疗及医药企业试图与医疗机构进行联合,以使生物医疗技术更好地发展。但与此同时带来的数据泄漏却成为了巨大的安全隐患。人们的医疗信息可能成为商品被二手、三手出售;网络营销商可能针对个人信息量身定制医疗广告,进行有目的的投放;医疗保险推销员可能查到患者的病历记录和电话号码,从而推销某种类型的保险;而公司也能通过电子病历数据库获得员工的健康情况,从而以身体不适合为由解雇员工等。这样的社会新闻每隔一段时间就会出现在微博、微信等社交媒体的头条位置,不断提醒着我们:大数据为我们的生活带来便利的同时,也为我们的人身安全和信息保护带来了挑战。

　　大数据技术所采集的信息权归属,也是一个非常重要的医学伦理问题。当数据的收集者拥有了数据后,如何与被采集者共享这一数据的研究结果? 同时,当这些数据被二次利用产生价值时,所获得的利益又如何分配?

　　"信息权"作为一种新型人格权,来源于隐私权。从法学视角看,信息权是公民民事权利的重要客体,其所有权属于公民自己而非网站或网络公司。如果没有将大数据的归属与责任进行一个清晰的界定,那么就如同无证驾驶,是一种极不负责任的行为。

三、医疗人工智能技术、互联网和大数据临床应用的伦理基本要求

(一) 医疗人工智能的伦理基本要求

　　1. 建立统一的数据共享平台,规定标准的数据脱敏流程　　医疗 AI 的发展是历史的必然趋势,盲目拒绝医疗 AI 的发展和医疗行业的信息化都是徒劳的。因此,为了尽量保护患者的知情权和隐私权,同时也为了促进医疗 AI 的良性发展,建立统一的医疗数据共享平台,规定标准的医疗数据脱敏流程,由政府出面主导医疗 AI 的研发,才是行之有效

的方法。目前,可采用数据库静态脱敏系统实现。脱敏系统根据脱敏对象设定的敏感数据发现规则,对原始数据库进行数据扫描,自动发现敏感数据类型和所在位置;从原始数据库中抽取数据,在脱敏平台上进行脱敏处理,对用户敏感数据进行遮蔽或仿真等操作;将经过脱敏后的数据,写入指定的医疗大数据信息共享交换平台环境中。

目前,由各家医院各自独立建立的信息平台和数据共享系统主要有以下的弊端:信息平台的安全性不足,容易造成信息泄露;医疗数据训练集获取成本过高;数据共享流程不公开、不透明,容易引起不正当竞争。而建立统一的医疗数据共享平台以后,通过媒体可对医疗 AI 的发展进行充分的宣传,避免大众对 AI 的盲目吹捧和盲目抵触;具备 AI 制作能力的公司和科研机构也可以采用较为合理的价格批量获取医疗数据,这部分收入也可以并入医保基金,缓解我国医保基金短缺的现状。

2. 完善医疗事故评价体系,建立 AI 医疗保险　　随着医疗 AI 进入临床应用,有必要对原有的医疗事故评价体系进行升级和改进。在进行评价的专家中,不仅需要医学领域的专家评估 AI 的诊断是否符合医学原则,还需要包括 AI 专家在内的其他领域专家评估程序运行过程中是否存在错误。可以预见的是,只要医疗 AI 大规模进入临床应用,那么患者出现意外情况终究是难以避免的。因此,有必要预先通过立法等手段建立起一个合理的医疗事故评价体系。这一体系目前在全世界各个国家都是空白的。

医疗 AI 的成本主要是前期研发费用,一旦投入运行之后,随着临床应用的迅速增加,医疗 AI 的诊断率和精准率可以随着迭代迅速提升。因此,相对于人类医师,医疗 AI 的运行成本更低。此时,利用这一特点可以建立起医疗 AI 的保险。一旦临床发生责任归属不明确的患者损害,可以由保险对患者进行一定的经济补偿。

除此以外,大众和患者对于 AI 的期望也需要纠正。AI 不是完美或一定正确的,无论是 AI 还是人类医师都难免会犯错,只要 AI 的精准率高到一定程度,那么医疗 AI 的诊疗效果可能与医师相当。但是需要警惕一个问题:从经济学角度而言,AI 节约的成本只要可以弥补错误导致的赔偿,对于厂家来说就是盈利的。但对于患者个体而言医疗服务水平反而下降了,从伦理角度来说,这是不能接受的。因此,医疗市场的准入评估,应当以精准率与有效率为标准,而不能只看经济利益。

3. 重新定义医师角色,改进医师培养体系　　医疗 AI 在应用的初期并不会完全取代医师的地位,无论是诊断结果的核对,还是治疗操作的实施,都需要医师的参与。因此,这个阶段可以作为过渡期。在此期间,医师可以逐渐学习和适应 AI 的使用方法。此后,随着 AI 应用范围的增加,医师相对于其他人群更适合操作医疗 AI。然而,这对于医师的计算机能力和学习能力都提出了较高的要求。因此,在医师的培养过程中,计算机编程和深度学习也需要得到足够的重视。

当医疗人工智能完全进入大规模应用后,常见疾病的诊断和治疗过程将会在一定程度上减少医师的参与工作量。医师的精力将主要集中于疑难杂症、罕见病和急症情况的处理,同时兼顾医学研究和新技术的探索与试用。目前而言,我国的分级诊疗制度尚未得到完全落实,医疗 AI 的应用可以提高社区医院的诊疗水平,分担三甲医院的门诊压力。

（二）互联网医疗的伦理基本要求

1. 风险-受益评估　对互联网医疗进行伦理合理性判断,主要是对患者的获益(表9-1)和风险(表9-2)进行分析。

表 9-2　患者获益的内容

分类	内　容
生理获益	疾病得到及时的诊断、权威专家的指导
心理获益	丰富的资讯使患者的疑惑得到部分解答
社会获益	优质医疗资源得到更加广泛的使用
经济获益	就诊间接成本或直接成本的节约

表 9-3　患者风险的内容

分类	内　容
生理风险	由于信息不充分导致的误诊、误治,患者依从性差对诊疗结果的影响;技术原因导致的不理想医疗结局
心理风险	信息泄露影响个人隐私;无法获得"线下交流"的亲切感
社会风险	新技术使得公平性受到影响;责任认定问题;知识产权保护问题
经济风险	虚高的诊疗费用;新物联网设备的应用

2. 减少患者的各类风险

（1）可通过以下方式减少生理风险:①范围界定,确定什么情况下可以进行互联网医疗;②资质认定,明确谁可以进行互联网医疗、远程会诊;③政策法规,明确保证医疗质量的相应政策法规。

（2）可通过以下方式减少心理风险:①充分利用互联网时代的新媒体,提供更为真实、可靠及可信的信息资源;②互联网时代医患关系的重建;③切实保护患者的隐私,减少患者的"担忧"。

（3）可通过以下方式减少社会风险:①在新技术推出前充分评估,重视社会的公平性;②充分关注信息安全;③明确可以获得相应诊疗信息的对象;④患者的知情同意问题;⑤建立健全相关的法律法规。

（4）可通过以下方式减少经济风险:①公平的定价;②医疗过失时补偿、赔偿的问题。

互联网医疗已成为一种历史的必然。医学伦理贯穿所有的医学活动,互联网医疗也不例外。两者的不断"博弈""磨合"是新技术服务于人类社会过程中的"阵痛"和"成长的烦恼"。

（三）大数据的伦理基本要求

1. 提高自身隐私保护意识和甄别能力　在面对应用大数据技术的医疗 App 时，我们要注意提高自身的隐私保护意识，尤其是涉及个人信息如身份、年龄、住址、联系方式、工作单位及信用卡记录时，不要轻易填写，以免泄露。同时，要注意认准权威的 App，最好是具有官方背景的软件，不要使用第三方或不具备相关资质的公司所发布的 App。

2. 完善相关行业的法律法规　美国国立卫生研究院要求科研数据应在安全处理个人隐私后再允许共享，并强调实施职业伦理规范。国内也正在进行相关行业的法律法规完善工作。2016 年 6 月 24 日，国务院办公厅印发《关于促进和规范健康医疗大数据应用发展的指导意见》(国办发〔2016〕47 号)提出，到 2020 年，建成国家医疗卫生信息分级开放应用平台，实现与人口、法人、空间地理等基础数据资源跨部门、跨区域共享，医疗、医药、医保和健康各相关领域数据融合应用取得明显成效。近几年，我国陆续颁布了《互联网文化管理暂行规定》《互联网出版管理暂行规定》《互联网信息服务管理办法》和《互联网电子公告服务管理规定》等法律法规。这些法规都将在国家卫生健康委员会的监督下逐步完善，从而实现医疗大数据的标准管理、安全管理、服务管理等。

当相关法律法规相继出台后，相信由大数据技术产生的相关医学伦理问题会得到一定的法律保障，起到保护公民基本权利的作用，同时也为公民主动维护自身权益提供有力的武器。

3. 提升大数据安全技术　减少隐私泄露风险的最佳路径是技术创新，以云计算、移动互联网及物联网等技术为后盾的大数据产业的快速崛起起到了举足轻重的作用。因此，国家首先要做的是大力推进数据安全防护技术研发，鼓励科研院所和企业协作开展大数据技术产学研转化，从技术方面提高信息安全管理级别。

大数据安全技术是其在医疗领域应用的基础，大数据安全技术达到一定的标准，会使大数据技术在医疗领域得到更广泛的应用，尤其是那些在人体上使用的医疗设备。

4. 加强医学伦理审查　大数据实践在融合两种"伦理"方面(即融合"从个体出发的伦理"和"从集体出发的伦理")展现了广阔的前景，而优先关注、保障个人权利是"融合"的前提。我国《涉及人的生物医学研究伦理审查办法》(简称《办法》)把涉及人的生物医学研究活动分为三大类，并明确将"采用流行病学、社会学、心理学等方法收集、记录、使用、报告或储存有关人的样本、医疗记录、行为等科学研究资料"的活动纳入伦理评审及其管理之中。因此，凡是涉及人的医学大数据研究，即使是回顾性医学研究，也应进行伦理审查，且待批准后方能实施。

医学伦理审查体系进入大数据技术的应用，将会使大数据的使用更加安全可靠，同时，也可以促进大数据的发展。这一点的重要性体现在目前最热门的基因组学方面。人体内的基因数据非常繁杂，大数据技术可以在此领域得到充分的应用，但相关的伦理问题也不容忽视。如果在大数据背景下的人体基因大数据外流，将会导致非常严重的后果。所以，加强医学伦理审查的重要性在大数据时代就显得格外重要了。

　　医疗 AI 技术、互联网医疗和大数据临床应用是大势所趋。医疗 AI 等新技术的应用,无论在经济成本,还是在诊疗水平上,都将逐步接近,甚至可能优于人类医师。对于新技术的盲目抵触不利于我国在该领域抓住机会实现产业升级。我们应当以积极的态度支持相关研究的发展,并为新技术能进入临床应用做好法律和制度上的准备。医学伦理学也需要与时俱进地做好伦理辩护与伦理学管控。

(王国豫　邹和建　陈　彤　曹国英)

参考文献

[1] ADVISORY B. Your DNA is not your own：how the golden state killer hunt reveals the limits of medical privacy [EB/OL]. (2018 - 04 - 30)[2021 - 07 - 12]. https：//www. advisory. com/daily-briefing/2018/04/30/dna.

[2] HABERMAS. The future of human nature [M]. Cambridge：Polity Press, 2003.

[3] SANDEL. The case against perfection [M]. Cambridge：Harvard University Press, 2007.

[4] 王国豫,李磊. 精准医学的不精准后果[J]. 中国医学伦理学,2018,31(9)：1096 - 1101.

[5] 上海市卫生健康委. 上海市遗传咨询技术服务管理办法[Z]. 2018.

[6] 中华医学会心血管病学分会精准心血管病学学组,中国医疗保健国际交流促进会精准心血管病分会组. 单基因遗传性心血管疾病基因诊断指南[J]. 中华心血管杂志. 2019,47(3)：175 - 195.

[7] World Health Organization. Proposed international guidelines on ethical issues in medical genetics and genetic services [EB/OL]. [2021 - 07 - 12]. http：//www. who. int/genomics/publications/en/ethicalguidelines1998. pdf.

[8] 王立铭. 上帝的手术刀：基因编辑简史[M]. 杭州：浙江人民出版社,2017.

[9] 美国国家科学院,美国国家医学院. 人类基因组编辑：科学、伦理和监管[M]. 马慧等,译. 北京：科学出版社,2019.

[10] National Academies of Sciences, Engineering, and Medicine. Human genome editing：science, ethics, and governance [M]. Washington DC：The National Academies Press, 2017.

[11] Nuffield Council on Bioethics. Genome editing and human reproduction：social and ethical issues [R]. London：Nuffield Council on Bioethics, 2018.

[12] GREELY. CRISPR'd babies — human germline genome editing in the He Jiankui affair [J]. Journal of Law and the Biosciences. 2019,6(1)：111 - 183.

[13] 中华人民共和国国家卫生和计划生育委员会. 涉及人的生物医学研究伦理审查办法[Z]. 2016.

[14] World Medical Association. WMA declaration of helsinki：ethical principles for medical research involving human subjects［EB/OL］.（2018 – 07 – 09）［2021 – 07 – 12］. https：//www. wma. net/policies-post/wma-declaration-of-helsinki-ethical-principles-for-medical-research-involving-human-subjects/.

[15] Council of International Organizations of Medical Sciences，World Health Organization. International ethical guidelines for health-related research involving humans［Z］. 2016.

[16] BALTIMORE D，BERG P，BOTCHAN M，et al. A prudent path forward for genomic engineering and germline gene modification［J］. Science，2015，348（6230）：36 – 38.

[17] 陈晓平. 试论人类基因编辑的伦理界限[J]. 自然辩证法通讯，2019,41(7)：1 – 13.

[18] LANPHIER E，URNOV F，HAECKERE S E，et al. Don't edit the human germ line［J］. Nature，2015,519(7544)：410 – 411.

[19] 中华人民共和国国务院. 医疗器械监督管理条例[Z]. 2014.

[20] MITCHAM. Professional idealism among scientists and engineers：a neglected tradition in STS studies［J］. Technology in Society，2003,25(2)：249 – 262.

[21] World Health Organization. Human genome editing：a framework for governance［Z］. 2021.

[22] LAUREN A B. Genetic testing is terrifying when you have cancer［EB/OL］.（2016 – 5 – 10）［2021 – 07 – 12］. https：//bioethics. georgetown. edu/2016/05/genetic-testing-is-terrifying-when-you-have-cancer.

[23] RUTH C. The ethics of personalized medicine：a philosopher's perspective[J]. Personalized Medicine，2014，11(1)：5 – 6.

[24] MACPHERSON A，KIMMELMAN J. Ethical development of stem-cell-based interventions［J］. Nat Med，2019,25(7)：1037 – 1044.

[25] BARKER R A，CARPENTER M K，FORBES S，et al. The challenges of first-in-human stem cell clinical trials：what does this mean for ethics and institutional review boards［J］. Stem Cell Reports，2018,10(5)：1429 – 1431.

[26] COSSU G，BIRCHALL M，BROWN T，et al. Lancet commission：stem cells and regenerative medicine［J］. Lancet，2018,391(10123)：883 – 910.

[27] 中华人民共和国国家卫生健康委员会. 生物医学新技术临床应用管理条例(征求意见稿)[Z]. 2019.

[28] 中华人民共和国国家卫生健康委员会. 体细胞治疗临床研究和转化应用管理办法

　　（试行）（征求意见稿）［Z］. 2019.

［29］ 国家食品药品监督管理总局. 细胞治疗产品研究与评价技术指导原则（试行）
　　［Z］. 2017.

［30］ 中华人民共和国国家卫生计生委，中国食品药品监督管理总局. 干细胞制剂质量控
　　制及临床前研究指导原则（试行）［Z］. 2015.

［31］ 中华人民共和国国家卫生计生委，中国食品药品监督管理总局. 干细胞临床研究管
　　理办法（试行）［Z］. 2015.

［32］ 澎湃新闻. 富豪 60 万一针干细胞卖命：异物或已引起免疫反应，警惕致瘤［EB/
　　OL］.（2018 - 05 - 25）［2021 - 07 - 12］. http://www. sohu. com/a/232821117_
　　260616.

［33］ 搜狐新闻. "魏则西"事件的医学伦理与法律分析［EB/OL］.（2016 - 05 - 03）［2021 -
　　07 - 12］. http://news. sohu. com/20160503/n447450330. shtml.

［34］ 包桉冰，徐佩. 医疗人工智能的伦理风险及应对策略［J］. 医学与哲学，2018，39
　　（6A）：37 - 40.

［35］ HINTON G E. Reducing the dimensionality of data with neural networks［J］.
　　Science，2006，313（5786）：504 - 507.

［36］ SILVER D，HUANG A，MADDISON C J，et al. Mastering the game of Go with
　　deep neural networks and tree search［J］. Nature，2016，529（7587）：484 - 489.

［37］ SILVER D，SCHRITTWIESER J，SIMONYAN K，et al. Mastering the game of
　　Go without human knowledge［J］. Nature，2017，550（7676）：354 - 359.

［38］ CHEN Y，ELENEE A J，WEBER G. IBM Watson：how cognitive computing
　　can be applied to big data challenges in life sciences research［J］. Clin Ther，
　　2016，38（4）：688 - 701.

［39］ de FAUW J，LEDSAM J R，ROMERA-PAREDES B，et al. Clinically applicable
　　deep learning for diagnosis and referral in retinal disease［J］. Nat med，2018，24
　　（9）：1342.

［40］ LIU Y，GADEPALLI K K，NOROUZI M，et al. Detecting cancer metastases on
　　gigapixel pathology images［R］. arXiv，2017.

［41］ SHEAD S. Google DeepMind given access to mammograms of 30,000 women by
　　Japanese hospital［EB/OL］.（2018 - 10 - 4）［2021 - 07 - 12］. https://www.
　　forbes. com/sites/samshead/2018/10/04/google-deepmind-given-access-to-mammograms-
　　of-30000-women-by-japanese-hospital/? sh＝67de250f59ba.

［42］ DeepMind. Expanding our research on breast cancer screening to Japan［EB/
　　OL］.［2021 - 07 - 12］. https://deepmind. com/blog/breast-cancer-screening-
　　japan.

［43］药明康德. 人类完败……诊断乳腺癌，30 小时病理分析竟不如谷歌 AI 准确［EB/OL］.（2017 - 03 - 07）［2021 - 07 - 12］. http：//www. biodiscover. com/news/research/653848. html.

［44］Wikipedia. List of self-driving car fatalities［EB/OL］.［2021 - 07 - 12］. https：//en. wikipedia. org/w/index. php? title＝List_of_self-driving_car_fatalities&oldid＝862221109.

［45］国家药品监督管理局. 人工智能医用软件产品分类界定指导原则［EB/OL］.（2021 - 07 - 08）［2021 - 07 - 12］. https：//www. nmpa. gov. cn/xxgk/ggtg/qtggtg/20210708111147171. html.

［46］吴佳男. 医师执业白皮书再解读［J］. 中国医院院长，2018(Z1)：32 - 33.

［47］曹晖，顾佳毅. 人工智能医疗给外科医师带来的挑战、机遇与思考［J］. 中国实用外科杂志，2018,38(1)：28 - 33.

［48］王君，张于喆，张义博，等. 应对人工智能对就业影响的对策与建议［J］. 中国经贸导刊，2017(24)：53 - 56.

［49］澎湃新闻. 人工智能诊断皮肤癌准确率达 91%［EB/OL］.（2017 - 02 - 09）［2021 - 07 - 12］. http：//tech. cnr. cn/techgd/20170209/t20170209_523576353. shtml.

［50］YAMPOLSKIY R V. Artificial intelligence safety engineering：why machine ethics is a wrong approach［M］// MÜLLER V C E. Philosophy and theory of Artificial intelligence. Berlin：Springer-Verlag，2013.

图书在版编目(CIP)数据

医学伦理学/伍蓉,王国豫主编. —上海:复旦大学出版社,2021.9
复旦大学上海医学院人文医学核心课程系列教材/桂永浩总主编
ISBN 978-7-309-15445-0

Ⅰ.①医…　Ⅱ.①伍…②王…　Ⅲ.①医学伦理学-医学院校-教材　Ⅳ.①R-052

中国版本图书馆 CIP 数据核字(2020)第 250059 号

医学伦理学
伍　蓉　王国豫　主编
责任编辑/王　瀛　张　怡

复旦大学出版社有限公司出版发行
上海市国权路 579 号　邮编:200433
网址:fupnet@ fudanpress.com　http://www.fudanpress.com
门市零售:86-21-65102580　　团体订购:86-21-65104505
出版部电话:86-21-65642845
上海丽佳制版印刷有限公司

开本 787×1092　1/16　印张 16　字数 331 千
2021 年 9 月第 1 版第 1 次印刷

ISBN 978-7-309-15445-0/R · 1851
定价:68.00 元